安徽省高等学校"十三五"省级规划教材

全国高等学校医学规划教材

医学统计分析方法

第2版

主编 朱继民 闫国立

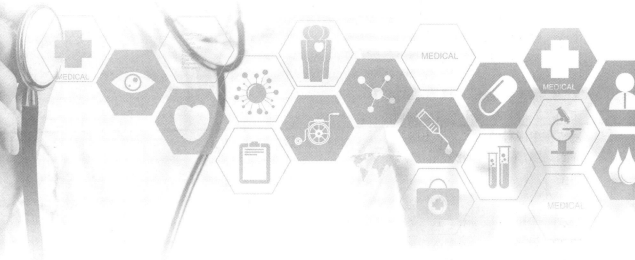

中国科学技术大学出版社

内 容 简 介

本书为全国高等学校医学规划教材、安徽省高等学校"十三五"省级规划教材,由国内9所高等中医药院校联合编写。全书共20章,系统地介绍了医学统计分析的基本理论和基本方法,强调研究目的、设计类型、资料属性等在统计分析方法选用中的关键作用,注重统计分析结果的正确解释与表达,内容丰富,理实交融。

本书以医学科研资料的统计分析过程为主线安排章节内容,体现了统计分析先描述、再估计、最后检验的一般过程,旨在引导读者树立设计优先的理念,学会统计分析的一般过程与假设检验方法选用的一般思路以及常用多因素分析方法的正确使用,熟悉常用统计分析方法的SPSS软件操作与结果解读。本书非常适合高等医学院校选作相关专业本科教育教材,也可供医学类相关专业研究生和科技工作者学习参考。

图书在版编目(CIP)数据

医学统计分析方法/朱继民,闫国立主编. —2版. —合肥:中国科学技术大学出版社,2020.8 (2022.5重印)

ISBN 978-7-312-04967-5

Ⅰ. 医…　Ⅱ. ①朱… ②闫…　Ⅲ. 医学统计—分析方法—高等学校—教材　Ⅳ. R195.1

中国版本图书馆 CIP 数据核字(2020)第 129077 号

医学统计分析方法
YIXUE TONGJI FENXI FANGFA

出版	中国科学技术大学出版社
	安徽省合肥市金寨路 96 号,230026
	http://www.press.ustc.edu.cn
	https://zgkxjsdxcbs.tmall.com
印刷	安徽省瑞隆印务有限公司
发行	中国科学技术大学出版社
开本	787 mm×1092 mm　1/16
印张	21
字数	525 千
版次	2016 年 8 月第 1 版　2020 年 8 月第 2 版
印次	2022 年 5 月第 4 次印刷
印数	11001—15000 册
定价	48.00 元

编审委员会

第 2 版前言

《医学统计分析方法》自 2016 年出版以来,受到广大读者的欢迎,并于 2017 年被列入安徽省高等学校"十三五"省级规划教材。近年来,我国的医学统计学理论与实践发展迅速,新时代全国高等学校本科教育工作会议和《中国教育现代化 2035》对高校教育教学都提出了新的要求。为切实贯彻落实新时代高等教育的指导方针,满足教学内容与时俱进、提高大学生知识创新能力的需求,我们对全书进行了一次全面的修订。

本次修订基本保持了第 1 版教材的体系和结构安排,在章节内容的安排上,以医学资料的统计分析过程为主线;在具体统计分析方法的安排上,强调研究目的、设计类型、资料属性和应用条件在统计方法选择上的重要性;在统计软件的上机实验方面,注重关键操作步骤与分析结果的解读及应用。此外,增加了 5 个章节:"病例报告表的研制与数据管理""多重线性回归分析""Logistic 回归分析""聚类分析与判别分析""圆形分布资料分析",并将原"实验研究设计"充实修订为"医学研究设计基础",将原"SPSS 软件简介"修订为"SPSS 软件简介与操作技巧",删去了"统计分析的常见错误"一章。

修订后的教材共 20 章,各章的编写分工如下:第 1 章朱继民(安徽中医药大学)、闫国立(河南中医药大学),第 2 章董菊、王均琴(南京中医药大学),第 3 章吴建军、裴凌云(甘肃中医药大学),第 4 章齐宝宁(陕西中医药大学),第 5 章李白坤(安徽中医药大学),第 6 章吴娟(南京中医药大学),第 7 章马晓梅(河南中医药大学),第 8 章陈学芬(上海中医药大学)、朱宇(安徽中医药大学),第 9 章王东芳(山东中医药大学),第 10 章魏沙、王燕(湖北中医药大学),第 11 章崔宁(山东中医药大学),第 12 章武松、李静(安徽中医药大学),第 13 章孙春阳(河南中医药大学),第 14 章闫国立(河南中医药大学),第 15 章王瑾瑾(河南中医药大学),第 16 章高永刚(河北中医学院),第 17 章薛玉强(河北中医学院),第 18 章孙娜、张志刚(陕西中医药大学),第 19 章韩晓春(山东中医药大学),第 20 章武松(安徽中医药大学)。朱继民、闫国立担任主编,负责统稿总纂,黄品贤(上海中医药大学)、高永刚(河北中医学院)担任主审。

本书的编写得到安徽省教育厅质量工程项目(2017ghjx143、2019jxtd069、2013gxk055)

以及安徽省 2017 年高校人才项目(gxfx2017047)的资助。在此,一并感谢!

虽然编审委员会的老师们都尽了最大的努力,力求将本书打造成为国内同类书籍中的上品之作,为推动医学统计分析学科发展,适应进一步深化教育教学改革、提高教育质量、提高学生知识创新能力的需要,但是由于编者学识有限,书中瑕疵和不足之处会在所难免,恳请读者和同行学者不吝赐教,以便在将来重印或再行修订时予以勘正。

朱继民

2020 年 5 月 20 日

前　言

　　众所周知,高等学校历来是我国科学研究的主战场之一。随着高等教育教学改革的深入开展,大学生参加科研实践活动已经成为培养高水平人才的重要途径。科研活动离不开统计学,只有科学的统计设计、恰当的统计分析及合理的专业解释,才能够获得高质量的研究成果。

　　目前,有关医学统计学的教材和专著不少,但多以统计分析方法由浅入深为编写思路进行分类介绍。由于每种统计分析方法有特定的应用场合及适用条件,而实际应用中的统计分析往往是依据研究设计与资料类型去寻求适宜的统计分析方法,这与现行教材和专著的编写思路恰恰是相反的,因此,这可能就是学生和科研工作者在寻求具体统计分析方法时经常存在迷茫和困惑的原因之一。本书以设计类型和资料属性为依据进行分类,并且一步到位地介绍某类资料的统计分析全过程,理顺处理医学研究数据资料实际问题时的统计分析思路,消除选用统计分析方法时的迷茫与困惑,便于实施正确的统计分析。

　　在本书的编写过程中,我们注重对常用统计方法的基本思想和原理的通俗解释,强调设计类型、资料属性和分布特征等在统计分析方法选用中的作用,注重统计分析结果的正确解释与表达。在不打破医学统计学传统理论框架的前提下,以医学科研资料的统计分析过程为主线,按照基本概念、统计描述、参数估计和假设检验进行章节安排,以体现统计分析先描述、再估计、最后检验的一般顺序。在假设检验部分,以设计类型和资料属性为依据进行章节分类,较为全面地介绍了医学科研资料的统计分析。例如,对于完全随机设计两样本数值变量资料的比较,可能用到的假设检验方法有两独立样本 t 检验、两独立样本校正 t 检验、Wilcoxon 秩和检验。这在以前的相关书籍中一般都要涉及两三个章节的内容,而在本书中,我们将其整合到一个章节内,根据应用条件的满足情况分别设置案例,给出分析思路和正确的分析方法。

　　本书共 15 章,除绪论外,分别介绍了实验研究设计、常用概率分布、数值变量资料的统计描述、分类变量资料的统计描述、统计表与统计图、参数估计、假设检验、完全随机设计数值变量资料的假设检验、配对与随机区组设计数值变量资料的假设检验、析因设计与重复测量设计数值变量资料的方差分析、无序分类变量资料的假设检验、有序分类变量资料的假设检验、双变量相关与回归分析等。鉴于实际工作中统计分析方法错用、误用现象较为多见的情况,本书还特意安排了"统计分析的常见错误"一章。全书参考教学时间(含上机实验教学)为60个学时左右。

本书是集体智慧和力量的结晶,也是校际合作、资源共享的创新成果。上海中医药大学、河南中医药大学、湖北中医药大学、南京中医药大学、山东中医药大学和安徽中医药大学等兄弟院校具有丰富教学和科研经验的医学统计学专家们通力合作,精心策划,反复论证,悉心编写,字里行间倾注着他们大量的心血;上海中医药大学医学统计学专家黄品贤教授于百忙中挤出时间认真审阅了本书的全部内容,提出了许多宝贵的建议和修改意见,她为本书的出版付出了诸多的心血,尤其是对关键知识点和总体理论架构及学术质量的把关,为本书的科学性和实践指导性提供了保证;安徽中医药大学教务处、中西医结合临床学院领导对本书出版给予了热情的帮助和指导,在此一并表示最真诚的感谢。此外,我还要特别感谢我的家人和所有关心本书出版的同事们,他们的支持和理解也为本书如期出版提供了很好的帮助。

本书由朱继民教授担任主编,闫国立、武松、崔宁、董菊、魏沙担任副主编。各章的写作分工如下:第1章朱继民,第2章董菊,第3章王亚云,第4章吴娟,第5章王均琴,第6章马晓梅,第7章陈学芬,第8章王东芳、韩晓春,第9章魏沙,第10章崔宁,第11章及附录A武松,第12章孙春阳,第13章闫国立,第14章王瑾瑾,第15章戎芬。全书由朱继民教授负责总纂和定稿,黄品贤教授担任主审。总校稿由李静、李白坤完成,正文校稿由王鸣瑞、杨洁完成,实验校稿由冯鑫、汪婷婷完成。

本教材的出版得到安徽省2014年高校优秀青年人才支持计划(2014-077)、安徽省精品资源共享课程"医学统计学"项目(2013gxk055)、安徽中医药大学中医硕士专业学位研究生课程建设项目(2015YJG004)的支持和资助。

本书可作为高等医学院校本科教育的医学统计学教材,特别适合中医药院校本科生使用(案例多源自中医药方面的研究资料),也可作为参考书供医学高等学校研究生以及相关科研工作者使用。书中SPSS软件的实现和结果判读方法方面的内容更是本书理实交融的点睛之笔,为读者在该领域的深入学习与研究提供了参考。

尽管我们作了很大的努力,但限于学识能力,书中难免存在瑕疵和不足,恳请同行专家和读者不吝赐教,以便我们在将来修订再版时使相关内容更臻完美。

朱继民

2016 年 5 月 26 日

目　　录

第1章 绪 论

学习目的:熟悉统计学的基本概念与资料类型,了解统计学的工作内容与步骤;学习统计思想,激发学习兴趣。

知识要点:统计学的定义、内容、基本概念,资料类型,统计工作的基本步骤。

随着医学的发展,作为医学科研方法学的医学统计学日益受到广大医学工作者的重视,并且广为应用。医学统计分析方法是从事物同质性和变异性的数量表现(不确定性)出发,通过一定数量的观察、比较和分析,揭示医学问题的分布特征、相互关系及变化规律与本质等(确定性),并指导医学理论与实践的方法。

1.1 统计学的定义与研究内容

1.1.1 定义

统计学(statistics)是关于资料的收集、整理、分析和表达的科学,它从随机现象的数据中提取信息与知识,并研究随机现象的数量规律。它可分为理论统计学(theoretical statistics)和应用统计学(applied statistics)。统计学是一门十分重要的方法学科,帮助人们正确认识世界。

理论统计学即数理统计学(mathematical statistics),是以概率论为基础,从理论的角度对统计方法加以推导论证,其核心内容是统计推断方法,其实质是以归纳法研究随机现象的一般规律。英国三位著名统计学家皮尔逊(Karl Pearson)、戈赛特(William Sealy Gosset)和费希尔(Ronald Aylmer Fisher)对数理统计学的贡献卓著,被誉为现代数理统计学的"三剑客"。

应用统计学是数理统计学的原理与方法在不同学科领域的具体应用,如生物统计学(biostatistics)、医学统计学(medical statistics)、中医药统计学(statistics for Chinese medicine)等。应用统计学起源于德国的社会统计流派(大陆派),其中克尼斯(Karl Gustav Adolf Knies)、恩格尔(Christian Lonrenz Ernst Engel)和梅尔(Georg von Mayr)三位德国著名统计学家的贡献很大,被誉为社会统计学的"三剑客"。

医学统计分析(medical statistics analysis)属于应用统计学的范畴,它是应用数理统计的原理与方法,来研究医学资料的收集、整理、分析与表达的一门科学,是医学科研的重要工具和手段。

1.1.2 研究内容

统计学的研究内容主要包括研究设计、统计描述和统计推断。

1. 研究设计

研究设计(research design)是按照研究目的和统计学要求,制定具有针对性、具体性、专业性的工作方案。根据其内容可分为专业设计(specialized design)和统计设计(statistical design)两类。

2. 统计描述

统计描述(statistical description)是用统计指标、统计表、统计图等描述样本资料的数据特征及其分布规律,是整个统计学的基础。

3. 统计推断

统计推断(statistical inference)是用样本信息推论总体特征的归纳过程,包括两个重要领域:

1) 参数估计(estimation of parameter):以样本指标数值(统计量,statistic)推断总体指标数值(参数,parameter)范围。统计学关注总体参数的大小,其依据却是统计量。

2) 假设检验(hypothesis testing):利用样本信息,根据一定的概率水准,推断指标间的差别有无意义的统计分析方法。

在实际工作中,应依据研究目的、设计类型、资料属性等选用恰当的统计分析方法进行资料处理,以保证统计分析结果的可信性和结论的科学性。统计分析方法没有优劣之分,只有用得是否恰当之说。

1.2 统计学的基本概念

学习统计学的基本概念是掌握统计分析方法的前提,正确理解统计学的基本概念,有助于领会统计学思想,从而培养统计思维;有助于开展周密的研究设计和实施合理的统计处理,也便于同统计学专业人士进行交流。

1.2.1 同质与变异

观察单位(observed unit)或个体(individual)是统计研究的基本单位。根据不同的研究目的,观察单位可以是一个人、一只动物或一个细胞,也可以是一个家庭、一家医院或一个地区。

1. 同质

同质(homogeneity)即性质相同,是指影响观察单位间被研究指标的因素相同。由于医学研究观察指标的影响因素往往多而复杂,甚至未知,所以同质是相对的。在理论上,同质要求影响研究指标的各种因素在各观察单位上完全相同;但实际上,同质要求对研究指标影响较大且可控的主要因素在各观察单位上表现相同或相似。例如,要研究 2018 年某地区儿童的身高,那么年份、地区、年龄、性别、民族等是可控的主要影响因素,而遗传因素和膳食情况等则难以控制。

2. 变异

变异(variation)是指在同质基础上,不同观察单位间某研究指标的差异。例如,2018 年某地区的儿童虽然年龄、性别和民族都相同,但是其身高值却不尽相同。

1.2.2　总体与样本

1. 总体

(1) 定义

总体(population)是根据研究目的所确定的同质观察单位某项变量值的集合。例如,研究 2018 年某地 60 岁以上男性居民的空腹血糖水平,则该地 2018 年所有 60 岁以上男性居民的空腹血糖测量值就构成了研究总体,该地 2018 年每位 60 岁以上的男性居民就是观察单位。

(2) 分类

根据研究总体的观察单位数是否明确,总体常分为有限总体和无限总体。有限总体中观察单位数是有限的或可知的,无限总体中的观察单位数则是无限的或不可知的。实际工作中,对总体特征与性质的认识常常采用抽样研究的方法来进行,而不是对总体中的观察对象进行逐个研究。

2. 样本

(1) 定义

样本(sample)是从总体中随机抽取具有代表性观察单位的集合。样本所包含的观察单位数称为样本量。抽样研究(sampling study)是从总体中随机抽取样本,通过对样本的定量或定性测量结果来推断总体的特征与性质。为保证抽样研究结果的准确性,要求样本具有良好的代表性。

(2) 代表性

指样本某些指标的分布特征与总体相应指标的分布特征一致;二者的一致性程度越高,样本的代表性就越好。为保证样本具有良好的代表性,应遵循随机抽样和样本量满足统计学要求这两个原则。

1.2.3　参数与统计量

1. 参数

反映总体的统计指标称为参数(parameter),一般用希腊字母表示。如 μ(总体均数)、σ(总体标准差)、π(总体率)等。就某总体而言,其参数一般是固定不变的,具有唯一性;但参数通常是未知的。

2. 统计量

反映样本的统计指标称为统计量(statistic),一般用英文字母或拉丁字母表示。如 $\bar{x}$(样本均数)、s(样本标准差)、p(样本率)等。与参数不同,统计量是随机的,通常会随着抽样方法、样本量、测量方法等的改变而不同;但统计量的分布是有规律的,可计算出来。

1.2.4　误差

误差(error)是指观测值与真实值之差以及样本统计量与总体参数之差。按照误差产生的原因和性质,常分为随机误差和非随机误差两类。

1. 随机误差

随机误差(random error)是指由于一些偶然因素或随机抽样造成的误差,包括随机测量误差(random measurement error)和随机抽样误差(random sampling error)。随机误差很难完全避免,其大小无方向性;但其分布有一定的规律,是可以估计和控制的。

2. 非随机误差

非随机误差(nonrandom error)是指由于一些非偶然因素造成的误差,包括系统误差(systematic error)和过失误差(gross error)。其中,系统误差具有方向性,研究中应尽量避免;过失误差通常是由于工作中不够细心造成的错误判断和记录,研究中应杜绝此类误差。

1.2.5　频率与概率

1. 频率

若在试验条件相同的情况下,对某随机事件进行 n 次重复试验,那么出现某种结果的次数 k 与总试验次数 n 之比,即为频率(frequency)。当 n 足够大时,频率趋向于概率。

2. 概率

概率(probability)是对反映随机事件发生可能性大小的度量,用 P 表示,其取值范围为 $0 \leqslant P \leqslant 1$,常用小数或百分数表示。$P$ 越接近 1,表示某事件发生的可能性越大;P 越接近 0,表示某事件发生的可能性越小。$P = 1$ 时为必然事件,$P = 0$ 时为不可能事件,是随机事件的特例。

3. 小概率事件

在统计学中,习惯上将 $P \leqslant 0.05$ 或 $P \leqslant 0.01$ 的随机事件称为小概率事件(small probability event)。认为小概率事件在一次随机试验中不大可能发生,这就是小概率原理,它是统计推断的重要原理。基于小概率原理作出的统计推断能保证很高的正确性,但也存在推断错误的风险。

1.3　资料的类型

资料(data)又称数据,由变量及其变量值组成。统计资料一般分为数值变量资料和分类变量资料两大类。资料类型也称资料属性,是选取恰当统计分析方法的重要前提。

1.3.1　变量与变量值

1. 变量

变量(variable)是指观察单位的某项特征或属性,为研究者关心的各种指标。例如,病人的性别、年龄、病情和中医证型等,都可视为变量。

2. 变量值

变量值（value of variable）是指变量的测量值或观测值。例如，某病人男性、62 岁、病情重、气血亏虚证等，即是该病人性别、年龄、病情和中医证型的变量值。

1.3.2 数值变量资料

1. 定义

数值变量资料（numerical data）又称定量资料（quantitative data）或计量资料（measurement data），是借助某种工具对观察单位的某项指标值的大小进行定量测量所得到的资料。例如，通过测量 125 名冠心病患者的甘油三酯水平所获得的资料即为数值变量资料。

2. 特征

数值变量资料通常具备三个特征：①变量值有大小之分；②一般有度量衡单位；③变量值的获取通常需要借助测量工具。

1.3.3 分类变量资料

分类变量资料（categorical data）的变量值是定性的，表现为互不相容的类别或属性，常分为无序分类变量资料（unordered categorical data）和有序分类变量资料（ordinal categorical data）两类。

1. 无序分类变量资料

无序分类变量资料又称定性资料（qualitative data）或计数资料（enumeration data），是先将事物按不同的属性归类，再清点每一类的数量多少所得到的资料。依据类别数的不同，又可分为：二分类资料，如性别（男、女）、治疗效果（有效和无效）等；多分类资料，如血型（A、B、O、AB）、职业（工、农、商、学、兵）等。无序分类变量资料的变量值无大小之分，也无度量衡单位。

2. 有序分类变量资料

有序分类变量资料又称等级资料（ordinal data）或半定量资料（semi-quantitative data），是将事物属性按等级顺序进行归类计数所得到的资料，各类别之间有程度的差别，但无度量衡单位。例如，用某中药复方治疗产后血瘀 110 例，按临床疗效分为治愈 60 例、显效 26 例、好转 15 例、无效 9 例，该资料就是等级资料。注意，有序分类变量资料至少包括三个类别。

1.3.4 资料类型转换

根据研究目的和统计分析的需要，可将一种类型的资料转换为另一种类型的资料。但资料类型的转换只能由"高级"向"低级"转化：数值变量→有序分类变量→二分类变量；不能作相反方向的转化。例如，一组血红蛋白量测量值（g/L）为数值变量资料，可以根据血红蛋白参考值范围，划分为包括贫血、正常、增高三个类别的等级资料；也可以划分为血红蛋白正常与异常的二分类定性资料。反过来，则不可以。

就信息含量的丰富程度而言，数值变量资料最高，其次为有序分类变量资料，无序分类变量资料最低。所以在实际研究中，应尽量收集数值变量资料。

1.4 统计工作的基本步骤

统计工作的基本步骤包括研究设计、资料收集、资料整理、资料分析,以及结果报告与表达等。

1.4.1 研究设计

研究设计是对要开展的研究工作所作的全面设想,拟定一份合理的研究计划,可确保取得的研究结果和结论的科学性、实用性、创新性和先进性。研究设计包括专业设计和统计设计。

1. 专业设计

专业设计是根据研究目的,运用专业理论知识来构思研究框架。专业设计内容包括:确定用什么方式、方法验证假说或回答有关专业问题,研究对象的纳入标准、排除标准和剔除标准,研究因素的施加方案,效应指标的选用等。目的在于保证成果的实用性、可行性和创新性。

2. 统计设计

统计设计是根据研究目的,确定研究总体、进行样本量估计、拟定随机抽样与随机分组方法以及统计分析方法等,以合理地安排研究对象,对实验结果如何进行有效的分析。旨在保证研究结果的经济性、可靠性、科学性和可重复性。

研究设计是任何一项科学研究工作的第一步,也是最关键的一步,研究者一定要树立"设计优先"的思想。一个严谨的研究设计,必然是专业设计与统计设计的完美结合。

1.4.2 资料收集

1. 资料收集

资料收集(data collection)是根据研究目的,按照设计要求,收集原始资料,其过程就是具体调查或实验实施的过程。资料的准确性、完整性和及时性是得到正确统计结论的前提和基础。

2. 资料来源

医学统计资料主要来自日常医疗工作记录、统计报表、专题调查与实验研究资料、统计年鉴等。

1.4.3 资料整理

1. 资料整理

资料整理(data sorting)是把收集到的原始资料,有目的、有计划地进行科学加工,使其系统化、条理化,以便于更好地进行统计分析,揭示所研究事物的本质及规律性。

2. 主要内容

1)资料审核、编码录入、查漏补缺和检错纠错。

2)根据研究目的及资料的性质或数量特征,对资料进行分组以及变量变换等。

1.4.4 资料分析

1. 资料分析

资料分析(data analysis)就是根据研究目的、设计类型、资料类型与特征等选取恰当的统计分析方法,对资料进行计算分析。对于同一份资料,若研究目的不同,则选用的统计分析方法也将不同。

2. 主要内容

统计分析主要包括统计描述和统计推断两个方面。前者是用适当的统计指标与统计图表等对资料的数量特征及其分布规律进行表达;后者则是利用样本资料提供的信息,对样本所代表的未知总体特征作出概率性的估计和推断,即统计推断包括参数估计和假设检验等。

3. 分析过程

资料的统计分析过程一般包括:

1) 统计描述。即展示资料的数量特征及分布规律。

2) 参数估计。即根据样本信息估计总体参数的大小及其可能所在的范围。

3) 假设检验(必要时)。即基于样本资料提供的信息,运用恰当的假设检验方法,推测两个(或多个)总体的参数是否相同(或分布是否一致)。

4) 关联分析(必要时)。即基于样本信息,运用恰当的统计方法分析变量间的相关关系、统计关联等。

4. 统计分析思路

1) 明确研究目的。是比较两个(或多个)总体的参数(或分布)是否相同(或一致),还是分析临床疗效的优效性、等效性和非劣效性以及探寻两个(或多个)变量间的相互关联等。

2) 识别设计类型。是完全随机设计、随机区组设计,还是重复测量设计等。

3) 辨明资料类型。是数值变量资料、无序分类变量资料,还是有序分类变量资料。

4) 选用统计分析方法。是参数检验还是非参数检验,是相关分析还是回归分析等。

5) 考察统计分析方法的应用条件,确定合适方法。

1.4.5 结果报告与表达

当今时代是信息技术高度发达的时代,统计设计、数据库的建立与管理、统计分析与结果表达等都可由计算机及统计软件辅助完成,因而正确理解和应用统计思想、统计原理和统计分析方法,养成科学的统计思维方式,对统计软件的输出结果进行规范表达和合理的专业解释显得越来越重要。

统计分析结果的表达,除了应用恰当的统计指标和统计图表外,一般还要介绍研究对象的随机抽样与分组方法、统计分析软件及版本、检验统计量的大小及其 P 值等,并结合学科专业知识对统计分析结果作出合理的专业解释。统计分析结果的规范报告和表达,不但能提高对研究结果的认可度,而且也有利于学术交流。

┃学 习 小 结┃

医学统计分析方法是医学科研的重要工具,统计思维和统计方法已渗透到医药研究和管理决策的方方面面。学习本课程时，应突出设计优先的理念，掌握统计学的基本概念、基本原理和基本方法，根据研究目的、设计类型和资料类型等选择恰当的统计分析方法，遵循统计分析方法的应用条件，规范表达统计分析结果，并对统计结果进行合理的专业解释。本章知识归纳如下：

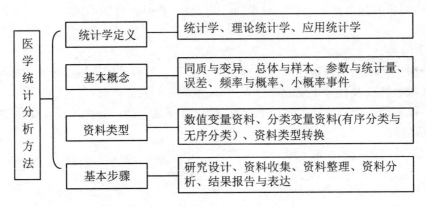

复习思考题

1. 常见的医学资料类型有哪些？各有何特点？
2. 简述统计工作的基本步骤以及各步骤的主要作用。
3. 抽样研究时要求样本有良好的代表性，请谈谈你对样本代表性的理解。
4. 谈谈你对小概率原理的理解，并尝试用其解释买彩票难中大奖的现象。
5. 简述研究目的在研究设计和统计分析中的地位和作用。

第 2 章　医学研究设计基础

　　医学研究设计是指对医学研究的具体内容进行总体设想和计划安排,无论是观察性研究还是实验性研究,都应根据具体的研究目的与内容,结合专业知识和统计学要求,对研究的全部过程进行科学合理的设计。研究设计时首先要明确研究目的,根据研究目的确立研究内容,然后确定研究方法,包括调查方法或实验方法、样本含量估计、数据分析方法、质量控制、经费预算以及研究进度等。周密且完善的医学研究设计,能够严格控制误差的产生,用较少的人力、物力、财力和时间,最大限度地获得丰富、可靠的资料,达到快速实现研究目标的目的。

　　不同类型的医学研究,对应着不同的医学研究设计类型。根据研究方式的不同,医学研究设计可分为观察性与实验性研究设计;根据研究时限的不同,可分为前瞻性、回顾性和横断面研究设计;根据研究指标数量的不同,可分为单因素与多因素研究设计;根据研究对象的不同,可分为以患者为基础的临床试验设计和以动物或细胞为基础的动物或细胞实验设计。此外,所有医学研究设计均涉及专业设计和统计设计两个方面:专业设计是从专业知识角度考虑整个研究过程的合理安排和实施,而统计设计则着重于从统计学原理或要求方面考虑整个研究的安排和实施。一个缜密而完善的研究设计必须兼顾专业知识和统计学要求两个方面。本章主要从统计学角度介绍实验性研究设计和观察性研究设计的基础内容。

2.1　实验性研究设计

　　实验性研究是一类在研究实施过程中,研究者可以根据研究目的,对研究对象施加干预措施,并控制非研究因素的影响,观察研究结果,回答研究假设所提出问题的研究方法。它既包括以动物、细胞等为对象的实验研究,也包括以人为研究对象的临床试验研究和社区人群干预研究等。从统计学角度对这类研究进行科学合理的设计,是任何一项实验性研究必须开展的工作,也是研究结果具备准确性与可靠性的必要保证。

2.1.1 实验性研究设计的基本要素

实验性研究设计的内容主要包括:处理因素的合理有效安排,受试对象的正确选择,实验效应的准确测量和评价。这些因素设计得如何事关研究工作能否达到预期结果,所以它们通常被称为实验性研究设计的三要素。

1. 处理因素

处理因素(treatment factor),也称研究因素,简称因素(factor),是指实验研究中由研究者根据研究目的确定的施加于受试对象,并可引起受试对象产生直接或间接效应的因素。医学研究中作为处理因素的因素很多,包括生物的、化学的或物理的各种因素,也包括机体本身内在的对机体有影响的某些因素。研究时每个研究对象涉及的处理因素为单个时,称为单因素研究,否则为多因素研究。对受试对象每个处理因素在量或强度上可有不同,这种量或强度的不同通常称为水平(level)。例如,"某药不同剂量下治疗胃溃疡的疗效观察"的研究,处理因素为某药,不同剂量为该处理因素下的不同水平。实验研究的目的就是要探求各种处理因素及其不同水平下的效应和规律,实验设计时必须首先确定好处理因素。为了确保研究结果的准确性和可靠性,确定处理因素时应注意以下问题:

1) 明确主要处理因素。在实验研究中,研究者考虑到的因素可能很多,但不可能将它们都放到一个或少数几个实验中进行观察分析,必须要先明确对结果影响较大的主要因素,再对其进行研究。否则,处理因素过多,分组增多,受试对象的例数增多,研究的可行性就会降低,误差也将难以控制。但是,处理因素过少可能又难以体现实验研究的广度和深度。因此,设计时应根据研究目的的需要与实施的可行性确定处理因素及其数量。

2) 区分处理因素和非处理因素。在实验研究过程中,除了主要处理因素外,还会存在一些对研究结果会产生影响的干扰因素,它们的效应不是研究者想观察的,但它们对评价处理因素效应却会产生一定的干扰作用,这些干扰因素即为非处理因素,或称混杂因素(confounding factor)。例如,研究某药治疗某病的疗效,病人的病情、病程、职业等对研究结果可能有干扰作用,因此被视为非处理因素。为保证研究结果的准确性与可靠性,研究者必须正确区分处理因素和非处理因素,对非处理因素,应采取随机、配对、区组等措施,使其尽可能在所比较的组间均衡分布,以控制它们对研究结果的影响。

3) 处理因素需标准化。研究时为了准确观察处理因素的效应,处理因素在整个研究过程中需要始终如一,保持不变,即标准化。一般先查阅文献或开展预实验,明确处理因素的强度、频率、持续时间及施加方法等,然后制定有关规定或制度,使处理因素的上述特征相对固定,没有特殊情况不得随意改动。

2. 受试对象

受试对象(subject),又称实验对象或研究对象,是接受处理因素的基本单位。医学实验研究的受试对象可以是人,也可以是动物;可以是器官也可以是细胞或分子等。根据受试对象的不同,实验性研究可以分为体内实验(in vivo)、体外实验(in vitro)和半体内实验(ex vivo)三类。体内实验一般以人或动物为受试对象,而体外实验和半体内实验一般以器官、细胞或分子为受试对象。

在实验性研究设计中,一般从以下两个方面考虑受试对象的选择。

第一,受试对象选择的合理性。动物实验是最常见的实验研究之一,一般选择小鼠、大鼠、兔子、狗等为研究对象,选择时需根据动物和人的差异性及动物自身的特殊性,进行种属和品系的合理选择。一般研究内容不同,动物的种属、品系要求可能不同。选择动物时还需注意可行性问题,即考虑选择的动物是否经济、易得,同时还要考虑动物伦理学及对动物的保护,遵守动物保护法。细胞实验是另一类常见实验性研究,一般以细胞株或原代细胞为受试对象,属于体外实验研究,设计时要考虑细胞类型的合理选择,研究结果和体内实验研究结果的差异性等。

以病人或正常人为研究对象时,研究设计要充分考虑人的社会性、心理因素等。特别是选择病人为受试对象时需要制定明确的病例纳入和排除标准,还需要考虑病人的病情程度、病程长短、个人嗜好等对研究结果的影响,同时还必须以不损害患者的利益为最高准则。

以人为研究对象的临床试验和社区人群干预性研究必须遵循《赫尔辛基宣言》和国际医学科学组织委员会颁布的《人体生物医学研究国际道德指南》中的道德原则;不仅需要经过有关药品监督管理部门或所在医疗单位伦理委员会的审查和批准,得到受试对象或其家属、监护人的知情同意,而且在试验期间,参加者若不想继续进行试验可无需任何理由,包括研究者在内的所有人都无权干涉,力求使受试者最大限度受益和尽可能避免伤害。

受试对象的合理选择是关系一项研究成功的关键。判断受试对象是否合理,一般需要满足两条基本要求:一是对处理因素敏感,二是对处理因素反应稳定。只有满足这两条要求,通过研究才能达到预期的研究结果。例如,研究某药物对高血压的治疗效果,常选择Ⅱ期高血压患者作为受试对象,而不选择Ⅲ期、Ⅰ期高血压患者作为受试对象,这是因为Ⅲ期高血压患者对药物不够敏感,而Ⅰ期高血压患者对药物反应不稳定。

第二,受试对象选择的数量。研究中需要选择多少受试对象与研究设计类型、研究要求的准确度等因素有关。如果受试对象选择数量过多,将会增加工作量,产生误差的机会也将增多;但选择数量过少,代表性又往往不够。因此,实验性研究设计时要确定一个合适的受试对象数目,这需要进行样本含量的估计,详见本章2.4节。

2. 实验效应

实验效应(experimental effect)是在处理因素作用下,受试对象的反应或结局,常借助某些定量或定性的指标来反映。如果指标选择不当,未能准确反映处理因素的效应,获得的研究结果就会缺乏科学性。因此,选择恰当的效应指标也是实验设计中需要考虑的一个基本要素。

选择效应指标需要考虑的主要因素通常有:

1) 指标的客观性。客观的指标往往是通过精密设备或仪器测定数据,以排除人为主观因素的干扰,真实显示实验效应的大小或性质,使得研究结果更准确、可靠。主观性指标来自观察者或受试对象的主观感受,易受心理状态与暗示作用的影响,误差较大,在科研中应尽量少用。若一定要用主观指标(如中医证型的诊断),那么研究者应采取必要的质量保证措施,尽量减少主观心理因素的影响。

2) 指标的精确性。精确性具有精密度与准确度双重含义。精密度是指测定值的可重复性,而准确度则是指测定值与真实值接近的程度。研究中最好能选择既准确又精密的指标来反映实验效应。如果难以找到既准确又精密的指标,也可考虑用准确度高,而精密度不够理想的指标。但应该注意,精密度高而准确度较低的指标一般不用作效应指标。

3) 指标的灵敏度与特异度。灵敏度高的效应指标,对处理因素反应灵敏,能将处理因素的效应更好地显示出来,降低受试对象出现假阴性的可能。特异度高的效应指标,与所研究的问题具有本质性联系,不易受非处理因素的影响,可减少受试对象出现假阳性的可能。所以,医学研究中提倡选择灵敏度和特异度均较高的指标来反映实验效应。

2.1.2 实验性研究设计的基本原则

一个缜密的实验设计,不仅能合理地安排研究因素,还能严格控制各种非研究因素对结果的影响,用较少的人力、物力和时间,最大限度地获得足够而可靠的数据资料。为了达到上述目的,在实验设计中必须遵循以下三个基本原则:对照原则、随机化原则、重复原则。

1. 对照原则

对照(control)原则是指在实验研究中,除了要设立处理因素干预的实验组外,还需要同时设立不给予处理因素干预的对照组。

(1) 对照的意义

1) 正确评价处理因素的作用。设立对照是为了比较,有比较才有鉴别,从而增加实验结果的可靠性和可信度。医学研究中,对于某些自限性疾病,即使不经特异的治疗,也会好转或痊愈,如果不设立对照,就无法判断疾病的好转或痊愈是处理因素作用的结果还是自身的行为。所以,设立对照才可以正确评价处理因素的作用。

2) 排除非处理因素的影响。医学研究中,除了处理因素与实验效应有关外,还有许多其他非处理因素可能影响研究结果,如受试对象的年龄、性别、职业以及疾病的病情、病程、病型等,即实验组受试对象产生的实验效应往往是处理因素和众多非处理因素共同作用的结果。实验研究中设立的对照组除了不接受实验组的处理因素外,其他非处理因素的分布与实验组若能尽可能一致,则可通过与实验组的比较,抵消非处理因素的效应,从而正确评价处理因素的作用。

3) 确定治疗的毒副作用。实验研究过程中,处理因素可能会产生一些毒副作用,若不设立对照,则不便于判断这些毒副作用是疾病本身的表现,还是处理因素干预后出现的毒副作用,而设立了对照组,则可以方便地作出正确判断。

(2) 对照的种类

按照设立对照的方法不同,主要有以下几种:

1) 空白对照(blank control)。即对对照组不施加任何处理因素。这种方法简单易行,但对于以人为受试对象的临床试验研究来说,一般不宜采用。因为一方面容易引起实验组与对照组在心理上的差异,影响实验效应的测定;另一方面也不符合伦理学原则。因此,空白对照一般用于无损伤、无刺激的动物实验研究或其他非临床疗效观察的实验研究。

2) 安慰剂对照(placebo control)。即对对照组给予安慰剂。所谓安慰剂是指外形、颜色、大小均与受试药物相同或相近,但不含任何有效药物成分的制剂,常用乳糖、淀粉和生理盐水制成。使用安慰剂对照旨在避免患者精神、心理因素对试验结果的影响,同时也可消除疾病自然进程的影响,观察到试验药物的真正作用。使用安慰剂对照有可能违背伦理原则,因此,此类对照一般用于所研究的疾病尚无有效的防治药物或使用后不会影响研究对象健康的研究。

3) 标准对照(standard control)。是指用现有的公认有效的药物或治疗方法作为对照组,是临床试验中最常用的对照形式。在观察某种药物或疗法治疗某病的疗效时,为不延误治疗,均应使用已知的有效药物、有效疗法或公认的标准疗法作对照。采用标准对照一方面可以消除非处理因素对研究效应的影响,起到比较的作用;另一方面,也能使对照组人群得到恰当的治疗,符合医学伦理学原则。

4) 实验条件对照(experimental condition control)。是指对照组与实验组的实验条件相同,但对照组不施加研究的处理因素。实验条件包括操作技术、受试因素的溶媒等。研究过程中如果存在对实验效应产生影响的实验条件,那么均可采用这种对照。例如,在动物实验研究中,实验组动物经口给予受试药物,对照组动物也经口给予相同容量的无药理作用的生理盐水,即为实验条件对照。

5) 互相对照(mutual control)。是指如果同时研究几种药物或治疗方法,可以不设专门的对照,分析结果时,各组之间互为对照,从中选出疗效最好的药物或疗法。

6) 自身对照(self-control)。是指对于同一研究对象应用实验和对照的方法。例如,比较用药前后体内某些指标的变化情况,或研究皮肤科用药时使用左右肢体作试验和对照,分析何种药物疗效更好。

7) 历史性对照。是指用过去的研究结果作为对照,属于非同期对照,由于时间不同,实验条件不同,往往缺乏可比性,一般不建议使用。

2. 随机化原则

随机化(randomization)是医学研究设计的一个重要原则,也是许多统计分析方法的基础。随机化目的是减少研究中主观因素对研究结果的影响,保证研究中不同组间非处理因素均匀分布,使得组间具有可比性。

随机化内容一般包括以下三个方面:

1) 随机抽样。是指在抽样研究中,采用一定方法或技术使总体或目标人群中每个研究对象都有同等机会被选中进入样本,而不受研究者或受试者主观意愿或客观原因的影响。随机抽样是为了使样本具有代表性,提高研究结果推论的准确性。

2) 随机分组。是指所有的对象均按照预先设定的概率被分配到实验组或对照组中,而不受研究者或受试者主观意愿或客观原因的影响。随机分组是为了使对照组与实验组具有可比性。

3) 随机实验顺序。是指每个实验对象接受处理的先后机会均等,可以消除实验顺序不同所带来的实验误差。

实验研究中强调更多的是随机化分组,根据研究设计类型不同,它又分为简单随机化分组、区组随机化分组和分层随机化分组。

1) 简单随机分组(simple randomization)。通常采用抓阄、掷硬币、摸球、抽签、随机数字表法和计算机的随机数字发生器法等,抓阄、掷硬币、摸球及抽签属于半随机方法,实施简单,但科学性不足。目前应用最广泛的是随机数字表法和计算机的随机数字发生器法,它们都是利用随机数字来实现随机化,实施起来没有抽签、掷硬币等法简单,但科学性较强且能达到完全随机。简单随机分组使用方便,但是小样本时容易出现各组例数不等的情况。详见本章2.2节常见实验性研究设计类型及电脑实验部分。

2) 区组随机化(block randomization)。当选择的研究对象数目较少,而影响实验结果的因素又比较多时,可以采用区组随机化进行分组。该方法是将研究对象按某些特征(如动物窝别、年龄、性别、病情)相近的原则分成例数相等的若干区组,在每个区组内再进行完全随机化分组。这样既可以使各组受试对象数目相同,又保证随机化。

3) 分层随机化(stratified randomization)。首先以对研究结果影响较大的因素为分层变量,将受试对象分成若干层,然后再将每层中的受试对象进行随机分组。当影响实验结果的因素较多时,该方法可以最大限度地实现组间均衡,增加组间可比性,使得结论更可靠。但是分层不可过多,分层越多选择具有可比性的受试对象就越难,需要的样本含量也越大。

3. 重复原则

重复(replication)是指在相同条件下对某指标进行多次研究或观察,目的是提高研究结果的真实性和可靠性。误差存在于一切科学研究中,研究过程中总是存在各种偶然的、不确定因素的影响,造成误差的产生;重复就是为了避免此类偶然因素造成的误差。广义的重复通常包括三层含义:

1) 研究对象的重复。医学研究都应该有一定的研究例数,即有一定的样本含量(n)。对于抽样研究,根据抽样分布的规律可知,抽样误差的大小与样本含量的平方根成反比,表明样本含量越大(重复次数越多),抽样误差控制得越小。

2) 观察次数的重复。在效应指标的观察过程中,为了消除或减少一些偶然的、不确定的因素对观察指标的影响,对同一受试对象、同一指标采用多次观察取平均的方法,可以提高观测结果的精确性。

3) 整个实验的重复。开展重复实验可以验证相同条件下结果的重现性,任何实验结果都应该经得起重复实验的考验,具有重现性的研究结果才有科学意义。

狭义的重复则仅指样本例数的重复。实验研究中各种误差总是存在的,对照和随机化虽然在一定程度上能够消除、减少干扰因素所造成的误差,但是由于个体差异和偶然因素是客观存在的,它们的影响可能会导致把个别现象当做普遍现象,把偶然性当做必然性。这种误差可以通过研究对象的重复来控制。一般来说研究对象重复得越多,即n越大,抽样误差越小,研究结果越可靠。但重复数量不是越多越好,n过大,将造成不必要的人力、物力浪费,还可能会使抽样失去意义。

2.2 常用实验性研究设计类型

常用的实验性研究设计方法包括:完全随机设计、配对设计、随机区组设计、析因设计、正交设计、拉丁方设计、交叉设计及重复测量设计等。通过这些实验设计方法可以最大限度地减少实验误差,高效、快速、经济地获得尽可能多而且可靠的数据资料。本节主要介绍完全随机设计、配对设计、随机区组设计、析因设计、重复测量设计。

2.2.1　完全随机设计

完全随机设计(completely random design),也称简单随机设计(simple random design)或成组设计,属于一种单因素 $k(k \geq 2)$ 水平实验设计,即将全部受试对象按随机化原则分成实验组(或多个不同水平组)和对照组,实验组给予处理因素,对照组给予相应对照设定的处理,然后进行效应指标观察和比较。其设计模式如图 2.1。这种设计使得每个受试对象都机会均等地进入任何一组,不受研究者主观因素的影响,从而控制或减少实验误差。完全随机设计设立的各组样本例数可以相等,也可以不相等。相等时称为平衡设计,不相等时称为不平衡设计。平衡设计时检验效率往往较高。

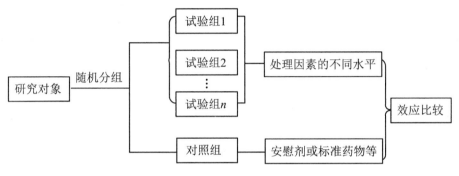

图 2.1　完全随机设计模式图

1. 设计实例

实验研究中,如果仅研究一个处理因素,且非处理因素对效应指标的影响不大,或者通过完全随机分组后非处理因素对效应指标的影响在不同组间能够达到均衡,则可以考虑采用完全随机设计。此种设计在动物实验和临床试验研究中均可采用。随机化分组可采用随机数字表或利用 SAS、SPSS 等统计软件来实现,举例如下:

【例 2.1】　按完全随机设计方法,将 60 只小白鼠随机分为甲、乙、丙三组。

1) 编号:先给小白鼠编号,从 1 号开始到 60 号,见表 2.1 第一行。

2) 产生随机数:可借助统计软件产生,详见本章后面电脑实验;也可从附表 1(随机数字表)中选取,任意指定某行某列,向下录入 60 个随机数字,并依次列于各小白鼠编号之下,见表 2.1 第二行。

3) 随机数排序:将所有随机数字按大小排序,即编秩次,并将秩次依次列于各小白鼠随机数之下,见表 2.1 第三行。

4) 确定组别。事先规定:秩次 1～20 对应的小白鼠进入甲组,秩次 21～40 对应的小白鼠进入乙组,秩次 41～60 对应的小白鼠进入丙组。

表 2.1　完全随机设计法将 60 只小白鼠随机分为 3 组

小白鼠编号	1	2	3	4	5	6	7	8	9	10	…	59	60
随机数	12	96	88	17	31	65	19	69	02	83	…	22	55
随机数秩次	2	53	51	3	6	37	4	38	1	50	…	5	34
组别	甲	丙	丙	甲	甲	乙	甲	乙	甲	丙	…	甲	乙

2. 数据分析方法

本章仅介绍相应的假设检验方法。适用于完全随机设计的假设检验方法有多种,数据资料类型不同、组数不同,方法就会不同。每种方法及其具体的应用条件见表 2.2。

表 2.2　完全随机设计资料的假设检验方法及应用条件

资料类型	样本数	假设检验方法	应用条件
数值变量资料	两样本	t 检验、z 检验(大样本)	满足独立性、正态性、方差齐性
	两样本	t' 检验、Wilcoxon 秩和检验	不满足正态性或方差齐性
	多样本	方差分析	满足独立性、正态性、方差齐性
	多样本	Kruskal-Wallis H 检验	不满足正态性或方差齐性
无序分类变量资料	两样本	普通四格表资料的 χ^2 检验	$n \geqslant 40$,且 $T \geqslant 5$
	两样本	校正 χ^2 检验	$n \geqslant 40$,$1 \leqslant T < 5$
	两样本	Fisher 精确概率法	$n < 40$,或 $T < 1$
	多样本	行列表资料的 χ^2 检验	$T > 1$,且 $T < 5$ 的格子数小于总格子数的 $1/5$
有序分类变量资料	两样本	Wilcoxon 秩和检验、Ridit 分析	—
	多样本	Kruskal-Wallis H 检验、Ridit 分析	—

3. 优缺点

优点:① 设计简单、易行,一般适用于实验条件、环境、受试对象差异较小的实验研究; ② 统计分析简单,即使存在缺失数据情况,也可进行统计分析;但要注意考察方法的应用条件。

缺点:① 为单因素设计,一次实验只能分析一个处理因素的作用;② 随机分组虽然在一定程度上可以提高组间的均衡性,但非处理因素在各组间的均衡性往往不够理想,因此,如果在实验条件、环境、受试对象差异较大时,不宜采用此种设计方法;③ 当样本含量不大时,抽样误差往往较大,因此,如果受试对象是罕见的动物或病人,一般不建议使用该设计。

2.2.2　配对设计

医学实验研究中,若个体同质性差,采用完全随机设计,受试对象的某些特征(如患者病种、病型、性别、年龄等)在不同组间往往难以达到均衡,研究结果的误差就比较大,这时可考虑配对设计(paired design)。即先按一定条件将研究对象两两配成若干对子,再将每对中的两个对象随机分配给实验组和对照组(或两个不同的处理组),配对设计模式如图 2.2。配对可使得受试对象的某些特征(非处理因素)对实验组和对照组的干扰尽可能的相同或相近,从而降低实验误差。

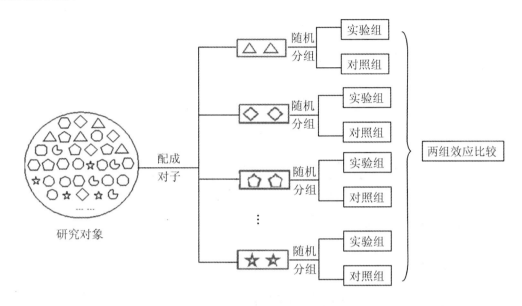

图 2.2 配对设计模式图(形状不同代表特征不同)

配对设计有两种常见形式:自身配对和异体配对。自身配对,又称自身比较,这种配对数据来自同一受试对象,又分为 3 种情况:① 同一个受试对象处理前后的比较(比如,运动前后心率的比较),这种自身处理前后配对设计也被称为前后测量设计,属于重复测量设计的一种特殊形式;② 同一个受试对象不同部位测定值的比较(比如,肝癌患者癌组织和癌旁组织中 Sirtl 基因表达量的比较);③ 同一个标本用两种方法检验结果的比较(比如,同一粪便标本分别用凝集实验和细菌培养法检出沙门氏菌结果的比较)。

异体配对,是指将两个条件或特征相近的受试对象配成一对,同一对子里的两个个体分别接受不同的处理。临床试验研究中,常将病型、病情、性别、年龄、工作环境、生活习惯等相同或相近的患者配成对子;在动物实验中,常将种属、品系、性别相同,年龄、体重相近的两只动物配成对子。配对设计中,参与配对的因素越多,条件越严格,设计的质量可能越高,但是实施越困难。此外,参与配对的因素将不能再作为因子参加分析。

1. 设计实例

【**例 2.2**】 设有 16 只大白兔,已按性别相同、体重相近等要求配成 8 对,试将这 8 对大白兔随机分至甲、乙两组之中。

1) 配对号:将 8 对 16 只大白兔编号 1~8。

2) 编号:给 8 对大白兔编号,第一对大白兔中的第一只编为 1.1,第二只编为 1.2,2~8 对依次类推。

3) 产生随机数字:方法同完全随机设计,将选取的 16 个随机数字列于大白兔编号下方。

4) 分组:按每对中随机数大小分组,大的进入甲组,小的进入乙组(事先规定,见表 2.3)。

表 2.3　8 对大白兔随机分入甲乙两组

配对号	1		2		3		4		5		6		7		8	
编号	1.1	1.2	2.1	2.2	3.1	3.2	4.1	4.2	5.1	5.2	6.1	6.2	7.1	7.2	8.1	8.2
随机数	16	76	62	27	66	56	52	26	71	7	32	90	79	78	53	13
分组	乙	甲	甲	乙	甲	乙	甲	乙	甲	乙	乙	甲	甲	乙	甲	乙

2. 数据分析方法

数据资料类型不同,配对设计的假设检验方法不同。每种假设检验方法及其应用条件见表 2.4。

表 2.4　配对设计资料的假设检验方法及应用条件

资料类型	假设检验方法	应用条件
数值变量资料	配对 t 检验	差值 d 满足正态性
	配对符号秩和检验	差值 d 不满足正态性
无序分类变量资料	配对 χ^2 检验或 Kappa 检验	$b+c \geqslant 40$
	校正配对 χ^2 检验或 Kappa 检验	$b+c < 40$
有序分类变量资料	Bowker 检验或 Kappa 检验	—

3. 优缺点

优点:当个体间同质性较差时,采用配对设计可以降低实验误差,得到比完全随机设计更高的检验效能;同等样本含量下,配对设计比完全随机设计的检验效率高。

缺点:配对设计中数据缺失对结果分析影响比较大;当对子中一个观测值缺失时,另一个观测值也无法使用;当采用左右配对设计时,实验因素的效应必须是局部的,不可以通过神经、体液等途径影响对侧;采用自身前后配对设计时,应考虑到环境、气候或疾病的自然进展等引起的效应改变;在实际工作中,异体配对时配对条件不能过多、过严,否则,实验对象难以配成对子。

2.2.3　随机区组设计

随机区组设计(randomized block design),又称配伍组设计,实际是配对设计的拓展。通常先按一定条件将研究对象配成若干区组(或称配伍组),再将每个区组中的研究对象(≥3 个)随机分配到几个组中。一个区组包含几个研究对象由处理因素的水平决定。例如,将相同特征的大白兔(同窝别、同性别、同体重等)按处理对象的多少(如 k 个)归为若干个区组(block),然后将同一区组内每个大白兔随机分配到 k 个组中(以 $k=4$ 为例,设计模式如图 2.3)。

1. 设计实例

【例 2.3】　为探讨不同剂量(0 ml、0.5 ml、1.0 ml、1.5 ml)的三菱莪术注射液治疗肿瘤的效果。研究者按照窝别将大鼠分成了 6 个区组,每个区组含有 4 只大鼠,如何进行随机化分组?

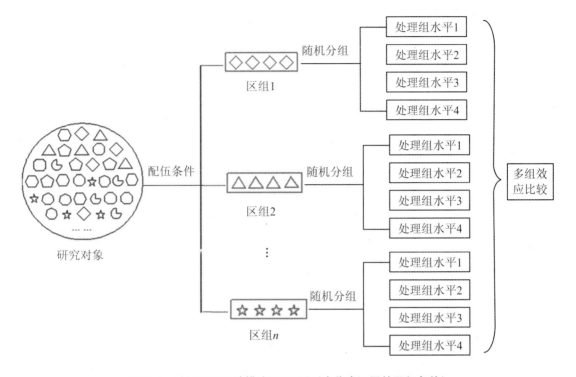

图 2.3　随机区组设计模式图(不同形态代表不同的配伍条件)

1) 区组号:将大鼠分成 6 个区组并编号为 1～6,每个区组 4 只。

2) 编号:将第一区组的大鼠编为 1,2,3,4 号,第二区组的大鼠编为 5,6,7,8 号,依次类推,第六区组的大鼠编为 21,22,23,24 号。

3) 产生随机数字:方法同完全随机设计,将选取的 24 个随机数字依次列在各大鼠的编号下。

4) 分组:按区组将随机数进行排序,并事先规定每一区组内随机数最小者进入 0 ml 剂量组(A组),第二小者进入 0.5 ml 剂量组(B组),第三小者进入 1.0 ml 剂量组(C组),最大者进入 1.5 ml 剂量组(D组)。分组结果见表 2.5。

表 2.5　24 只大鼠区组内随机化分配结果

区组号	1				2				3				4				5				6			
大鼠编号	1	2	3	4	5	6	7	8	9	10	11	12	13	14	15	16	17	18	19	20	21	22	23	24
随机数字	37	96	71	27	39	50	41	65	44	61	04	45	35	52	42	71	35	19	33	29	40	7	33	29
分组	B	D	C	A	A	C	B	D	B	D	A	C	A	C	B	D	D	A	C	B	D	A	C	B

2. 数据分析方法

数据资料类型不同,随机区组设计资料的假设检验方法也不同。每种方法及其应用条件见表 2.6。

表 2.6　随机区组设计资料的假设检验方法及应用条件

资料类型	假设检验方法	应用条件
数值变量资料	两因素分差分析	满足正态性、方差齐性
	Friedman M 检验或秩变换检验	不满足正态性、方差齐性
无序分类变量资料	Logistic 回归模型	—
有序分类变量资料	Friedman M 检验或秩变换检验	—

3. 优缺点

优点：当个体同质性较差时，采用配伍组设计可以提高各处理组间的可比性和均衡性，统计分析也较简单。

缺点：随机区组设计在统计分析时有一个假定，即区组因素与处理因素之间无交互作用，故其不能分析交互作用；数据缺失的影响大，当区组内的一个观察对象发生意外时，该对象所在的整个区组只好放弃或者不得已而采取缺项估计。

2.2.4　析因设计

在实验设计中，如果有多个处理因素同时作用于受试对象，每个处理因素又有 $k(k \geqslant 2)$ 个不同水平，研究者不仅关心各处理因素不同水平的主要效应，还关心各个处理因素之间有无交互作用，这时可考虑析因设计(factorial design)。析因设计又称完全交叉分组实验设计，是一种将两个或多个处理因素的各水平进行全面组合，对每一种可能组合均进行实验的设计。这种设计不仅可以分析各处理因素的主效应，还可以揭示处理因素之间有无交互效应(interaction)。因此，被认为是所有实验设计之中获得信息量最多，且对处理因素之间关系解释得最清楚的实验设计之一。

析因设计在统计学中通常用各处理因素的水平数相乘来表示。例如，2 个处理因素，每个处理因素下有 2 个水平的析因设计，用 2×2 析因设计表示，这是最基础的析因设计类型；当 3 个处理因素时，3 个因素下水平数分别为 2、3、4，则用 $2 \times 3 \times 4$ 析因设计表示，等等。乘积便是总的搭配数，即研究中要设立的实验组数，如 $2 \times 2 \times 3$ 设计需要设立 12 组，而 $2 \times 3 \times 4$ 设计需要设立 24 组。以 2×2 析因设计为例，因素水平组合模式见表 2.7。

表 2.7　2×2 析因设计各因素及水平组合模式

因素与水平		因素 B	
		B_1	B_2
因素 A	A_1	A_1B_1	A_1B_2
	A_2	A_2B_1	A_2B_2

大写 A、B 表示两处理因素，A_1、A_2、B_1、B_2 分别表示两因素的两个水平，两因素的两个水平全面交叉搭配，共有 4 种组合，表示研究时需独立设立 4 个实验组。

1. 实例分析

【例 2.4】　某研究者欲观察中药黄芪中的两种主要有效成分(黄酮、多糖)对大鼠氧化应激指标 GSH 的影响及其相互作用,试进行实验设计。

分析思路:　本例中黄芪黄酮和黄芪多糖都可能影响大鼠 GSH 值大小,且两者间可能存在相互影响。因此,需要采用最常见的丙因素两水平析因设计,A 因素为黄芪黄酮,B 因素为黄芪多糖;每因素各取 2 个水平,分别为 1＝不用;2＝用。按表 2.7 进行因素水平间组合,共有 4 种组合:黄芪黄酮和黄芪多糖均不用(空白组)、黄芪黄酮不用而黄芪多糖用(多糖组)、黄芪黄酮用而黄芪多糖不用(黄酮组)、黄芪黄酮和黄芪多糖均用(多糖＋黄酮组)。按这 4 种组合设立 4 组,研究结果见表 2.8。

表 2.8　黄芪黄酮、黄芪多糖对大鼠 GSH 值的影响(U/mg prot)

n	A_1:黄芪黄酮(不用)		A_2:黄芪黄酮(用)	
	B_1:黄芪多糖(不用)	B_2:黄芪多糖(用)	B_1:黄芪多糖(不用)	B_2:黄芪多糖(用)
1	66.1	79.7	87.6	87.2
2	64.3	86.5	83.2	76.4
3	65.4	83.5	86.5	75.4
4	55.8	85.8	78.5	85.3
5	59.7	76.7	79.2	76.9
6	74.2	79.5	75.7	68.9

本研究选择了 24 只大鼠,随机分为四组,每组 6 只大鼠,即每组重复观察了 6 次。对于上述析因设计的数据资料,通常要根据情况选择分析三种效应:单独效应、主效应及交互效应。现结合本例和表 2.9,解释如下:

表 2.9　黄芪黄酮、黄芪多糖影响大鼠 GSH 值析因设计的各组均值(U/mg prot)

B 黄芪多糖	A 黄芪黄酮		$\bar{x}$	A_2-A_1
	A_1:黄芪黄酮(不用)	A_2:黄芪黄酮(用)		
B_1:黄芪多糖(不用)	64.25	81.78	73.02	17.53
B_2:黄芪多糖(用)	81.95	78.35	80.15	−3.60
$\bar{x}$	73.10	80.07	76.59	6.97
B_2-B_1	17.70	−3.43	7.13	

1) 单独效应(simple effect):单独效应是指某因素在其他因素的水平固定时,其自身不同水平的均值差。表 2.9 中,在黄芪黄酮水平固定为不用或用时,黄芪多糖的单独效应分别为 17.70 和 −3.43;而在黄芪多糖水平固定为用或不用时,黄芪黄酮的单独效应分别为 17.53 和 −3.60。

2) 主效应(main effect):主效应是指某一因素各水平间单独效应的平均。由表 2.9 可知,黄芪多糖的单独效应分别为 17.70 和 −3.43,所以其主效应为(17.70−3.43)/2＝7.14。而黄芪黄酮的主效应为(17.53−3.60)/2＝6.97。

3) 交互效应(interaction effect):交互效应是指两个或多个处理因素之间的相互促进(协同)或相互制约(拮抗)的联合作用。研究中若某处理因素的单独效应在另一因素的不同水平上不同,则可称这两个因素间可能有交互效应。表 2.9 中黄芪多糖由"不用"改变到"用"时,黄芪黄酮的单独效应发生了改变,提示两者间可能存在交互效应。

在交互效应分析中,一般把两个因素组成的交互效应称为 1 阶交互效应,而 3 个因素组成的交互效应称为 2 阶交互效应,以此类推。

2. 数据分析方法

析因设计的数值变量资料,常在一般线性模型下进行单变量方差分析。分析时要求资料满足正态性和方差齐性,不满足时应采用非参数统计分析方法或进行变量变换,使其满足条件再作方差分析。

析因设计的无序分类资料,需要采用二分类或多分类资料的 Logistic 回归模型来分析;析因设计的有序分类变量资料,需要采用非参数统计分析方法或有序资料的 Logistic 回归模型来分析,详见有关高级统计专著,这里不再进行深入讨论。

3. 优缺点

优点:① 不仅可以分析全部因素的主效应,而且可以分析各因素间的交互作用;② 用相对较小的样本含量,同时观察了多个因素的效应,获取了更多的信息,提高了实验效率;③ 要求每个因素的不同水平都要进行组合。因此,对处理因素与效应之间的关系研究比较透彻,并且一个因素可在其他各因素的几个水平上估计其效应,所得研究结果在实验条件允许范围内更有效。

缺点:当处理因素及水平数较多时,对各处理因素各水平数进行全面组合后,组合数呈几何倍数增加,所需实验次数会很多,研究者往往难以接受。这时宜采用正交设计,它是析因设计的部分实施,可以大大减少实验次数,详见其他统计专著。

2.2.5 重复测量设计

重复测量设计(repeated measures design,RMD)是指对同一受试对象(正常人、病人、动物等)给予一种或多种处理后,在多个不同时间点对同一指标进行重复测量获得观测值,或者指从同一个体的不同部位(或组织)上重复测量获得观测值的设计模式。这是一种常见的实验设计类型,适用于样本含量较少时的药理、毒理、临床试验研究,目前被广泛应用于医学研究领域。例如,某种药物不同剂型在不同时间的血药浓度研究,病人在不同时间对药物的生理反应研究等等。一般来说,重复测量设计要考虑的研究因素主要有两个:一是处理因素(水平数 $k \geqslant 1$),二是时间因素(水平数 $k \geqslant 2$)。其中,处理因素水平数为 1 时,受试对象不需要进行随机分组,仅接受一种处理,称为无平行对照的单组重复测量数据。这种设计目的是了解实验研究过程中某效应指标随时间的变化趋势;当处理因素水平 $k \geqslant 2$ 时,受试对象需要进行随机分组,每组接受不同水平的处理,称为多组重复测量设计。这种设计的目的既要比较不同处理水平间的差异,也要比较不同处理水平随时间变化趋势的差异。

重复测量设计下获得的数据资料叫做重复测量资料(repeated measurement data),又称纵向数据或随访数据(follow-up data)。这种资料具有一个重要特征,即同一受试者在不同时点的观测值之间往往不是彼此独立,各时点的数据之间很可能存在某种相关性。统计分析时如果忽略了这一重要信息,把各个时间点的值当做独立数据处理,会增大Ⅰ类错误的概率(详见 9.3 节)。

1. 设计实例

(1) 单组重复测量设计

单组重复测量设计是指一组观察对象在不同时间点对同一指标的多次测量,分析该指标在不同时间点的差异。其中,单组前后重复测量设计被看成自身配对的一种,属于同一受试对象处理前后自身配对形式;而多个时间点测量的单组重复测量设计被看成随机区组设计的一种,即以同一个受试者作为一个区组,用随机区组设计方法来缩小随机误差。但应注意随机区组设计各区组内的测量是在不同的受试者身上进行,符合独立性的前提条件;而重复测量设计各区组内的测量是在同一受试者身上进行,不同时间点间可能存在相关性。

【例 2.5】 为了观察某中药的减肥效果,某研究者观察了 10 名肥胖患者服药前及服药后 1 周、2 周、3 周及 4 周的体重,观测体重结果见表 2.10,请分析此定量资料所用的设计类型。

表 2.10　肥胖患者服药前后不同时间点的体重测量值(kg)

患者序号	服药前体重值	服药后体重值			
		1 周	2 周	3 周	4 周
1	154.7	152.9	150.7	145.9	130.2
2	146.3	145.5	143.6	135.8	131.6
⋮	⋮	⋮	⋮	⋮	⋮
9	180.2	178.5	171.3	168.5	160.4
10	175.0	168.4	165.7	163.9	158.8

分析思路:本例处理因素是减肥药(1 个水平),时间因素有五个不同时间点(5 个水平);由于体重值是在给药前后几个不同的时间点上从同一患者身上重复测量获得的,所以是一典型的单组重复测量设计。

(2) 多组重复测量设计

多组重复测量设计是指两组或两组以上观察对象的同一指标在不同时间点的多次观察,分析比较不同组效应指标随时间的变化趋势之间的差异。设计时,先考虑处理因素,根据处理因素的水平数将受试对象完全随机地分成几个独立的组。然后,考虑时间因素,一般结合专业知识确定几个不同观测时间点。

【例 2.6】 某研究者欲比较两种中药对小白鼠体重增长的影响,将 20 只昆明种雌性小白鼠随机分成两组,一组经口给予中药汤剂 A,另一组经口给予中药汤剂 B。在给药前及给药后 1、2、3 及 4 周后分别检测两组每只小白鼠的体重,结果见表 2.11,请对实验设计类型进行分析。

表 2.11　两种中药汤剂给药前后对小白鼠体重(g)增长的影响

组别	给药前	给药后1周	给药后2周	给药后3周	给药后4周
中药汤剂 A	18.5	23.5	26.7	30.4	36.8
中药汤剂 A	19.7	24.2	28.5	32.5	38.5
⋮	⋮	⋮	⋮	⋮	⋮
中药汤剂 A	19.5	23.5	27.6	34.8	39.6
中药汤剂 A	20.1	23.8	29.2	36.3	40.1
中药汤剂 B	17.9	21.7	22.5	25.4	30.4
中药汤剂 B	18.6	22.5	25.4	28.7	34.5
⋮	⋮	⋮	⋮	⋮	⋮
中药汤剂 B	20.5	23.8	25.6	29.7	34.8
中药汤剂 B	18.4	22.5	24.3	30.7	36.2

分析思路：本例处理因素是中药汤剂(A、B 两个水平)，时间因素包括五个不同的时间点(5 个水平)，同一小白鼠是在五个不同时间点重复测量体重，属于完全随机分组的多组重复测量设计。

2. 数据分析方法

重复测量设计的定量资料常在一般线性模型下进行单变量方差分析。分析时要求数据满足正态性、方差齐性和"球对称"性条件；如果数据不服从上述条件，可进行变量变换，使其满足条件再进行方差分析。通过方差分析可检验各因素不同水平及不同时间的效应指标差异有无统计学意义，并可分析处理因素和时间因素间有无交互作用。除单变量方差分析外，多变量方差分析、广义估计方程、混合效应模型及多水平数模型分析等也可用于重复测量资料的分析，参见高级统计专著，这里不再深入讨论。

3. 优缺点

优点：① 可以通过较少的样本含量，研究不同处理之间、不同时间之间是否存在显著性差异以及研究时间与处理因素之间是否存在交互效应；② 通过对同一受试对象同一观察指标的重复测量，可以有效地控制个体差异。

缺点：① 统计分析比较复杂，因不同时间点数据可能存在相关性，不可用简单的单因素方差分析进行分析，而要在一般线性模型下采用重复测量资料的方差分析进行分析；② 如果前一时间点对观察指标的测量所采用的实验条件或操作，会影响到下一时间点对观察指标的检测结果，这样实验顺序可能会带来误差，这时不宜用重复测量设计来研究时间点间效应指标的差异。

2.3　观察性研究设计

观察性研究，又称调查研究，是一类不需要对研究对象人为地施加任何干预措施，只对研究对象进行观察,客观记录收集资料并进行分析的研究方法。它可以客观地反映健康与疾病的分布情况,为卫生决策和进一步研究提供科学依据,也可以探索疾病发生的原因及可能出现的危险因素,为疾病的预防与控制提供客观的基础数据。常用的方法有现况研究、生态学研究、病例调查、病例对照研究和队列研究等。观察性研究设计通常又称调查设计,调查设计的基本内容包括调查计划的制订、资料的整理分析和质量控制以及抽样方法的选择等。调查设计是观察性研究工作的先导和依据,也是研究结果准确可靠的保证。

2.3.1　观察性研究分类

1. 按调查范围分类

依据调查范围,调查研究可以分为普查、抽样调查和典型调查。

1) 普查(census)。是指为了解某人群健康状况或某疾病的患病水平,在特定时间内对特定范围内人群中的全部人员所做的调查或检查。比如,我国的高血压普查。理论上普查没有抽样误差,但往往存在较大的非抽样误差。

2) 抽样调查(sampling survey)。是指在特定时点、特定范围内按照一定的方法抽取一部分有代表性的个体组成样本,进行调查并根据样本结果推论该目标人群中某种疾病的患病率及流行特征的调查方法。目前很多医学研究都是抽样调查。

3) 典型调查(typical survey)。又称案例调查,是指有意识地选择若干典型的人或单位进行深入研究的一种非全面调查。由于典型调查没有遵循随机抽样的原则,所得的结果不可用于估计总体参数。一般情况下,典型调查是普查或抽样调查的补充。

2. 按调查涉及的时间分类

依据调查涉及的时间,调查研究分为横断面调查、病例对照研究和队列研究。

1) 横断面研究(cross-sectional study)。又称现况调查,是指按照事先设计的要求,在某一特定人群中,运用普查或抽样调查等方法收集特定时间内某种疾病或健康状况及有关变量的资料,用以描述该疾病或健康状况的分布以及与疾病分布有关的影响因素,是常用的调查方法之一。

2) 病例对照研究(case-control study)。又称回顾性研究,是从患有所研究疾病的人群中抽取一定数量的人作为病例组,从未患该病的人群中抽取一定数量的人为对照组,分别调查病例组和对照组两组人群既往某个(或某些)暴露因素出现的频率并进行比较,以判断暴露因素与疾病有无关联以及关联程度大小的一种观察研究方法。

3) 队列研究(cohort study)。又称前瞻性研究,是将一个范围明确的人群按是否暴露于某可疑因素或暴露程度分为不同的亚组,追踪各组的结局并比较其差异,从而判定暴露因素与结局之间有无关联以及关联程度大小的一种观察性研究方法。

2.3.2　观察性研究设计的主要内容

观察性研究设计是对调查研究全过程的统计设想和科学安排,主要包括调查研究目的、确定研究对象、调查项目、调查表设计、研究现场组织和实施计划、资料收集、调查质量控制、资料整理与分析计划、撰写研究报告等。

1. 明确调查目的和研究总体

调查研究的目的要明确,这是调查设计的首要前提,之后的设计思路都围绕这一前提展开。从统计学的角度看,研究目的有两个:一是了解总体参数,比如,某地高血压的患病率,用于了解总体特征;二是研究变量之间关系,比如,罹患高血压病与吸烟是否相关。

明确调查目的后,就要确定研究对象,明确研究总体。比如,在我国正常成年男性平均身高调查中,研究对象就是我国成年男性,通过他们获得身高资料。研究总体是根据研究目的确定研究对象的全体,研究对象应有明确的入选标准和排除标准,以保证同质性。比如,对我国正常成年男性身高的调查研究,入选标准要求研究对象性别为男性、年龄在18~60岁之间等,排除标准包括佝偻病患者、驼背者等。研究总体确定后采用普查或抽样调查的方法选择研究对象。

2. 确定调查内容与调查表的设计

调查设计的要点就是把调查目的具体化到调查内容中,调查表就是将研究内容具体化到一系列项目(问题)形式的一种表格。调查表的设计直接影响调查工作的质量、数据管理的效率及对调查结果的分析。

调查表的项目分为两大部分:一个是备考项目,比如,调查日期,调查者签名,调查对象电话等,这些项目是为了再次访问调查对象和找到填表责任人。二是分析项目,研究依赖于此类项目的统计分析而产生研究结果。比如,表2.12中研究对象的性别、年龄(出生日期)、学历、血压值、身高、体重等都是分析项目。根据血压值可以计算高血压患病率;性别、年龄、学历、血压值、BMI[体质指数,BMI=体重(kg)/身高(m²)]等,可以用于探索影响高血压患病的因素。

调查表中的问题分为两种:一是封闭式问题,即在问题后列出备选答案,调查对象可根据自己的情况选择填写,比如,表2.12中性别、婚姻状态、学历就是封闭式问题。二是开放式问题,只列出问题,不给备选答案,调查对象根据自己的实际情况回答,比如,表2.12中姓名、出生日期、家庭住址和电话、血压值、身高、体重等就是开放式问题。

表 2.12　高血压患病及相关影响因素调查问卷格式(节选)

高血压患病及相关影响因素调查问卷

姓名 ＿＿＿＿＿	出生日期 ＿＿＿＿＿
家庭地址 ＿＿＿＿＿	电话 ＿＿＿＿＿
性别　　　　　1=男　2=女	
婚姻状况　　　1=未婚　2=已婚　3=离异　4=丧偶	
学历　　　　　1=初中及以下　2=高中　3=大专　4=本科及以上	
血压值＿＿＿＿／＿＿＿＿(收缩压/舒张压)	
身高＿＿＿＿ cm　　　　体重＿＿＿＿ kg	

设置调查问题表需注意:① 问题应清楚明确,避免过多使用专业术语,以免造成调查对象理解偏差或拒绝回答。例如,"您是否感到心绞痛?"有些人不知道"心绞痛"的含义,故无法做出正确的回答。② 提问中避免使用不确切的词,例如,"您平时偶尔喝酒吗?"这里的"偶尔"较

模糊,被访者难以回答,若更改为"您最近一年内平均多长时间喝一次酒?"则易于回答。③ 问题的提法应肯定且具有客观性,带有诱导性和倾向性的问题易产生偏性。例如,"您最近睡眠质量不好吗?",若更改为"您最近睡眠质量怎么样?"则更好。④ 避免断定性的问题,例如,"您正在服用的降血糖药名是什么?"在未询问调查对象是否患糖尿病及是否服药的情况下,提出这样的断定性问题,让人不知如何回答是好。⑤ 一个问题不问两件事,例如,"您父母是什么文化程度?"若父母文化程度不同,就难以回答。⑥ 避免提令人难堪、禁忌和敏感的问题,有些人对"性生活"一词比较忌讳,或不愿回答与性生活的有关问题,或认为是个人隐私而不愿透露。因此,这类问题容易引起被调查者的反感或拒绝回答,在问卷设计过程中应尽量避免,如果是必须提出的问题,则应注意提问的方式。

3. 制定调查的组织实施计划

对于大规模的调查研究,现场的组织十分关键,必须事先制定明确的组织实施计划,制定调查研究各个环节的质量控制措施、明确工作人员的职责,各方协调合作,从而保证原始数据的质量。

组织实施计划包括组织领导、宣传发动、落实进度,调查员的培训和考核,任务分工与联系,经费预算,调查表和宣传资料的准备,调查资料检查制度、调查质量要求等调查质量控制内容。在正式调查之前,进行小范围的预调查,各种仪器使用前均经过校准,以便检查各方面工作是否完善。通过对调查员的培训,统一方法、统一标准、统一操作规程、统一质量控制。

4. 制定数据整理与分析计划

数据管理的目的在于确保数据的可信、准确和完整,其目的是获得高质量的真实数据。对可能影响调查研究质量的各种因素和环节进行控制和管理,控制范围应涉及数据收集、处理、统计报告的全过程。数据管理计划应涵盖数据管理各个过程,包括数据采集工具的管理,数据采集与清理管理,数据医学编码、数据一致性核查、数据库监控管理、外源性数据管理,数据文档管理和数据质量保障等。制订完整的数据管理计划,并且在调查研究数据管理每个环节记录其真实的执行过程,是保证调查研究数据质量的基础,数据管理计划是最重要的数据管理文件之一,是保证数据质量的根本文件。

大型研究数据必须专人负责,数据一般采用电脑数据库程序进行管理,所用的数据库必须是公认的数据管理软件,所建立的文件应能转化为统计软件可接受的数据格式。目前常用的数据管理软件有 Epidata 软件,该软件为免费软件,数据核查功能强大且实现简便。

对调查数据进行统计分析之前,需要制订统计分析计划。统计分析计划是调查设计中的重点内容,包括:调查质量和数据质量的评价,数据核查的方法,主要研究指标和次要研究指标的内涵和计算方法,预期要做的统计分析内容,需要控制的混杂因素和控制方法等。制订统计分析计划的目的是为了避免主观选择分析结果。

数据统计分析应尽可能选择专门的统计分析软件,例如,SPSS、SAS、STATA、R 语言等,本教材例题的统计分析统一采用 SPSS 软件。

5. 撰写研究报告

研究报告包括研究总结和研究论文,是科研工作的深化和总结,是从实践到理论的提炼,可以全面地概括研究工作的过程,充分反映研究的成果和价值,体现研究的水平。总结报告的内容包括调查目的及立项依据,调查范围和对象,调查内容,抽样方法,样本含量计算,现场的组织实施和质量控制过程,资料的收集、整理方法,统计分析结果和主要结论,对研究质量的评价,进一步研究的课题,调查表及有关文本,参考文献等。研究论文一般包括论文题目、作者及作者单位、论文摘要、关键词、正文、致谢和参考文献。

2.3.3 观察性研究设计中常用的抽样方法

抽样调查是从特定时间点、特定范围内按照一定的方法,抽取一部分有代表性的个体组成样本进行调查,并根据样本结果推论该目标人群中某种疾病的患病率及流行特征的调查方法。由于抽样调查是要将从样本中所获取的结果推论到总体人群,所以必须遵循随机化抽样以及抽取足够数量的样本含量的原则。随机化抽样方法有:

1) 单纯随机抽样(simple random sampling)。也称简单随机抽样,是最简单、最基本的抽样方法。是从总体的 N 个对象中,随机抽取 n 个对象,构成一个样本,总体中每个对象被抽到的概率相等(均为 n/N)。例如,某村有儿童 100 名,拟随机抽取 20 人进行健康体检,若采用单纯随机抽样,可先对 100 名儿童进行编号(1~100 号),然后通过电脑软件产生 100 个随机数字,最小的(或最大的,须事先确定)20 个随机数所对应编号的儿童就组成了研究样本。

2) 系统抽样(systemic sampling)。又称机械抽样,是按照一定的顺序,机械地每隔若干单位抽取一个单位,再将所抽取的全部单位共同组成样本的抽样方法。具体方法是:设总体单位数为 N,需要调查的样本数为 n,则抽样比为 n/N,抽样间隔为 N/n。例如,某单位有员工 1000 名,拟抽取 100 名员工进行调查,抽样比为 $100/1000=1/10$,抽样间隔 $=1000/100=10$,先采用单纯随机抽样法从第一组(1~10 号)中随机抽出一个数字作为起点,例如,抽中 5,那么以 5 为抽样起点,以后每隔 10 号抽取一个,抽取样本的编号依次为:5,15,25,35,…,被抽中的所有编号的员工共同组成研究样本。

3) 分层抽样(stratified sampling)。先根据某种特征将总体分为若干次级总体(层),然后再从每一层内进行随机抽样,组成一个样本,这种抽样方法称为分层抽样。例如,要调查某单位员工的身体状况,该单位总共有 500 人,拟抽取总人数的 1/5,即 100 人进行调查,可以按照员工的年龄段进行分层,再在每层中进行单纯随机抽样,每层按 1/5 的比例抽取员工,共同组成研究样本。分层可以将一个内部变异很大的总体分成一些内部变异较小的层,保证总体中每一层都有个体被抽到。在样本相同时,分层抽样比单纯随机抽样、系统抽样和整群抽样的抽样误差都小。

4) 整群抽样(cluster sampling)。整群抽样是将总体分为若干群组,直接抽取部分群组,被抽到的群组中的全部个体均成为调查对象。例如,欲调查某个中学的学生眼睛近视情况,根据样本含量的要求,可以在该校各个年级中随机抽取一个年级或在每个年级随机抽取数个班级,所抽中的年级或班级的全体同学均成为调查对象。

5) 多级抽样(multistage sampling)。在大型流行病学调查中,把抽样过程分为不同阶段进行,每个阶段使用不同的抽样方法,将上述两种或两种以上抽样方法结合起来使用即为多级抽样。比如,要调查某市中学生的心理健康情况,可将全市中学按办学质量分成好、中、差三层,每层随机抽出若干学校,再在抽出的学校中,分年级抽取若干班级进行全部调查,在这个过程中,先后采用了分层、单纯随机、分层和整群抽样的方法。

2.4 样本含量估计

样本含量即样本的观察单位数,又称样本量或样本大小。无论是观察性研究,还是实验性研究,在设计过程中均必须考虑样本含量。样本含量估计的作用就是在保证科研结论具有一定可靠性条件下,确定的最少观察例数。

样本含量估计的常用方法有查表法、软件计算法和公式法。查表法是根据研究条件直接查样本含量表来获取样本量,此法优点是方便快捷,缺点是影响样本含量的因素大小受表的限制,超过表列出的范围则查不到。软件计算法常用的软件有 PASS、SAS、STATA 等。使用软件计数法需要安装软件且学会软件操作,难度较高。公式计算法简单、方便,易于操作。下面介绍医学研究设计中常用参数估计和假设检验的样本含量计算。

2.4.1 影响样本含量估计的因素

影响样本含量估计的因素,又称样本含量估计的先决条件,应该在样本含量估计前确定。影响因素主要包括以下 4 个方面:

1. Ⅰ型错误(α)的大小

α 越小所需样本越大,一般取 $\alpha = 0.05$。α 的取值有单侧双侧之分,双侧比单侧需要更多的样本含量。选择单侧或双侧需根据研究目的确定。

2. Ⅱ型错误(β)的大小

β 越小,检验效能($1-\beta$)越大,所需样本量越大。β 只有单侧,一般要求检验效能在 0.8 及以上,即 $\beta \leqslant 0.2$;$\beta = 0.1$ 也较常用。在参数估计的样本含量计算时不涉及 β。

3. 总体标准差(σ)或总体率(π)

σ 越大,所需的样本含量越大。π 越接近 0.5,所需的样本含量越大。σ 和 π 往往未知,常由样本标准差(s)、样本率(p)作为其估计值,s 和 p 可通过预实验、预调查、查阅文献或经验估计而获得。

4. 容许误差(δ)

δ 是研究者根据专业知识要求的或实际客观存在的样本统计量(样本均数或样本率)与相应的总体参数(总体均数或总体率)间或样本统计量间的差值。δ 越小,样本含量越大。

2.4.2 参数估计中样本含量的估计

参数估计就是以样本统计量估计总体参数。比如,以样本均数估计总体均数,以样本率估计总体率。

1. 总体率估计

分析指标为定性资料时样本含量估计公式为

$$n = \frac{z_{\alpha/2}^2 \pi(1-\pi)}{\delta^2} \tag{2.1}$$

式中,n 为样本含量大小;$z_{\alpha/2}$ 为确定 α 后的双侧标准正态分布的界值(查书后附表 2 可得,以下相同之处"书后"二字省略),$\alpha=0.05$ 时,$z_{\alpha/2}$ 为 1.96;π 为总体率,δ 为容许误差。

【例 2.7】 欲了解某县当地成年人群中的吸烟率,根据文献报道的吸烟率估计该地成年人群的吸烟率为 25%,设 $\alpha=0.05$,允许误差 δ 为 2%,则应抽取的样本含量为多大?

分析思路:本例,$z_{\alpha/2}=1.96$,$\pi=25\%$,$\delta=2\%$,代入公式(2.1)得

$$n = \frac{1.96^2 \times 25\% \times (1-25\%)}{(2\%)^2} \approx 1800$$

即至少需要抽取 1800 人进行调查。

2. 总体均数估计

分析指标为定量资料时的样本含量估计公式为

$$n = \left(\frac{z_{\alpha/2}\sigma}{\delta}\right)^2 \tag{2.2}$$

式中,n 为样本量大小,$z_{\alpha/2}$ 为 α 对应的双侧标准正态分布界值,σ 为标准差,δ 为允许误差。

【例 2.8】 某研究者欲调查某地 7 岁男孩身高的平均水平,根据之前预调查得知该地 7 岁男童身高标准差(σ)约为 4 cm,允许误差 δ 拟控制在 0.5 cm 以下,设 $\alpha=0.05$,则应抽取的样本含量为多少?

分析思路:本例,$z_{\alpha/2}=1.96$,$\sigma=4$,$\delta=0.5$,代入公式(2.2)得

$$n = \left(\frac{1.96 \times 4}{0.5}\right)^2 \approx 246$$

即至少需要抽取 246 名 7 岁男孩进行调查。

2.4.3 假设检验中样本含量的估计

假设检验的目的是通过计算样本之间的差别由抽样误差造成概率的大小,推测各样本所代表的总体参数是否相同。

1. 定性资料假设检验中的样本含量估计

(1) 样本率与已知总体率的比较

$$n = \frac{\left[z_\alpha \sqrt{\pi_0(1-\pi_0)} + z_\beta \sqrt{\pi_1(1-\pi_1)}\right]^2}{\delta^2} \tag{2.3}$$

式中,π_0 为已知总体率,π_1 为预调查或实验结果的总体率,δ 为 π_1 与 π_0 的差,z_α 和 z_β 分别为 α 和 β 对应的标准正态分布的界值,α 取双侧时,用 $z_{\alpha/2}$ 表示,β 只有单侧。

【例 2.9】 某医师拟研究某种新药对产后宫缩、外阴创伤的镇痛效果,已知稳定有效的传统药物的镇痛率为 55%,若新药镇痛率比传统药物高 20%,欲说明新药优于传统药物,设 $\alpha=0.05$,$\beta=0.10$,则需用新药治疗多少病例?

分析思路:本例,$\pi_0=0.55$,$\pi_1=0.75$,$\delta=20\%=0.2$,查附表 2 得 $z_\alpha=1.645$,$z_\beta=1.282$,代入公式(2.3)得

$$n = \frac{\left[1.645 \times \sqrt{0.55 \times (1-0.55)} + 1.282 \times \sqrt{0.75(1-0.75)}\right]^2}{0.2^2} \approx 47$$

即新药至少需要治疗 47 例患者。

（2）两个独立样本率的比较（完全随机设计）

$$n_1 = n_2 = \frac{\left[z_\alpha \sqrt{2\bar{p}(1-\bar{p})} + z_\beta \sqrt{p_1(1-p_1) + p_2(1-p_2)} \right]^2}{(p_1 - p_2)^2} \qquad (2.4)$$

式中，p_1、p_2 为样本率，$\bar{p} = (p_1 + p_2)/2$，z_α 和 z_β 分别是 α 和 β 对应的标准正态分布的界值。当 p 很小时，正态性较差，可对每个 p 进行以弧度为单位的 $\arcsin \sqrt{p}$ 变换，相应的样本含量估计公式为

$$n_1 = n_2 = \frac{(z_\alpha + z_\beta)^2}{2^2 \left(\arcsin \sqrt{p_2} - \arcsin \sqrt{p_1} \right)^2} \qquad (2.5)$$

【例 2.10】 某医院研究甲乙两种抗菌药的疗效，预实验得甲药有效率为 60%，乙药有效率为 85%，请问正式临床试验每组最少需要多少病例？

分析思路： 本例，$p_1 = 0.6$，$p_2 = 0.85$，$\bar{p} = (0.6 + 0.85)/2 = 0.725$，查附表 2 得 $z_{\alpha/2} = 1.96$，$z_\beta = 1.282$，代入公式（2.4），得

$$n_1 = n_2 = \frac{(1.96 \times \sqrt{2 \times 0.725 \times 0.275} + 1.282 \times \sqrt{0.6 \times 0.4 + 0.85 \times 0.15})^2}{(0.6 - 0.85)^2} = 64.96$$

即每组至少需要 65 例病例。

若采用公式（2.5）计算得每组例数为 64，差别不大。当样本率较小时，两公式计算得到的结果差别较大，应用时需要注意。

（3）多个独立样本率比较（完全随机设计）

$$n = 0.5 \frac{\lambda}{2 \left(\arcsin \sqrt{p_{\max}} - \arcsin \sqrt{p_{\min}} \right)^2} \qquad (2.6)$$

式中，λ 为自由度 $\nu = k-1$ 时的界值（查附表 3：λ 界值表），k 为组数，$p_{\max}$ 和 $p_{\min}$ 分别为总体率估计值（样本率）中的最大值和最小值，$\arcsin \sqrt{p}$ 以弧度为单位（下同）。

【例 2.11】 某单位拟观察 A、B、C 三种方法治疗类风湿关节炎的疗效。预试验得 A 法有效率为 50%，B 法有效率为 40%，C 法有效率为 65%。设 $\alpha = 0.05$，$\beta = 0.10$，问：每组需要观察多少病例？

分析思路： 本例，$p_{\max} = 0.65$，$p_{\min} = 0.4$，查附表 3 知 $\lambda_{0.05, 0.10(2)} = 12.65$，代入公式（2.6），得

$$n = 0.5 \frac{12.65}{2 \left(\arcsin \sqrt{0.65} - \arcsin \sqrt{0.40} \right)^2} = 98.8$$

即每组需要 99 例病例。

（4）配对设计样本率比较（配对设计）

$$n = \frac{\left[z_{\alpha/2} \sqrt{2\bar{p}} + z_\beta \sqrt{2(p_1 - p)(p_2 - p)/\bar{p}} \right]^2}{(p_1 - p_2)^2} \qquad (2.7)$$

式中，p_1 和 p_2 分别为两法的阳性率，p 为两法阳性一致率，$\bar{p} = (p_1 + p_2 - 2p)/2$。

【例 2.12】 欲比较甲、乙两种方法检测可疑肺结核病人痰中结核杆菌，采用配对设计，预试验结果甲法检测阳性率为 65%，乙法阳性率为 50%，甲、乙两种方法一致率为 40%，试估计需要多大样本含量。

分析思路:本例,$p_1=0.65$,$p_2=0.5$,$p=0.4$,$\bar{p}=0.175$,查附表 2 得 $z_{\alpha/2}=1.96$,$z_{\beta}=1.282$,代入公式(2.7),得

$$n=\frac{[1.96\times\sqrt{2\times0.175}+1.282\times\sqrt{2\times(0.65-0.4)\times(0.5-0.4)/0.175}]^2}{(0.65-0.50)^2}$$

$$=151.3$$

即本研究至少需要 152 例病人。

2. 定量资料假设检验中的样本含量估计

(1)样本均数与已知总体均数的比较(或配对设计均数比较)

$$n=\frac{(z_{\alpha}+z_{\beta})^2\sigma^2}{\delta^2} \tag{2.8}$$

式中,σ 为总体标准差,通常用样本标准差 s 代替;δ 为未知总体均数与已知总体均数的差,常由研究者提出或由预试验的样本信息估计得到,在配对设计中则为差值的均数;z_{α} 和 z_{β} 分别是 α 和 β 对应的标准正态分布的界值。

【例 2.13】 某院试验某种升血红蛋白的药物,预试验时病人用药前后血红蛋白变化值的标准差为 25 g/L。现欲进行正式临床试验,且治疗前后血红蛋白上升值≥10 g/L 为有效。设单侧 $\alpha=0.05$,$\beta=0.1$ 时,需要多少病人进行临床试验?

分析思路:本例,$\delta=10$ g/L,$s=25$ g/L,查附表 2 得 $z_{\alpha}=1.645$,$z_{\beta}=1.282$,代入公式(2.8),得

$$n=\frac{(1.645+1.282)^2\times25^2}{10^2}=53.5$$

即需要 54 例病人进行临床试验。

(2)两个独立样本均数比较(完全随机设计)

$$n_1=n_2=\frac{2(z_{\alpha}+z_{\beta})^2\sigma^2}{\delta^2} \tag{2.9}$$

式中,σ 为总体标准差,通常用样本标准差 s 代替,一般取合并方差的平方根或两个样本标准差中较大的一个;δ 为两总体均值的差,可用两个样本均数差值估计;z_{α} 和 z_{β} 分别是 α 和 β 对应的标准正态分布的界值。

【例 2.14】 某研究拟探讨吲达帕胺治疗原发性高血压的疗效,预试验得吲达帕胺治疗后收缩压平均下降 17 mmHg[①],标准差为 8 mmHg;安慰剂治疗后收缩压平均下降 12 mmHg,标准差 3 mmHg。当 $\alpha=0.05$,$\beta=0.10$ 时,需要治疗多少例病例才能发现吲达帕胺的疗效?

分析思路:本例,$\delta=17-12=5$ mmHg,σ 用样本标准差 s 代替,取两个样本标准差较大的一个,即 $s=8$ mmHg,单侧检验,查附表 2 得 $z_{\alpha}=1.645$,$z_{\beta}=1.282$,代入公式(2.9),得

$$n_1=n_2=\frac{2\times(1.645+1.282)^2\times8^2}{5^2}=43.9$$

即每组需要 44 例高血压患者。

---

① 压力的法定计量单位是 Pa[帕(斯卡)],mmHg 为非法定计量单位,但由于习惯,本书仍有使用。其换算因素:1 mmHg=133.322 Pa;与之类似,后文的 1 mmH$_2$O=9.80665 Pa,1 mmHg=13.5951 mmH$_2$O。

（3）多个独立样本均数比较（完全随机设计）

$$n = \frac{\Psi^2 \left(\sum s_i^2 / k \right)}{\sum (\bar{x}_i - \bar{x})^2 / (k-1)} \tag{2.10}$$

式中，n 为每组需要的样本含量，k 为样本个数，$\bar{x}_i$、s_i^2 分别为各个样本的均数和方差，$\bar{x} = \sum \bar{x}_i / k$，$\Psi$ 的值可查附表 4 得到。

【例 2.15】 某医生用 4 种方法治疗原发性高血压，预试验治疗后四组血压值（mmHg）增加的均数分别是 18、13、16、8，标准差分别是 8、7、6、6，设 $\alpha = 0.05$，$\beta = 0.10$，若要得出差异有统计学意义的结论，每组需要观察多少病例？

分析思路： 本例，$k = 4$，$\bar{x} = (18+13+16+8)/4 = 13.75$，$\sum s_i^2 / k = (8^2+7^2+6^2+6^2)/4 = 46.25$，查附表 4 得 $\Psi_{0.05, 0.1(3, +\infty)} = 2.17$，$\sum (\bar{x}_i - \bar{x})^2 = (18-13.75)^2 \cdots + (8-13.75)^2 = 56.75$，代入公式（2.10）得

$$n = \frac{2.17^2 \times 46.25}{56.75/(4-1)} \approx 12$$

即每组需要 12 例病例，四组共需要 48 例病例。

2.4.4　样本含量估计的注意事项

1）样本含量估计是在估算某些"参数"的基础上计算的。这些"参数"可通过预试验、查阅文献资料获得，也可凭借经验确定。

2）样本含量估计过程中，既要考虑统计学因素，又要考虑专业因素。专业因素包括专业资料的质量、实验中受试者的依从性和其他相应的专业要求等。

3）样本含量的估计是根据研究目的确定的，用于估计样本含量的指标应该是针对研究目的而制定的主要指标，而不是其他指标。

4）在估计样本含量时，如果没有考虑研究中可能的失访或者脱落，则应在原估计值的基础上增加一定的比例，例如，10%、15%、20%。

5）实验研究为多组以上样本间的比较，应选用多个样本比较的样本含量计算公式，而不是直接选取其中两个样本的统计量值进行估算。

电脑实验　常用实验设计的随机分组

【实验 2.1】 采用完全随机设计方法，将 60 只小白鼠随机分为甲、乙、丙三组。

1. 输入编号

在 SPSS 数据编辑窗口"Variable View"视窗，定义变量"编号"，切换到"Data View"视窗，输入受试对象编号 1～60。

2. 生成随机数字

点击数据转换（Transform）→计算变量（Compute Variable），弹出对话框如图 2.4，设置目标变量（Target Variable）为随机数，在函数组（Function Group）中选择随机数字（Random

Number)，再在函数和随机变量(Functions and Special Variables)选择 RV. Uniform，在数字表达式(Numberic Expression)RV. UNIFORM(?,?)中输入 0～99→单击"确定(OK)"。

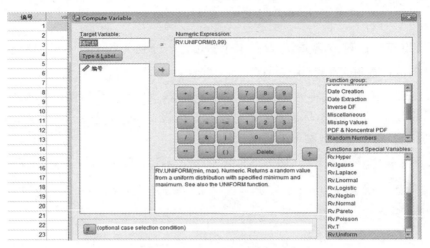

图 2.4　产生随机数对话框

3. 随机数编秩(排序)

点击数据转换(Transform)→个案排秩(Rank Cases)，弹出对话框如图 2.5，在左侧表框中选随机数，点击箭头按钮，随机数被选入变量(Variable(s))框，单击"确定(OK)"。

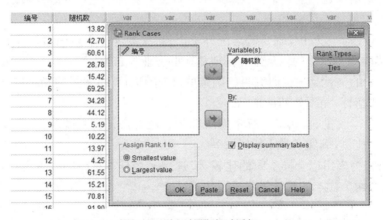

图 2.5　随机数排序对话框

4. 分组

点击数据转换(Transform)→重新编码(Recode into Different Variables)，弹出对话框如图 2.6，在左侧表框中选 R 随机数，点击箭头按钮，则"Numeric Varible→Output"中显示"R 随机数→?"；在右边 Output Variable 的"Name"框中键入"组别"，单击 Change 按钮，则"Numeric Varible→Output"中显示"R 随机数→组别"。

点击原值与新值(Old and New Values)按钮，弹出对话框如图 2.7，在左边 Old Value 中设定原值范围 1～20，在右边 New Value 中设定新值"甲组"，单击 Add 按钮，依次类推，将秩次为 21～40 设定乙组，将秩次为 41～60 设定丙组，返回主对话框，点击确定(OK)，即完成分组。

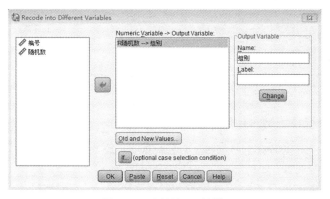

图 2.6　重新编码对话框

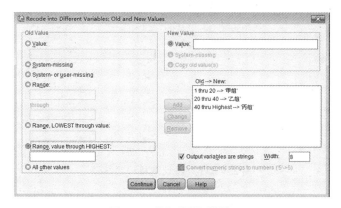

图 2.7　分组设置对话框

【实验 2.2】　设有 16 只大白兔，已按性别相同、体重相近等要求配成 8 对，试将这 8 对大白兔随机分至甲乙两组之中。

1. 输入对子数和每对大白兔编号

在 SPSS 数据编辑窗口"Variable View"视窗，定义变量"对子""编号"，切换到"Data View"视窗，输入数据，如图 2.8。

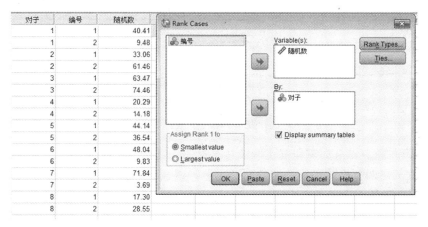

图 2.8　按对子进行随机数排序

2. 生成随机数字

方法同完全随机设计。

3. 随机数排序

方法基本同前,不同的是按对子排序。对话框设置如图2.8。

4. 分组

方法同完全随机设计。结果如图2.9。

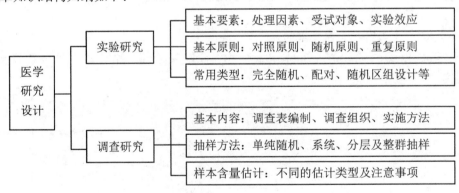

	对子	编号	随机数	R随机数	组别
1	1	1	40.41	2.000	乙组
2	1	2	9.48	1.000	甲组
3	2	1	33.06	1.000	甲组
4	2	2	61.46	2.000	乙组
5	3	1	63.47	1.000	甲组
6	3	2	74.46	2.000	乙组
7	4	1	20.29	2.000	乙组
8	4	2	14.18	1.000	甲组
9	5	1	44.14	2.000	乙组
10	5	2	36.54	1.000	甲组
11	6	1	48.04	2.000	乙组
12	6	2	9.83	1.000	甲组
13	7	1	71.84	2.000	乙组
14	7	2	3.69	1.000	甲组
15	8	1	17.30	1.000	甲组
16	8	2	28.55	2.000	乙组

图2.9 配对设计随机分组结果

学 习 小 结

本章知识结构归纳如下:

```
                    ┌─ 基本要素:处理因素、受试对象、实验效应
            实验研究 ├─ 基本原则:对照原则、随机原则、重复原则
            │       └─ 常用类型:完全随机、配对、随机区组设计等
医学
研究 ─────┤
设计        │       ┌─ 基本内容:调查表编制、调查组织、实施方法
            调查研究 ├─ 抽样方法:单纯随机、系统、分层及整群抽样
                    └─ 样本含量估计:不同的估计类型及注意事项
```

复习思考题

1. 某中药方剂主要由党参和黄芪两味中药组成,用于调节机体的免疫功能,某研究者欲探讨党参和黄芪在调节机体免疫功能方面有无差异以及有无相互影响。请回答以下问题:

(1) 应该采用什么设计类型来研究? 为什么?

(2) 如果确定用党参组、黄芪组、阴性对照组三组来开展实验研究,是否合理? 若不合理,应该如何正确设置组别?

2. 某研究者欲评价一种中药桔梗及其制剂降血糖的效果,以糖尿病患者为研究对象,拟按就诊的先后顺序确定试验组和对照组,并分析比较两组的疗效。请回答以下问题:

(1) 该研究的三个基本要素是什么?

(2) 研究者拟按就诊先后顺序确定组别,这样做是否合理? 为什么?

(3) 假如病情会明显影响糖尿病的治疗效果,要科学评价这种中药制剂的降糖效果,研究者该用什么设计比较好? 原因是什么?

3. 为探讨某中药制剂对糖尿病末梢神经病变的治疗效果,以维生素 B_1 治疗为对照。根据文献报道,对照组的总体有效率为 50.6%;该中药制剂治疗的总体有效率为 70.5%。若取双侧 $\alpha = 0.05, \beta = 0.10$,在两组病例相同的情况下,各组需要多少病例才能发现两组的差别? 若要求中药组的样本含量占整个样本含量的 60%,则每组又各需多少病例?

第3章 病例报告表的研制与数据管理

学习目的:掌握病例报告表(CRF)设计的主要原则及主要内容;熟悉CRF数据质量控制及数据管理规范;了解病例报告表设计的格式要求及注意事项。

知识要点:病例报告表设计的主要原则、内容和格式;数据管理的规范与要求;CRF数据质量控制。

按照2016年修订的国家《药物临床试验质量管理规范》(GCP),临床试验全过程包括临床研究方案设计、病例报告表研制、组织实施、执行、监查(指监督检查)、稽查、记录、分析、总结和报告。其中病例报告表(case report form,CRF)是整个临床试验研究的核心,CRF设计的优劣及填写的质量将直接影响临床研究资料收集的完整性和准确性,同时影响数据管理、数据质量和统计分析,甚至关系到临床研究的成败。因此,为确保高质量临床医学研究,研究者必须要在研究开始之前周密设计研究方案和CRF。CRF记录了试验方案中对受试者要求的所有信息,是研究方案的准确体现;方便记录和计算机整理、分析,是进行研究统计、总结、报批的重要依据。

3.1 病例报告表概述

本节介绍CRF的定义、种类,CRF设计的原则,CRF的内容和格式,CRF设计的注意事项。

3.1.1 CRF的定义

在2016年国际临床试验协调委员会(International Council for Harmonisation,ICH)制定的药物临床试验质量管理规范中,对CRF定义与我国在2016年国家市场监督管理总局下发的GCP中CRF的定义基本一致,即CRF是"向申办者报告的、按照试验方案要求设计的一种印刷的、可视的或者是电子版的文件,用于记录每一名受试者在试验过程中的全部信息"。GCP同时要求在药物临床试验中,研究者应确保所有CRF临床试验数据,是从临床试验的源文件和试验记录中获得的,是准确、完整、可读和及时的。

3.1.2 CRF的种类

根据我国GCP的要求,CRF印制应一式3~4联,无炭复写,监管者、申办者、研究中心组长单位各保留 1 联。现在使用的 CRF 主要有书面 CRF、电子 CRF(e-CRF)两种。

1. 书面 CRF

书面 CRF 版式主要有书式、分册书式和就诊分册式。书式 CRF 按照项目内容与时间顺序排列,每位受试者一册。分册书式 CRF 的分册形式多样,最常用的是按就诊时点分册,每册 CRF 完成后,监查员即可进行原始资料的核对(source data verification,SDV),然后回收该册 CRF 交付数据管理部门;其次是按使用者分册,如医生用与受试者用 CRF;也有按评价时期分册,以及按有效性项目、安全性项目、背景资料等项目来分册。目前国外大多采用就诊分册式 CRF,具有获取数据速度快,能够及时发现并尽早纠正试验中存在问题的优势,更有利于数据质量管理,特别适用于较长期的临床试验。但存在印刷成本增加、工作程序复杂化、占用大量存储空间等问题。

2. e-CRF

e-CRF 随着电子数据获取(或采集)(electronic data capture,EDC)的普及而得以使用,通常人们将 e-CRF 与 EDC 相提并论,实则两者是有区别的。EDC 是为申办者收集电子临床试验数据的一项技术,而 e-CRF 则是根据试验方案设计的,可用于稽查的电子记录,用来记录试验方案要求的每位受试者信息,向申办者报告。e-CRF 具有一些特殊的现实要素、电子逻辑检查及其他特殊的性质或功能。

3.1.3　CRF 设计的主要原则

1. 遵循临床研究方案

CRF 的设计必须完全遵循临床研究方案,保证收集到信息的准确性。在临床研究中即使方案设计得很完善,但若 CRF 设计不严谨,如主要数据遗漏,将会造成难以弥补的损失,影响统计数据的完整性和可靠性。所以,临床研究方案中涉及的问题必须在 CRF 中体现,同时方案中不关注的信息尽可能不要出现在 CRF 中。可能非预期的或少见的不良反应,可以记录在 CRF 预留的"其他"部分,如果临床研究方案做出修改,且其修改的内容影响到资料的记录,则 CRF 也要做相应的修改。CRF 设计的主要内容应包括研究对象唯一的 ID 号;基本信息;诊断、纳入、排除、剔除和脱落标准;治疗组与对照组明确的干预措施;观察或随访时间点;疗效评价指标,如主要指标、次要指标、综合指标和安全评价指标等;有时可将患者的知情同意书一并纳入 CRF 中。CRF 项目的设计既不能太多,也不能太少。例如,有的 CRF 设计中出现"身份证号"和"出生日期"两个变量,实际上有了身份证号,出生日期即可查到,所以无需两个变量同时设置。在 CRF 设计时也不可漏项,例如,研究对象身高、体重、血压、心率等基础数据;再比如,给研究对象设定的唯一 ID 号,可作为识别同姓名研究对象的主要依据,一般不能缺少。另外,在新药临床试验中,为了保护患者的隐私,CRF 上通常不得出现受试者的姓名,受试者姓名一栏常用缩写表示。

2. 易于理解、便于填写使用

CRF 的源数据必须是可溯源的、清晰的。所以在进行 CRF 设计时,问题要表达清晰,定义准确,容易理解,易于回答。CRF 涉及的各指标选取和设计需要精雕细琢,考虑全面。CRF 项目问题用词必须得当,尽量避免使用专业术语。还需要考虑不同使用者(研究者、临床研究协调员、监查员、数据管理者、统计学家等)的语言、专业、文化背景、知识和能力等,鼓励应答者尽其最大能力来回答问题。项目的设计应有严密的逻辑性,调查项目的回答应尽可能选用客观指标,应使所有可能的回答都在 CRF 上得到反映。

另外,CRF 设计问题时其格式和顺序编排要合理,符合医疗业务习惯和临床试验流程,以便于研究人员填写。例如,观察指标中涉及望、问、闻、切的项目,CRF 中的条目需按照相应顺序进行设计,才符合医生的诊疗习惯,方便医生填写。必要时提供一份填写 CRF 的说明或者指南供使用者参考。

3. 全面完整、简明扼要

CRF 记录数据必须是同步的、原始的、准确的和完整的。在统计分析中发现 CRF 记录数据有遗漏,或未用、多余的数据要加以说明,CRF 中不应收集与该项研究无关的数据,否则应注明理由。CRF 内容中每一个项目都应与研究目的相关,避免收集不必要的信息。根据方案要求、疾病特点、药物特性、临床实际情况区分必要指标和不必要指标,做到既不漏项也避免设置过多或重复,造成填表繁琐和增加出错机会,也给监查员的多次检查、数据管理员的核查、统计分析员的工作等增加工作量。总之,需要的数据一个不能少,不需要的数据一个也不能多。

4. 便于数据录入和统计分析

CRF 的设计要尽量客观、量化,变量的设计要合理,以方便数据录入和统计分析。CRF 指标尽量减少文字描述,避免意义不明确的问题。有些指标可在旁边设计有助于记忆的提示内容或注释(如"咳嗽:无□ ＋□ ＋＋□ ＋＋＋□",这时各个等级的含义为:＋:间断咳嗽,不影响正常生活和工作,＋＋:介于轻度及重度咳嗽之间,＋＋＋:昼夜咳嗽频繁或阵咳,影响工作和睡眠);CRF 条目的设计形式尽可能用闭合性问题,少用开放性问题。前者的好处是可以减少临床研究人员填表的复杂程度和出错机会,提高工作效率;对于选择项用"□"表示,每个空格必须填写完整,不能缺项。

3.1.4 CRF 指标的分类

CRF 指标一般分为四类,即数值变量、分类变量、日期/时间变量和文本变量。

1. 数值变量

一般用于记录连续变化有度量衡单位的数据,如血糖、血压以及一些实验室检查指标。应事先根据这些变量数值的有效范围确定可能的填写长度和小数位数,以便研究者可以通过变量格式设计掌握数据变量的填写规则。如体重□□□.□kg,身高□□□.□cm;如不同研究中心检测值单位不同时,可采用×××检查单位:□□□.□μmol/L 或□.□μg 等。

2. 分类变量

(1) 二分类变量

分类只有两种,如"性别"分为:男、女;"既往手术史"分为:是、否。

(2) 多分类变量

分类有两种以上。将所有问题的备选答案提供给研究者,各选项间互相排斥不重叠,增加"不清楚""未测量"和"其他"等选项(如"某项检查"设计为:正常、不正常、未检;"疼痛"设计为:无、轻、中、重;"你是否喝酒?"设计为:经常喝、偶尔喝、不喝)。

3. 日期变量

如记录出生日期、访视日期、发病时间等。则用□□□□年□□月□□日表示。

4. 文本变量

文本变量用下划线表示,其在 CRF 中属于开放型问题,统计分析时对于文字处理比较困难,文字对于录入工作也会带来很多麻烦。因此,建议在进行 CRF 设计时尽可能减少开放型问题的设计,减少文字描述。尽量将文字变量的回答分类,转变成分类变量后用数字说明问题。

3.1.5 CRF 设计的内容

不同的临床研究有不同的研究目的,所遵循的临床研究方案也会有所不同,因此各临床研究 CRF 设计也不尽相同。一般而言,CRF 可能包括以下内容:

1. 封面

封面应包括临床研究的题目、受试者姓名、受试者 ID 编号、临床研究负责单位、临床研究单位的编号、主要负责人等。其中页眉包括:临床研究/试验批准文号(限于新药研究)、临床研究单位编号、受试者编号、填写日期等。页脚包括:打印日期号、版本号等。

2. 填表注意事项

临床研究开始前应制定填写 CRF 的标准操作程序(standard operation procedure,SOP),用于指导相关人员正确填写表格。包括正确填写 CRF 的步骤、用笔的要求及墨水颜色的选择、填错时的修改原则等。填写 CRF 要求所有信息、字迹清楚、易于辨认,明确严重不良事件报告的途径和联系方法,存放 CRF 的地点等注意事项。

3. 临床研究流程

采用列表或作图的方式可视化地展示项目的研究流程。流程中重点是每个关键时间点需要完成的工作,如治疗期和随访期要有明确的观测时点、观测起止时间的规定等,以确保正常的研究时间。填写哪些表格,进行哪些检查等,研究流程及试验项目往往是以图表的方式列出,比如治疗前的信息、治疗过程中观察的项目、治疗结束后随访观察的项目,以便于临床研究实施及临床研究后的项目核对,避免观察或检测项目的遗漏。

4. 入选标准和排除标准

为了保证纳入的研究对象都符合方案要求,研究对象的诊断标准、排除标准、剔除标准和脱落标准等要在 CRF 中逐一列出,这样才能保证研究对象的同质性和代表性。

5. 筛选期/基线情况

包括人口学资料,如姓名拼音缩写、出生日期、性别、民族、职业、联系电话等;既往史,如疾病史及用药、治疗情况等;现病史,如目前诊断、病程、临床表现、体征、实验室检查及结果等。中医药研究还需要中医诊断结果及中医证候辨证等信息。

6. 治疗期及随访期记录

每次访视均要逐项记录研究方案中所规定的访视项目,包括疗效评定标准、用药依从性、合并用药及不良反应等。每次访视结果都应分页记录。合并用药应详细记录用药名称、剂量、用药起止时间等。依从性:每次访视均应记录有无剩余药物及剩余数量,是否遵医嘱用药及原因等。不良事件:包括不良事件的名称、临床表现、出现时间、频率、严重程度、与研究用药的因果关系判断、对研究的影响、处理措施、转归、处理结果、报告方法等。

7. 试验结束记录

试验结束时,需说明结束日期、受试者是否完成整个研究,如果未完成,则应说明未完成的原因、日期等。同时要有临床试验依从性的记录项目、受试者中途退出临床试验的记录项目(包括中途退出的日期和原因等)。

8. 不良反应事件记录及报告

不良反应事件的观测项目:包括不良反应的症状、体征以及实验室检查结果,因果关系判断,出现时间、频率、严重程度,是否停用试验药物,是否采取处理措施以及处理结果等。如果是严重不良事件,研究者应在规定的时限内通报申办者、伦理委员会及药品监督管理部门。

9. 脱落、退出或失访记录

脱落指签署知情同意书并筛选合格进入临床试验后,受试者由于各种原因不能完成试验规定的全部流程的受试者。无论是失访还是自觉疗效不佳等原因,只要受试对象没有完成临床试验者都视为脱落。脱落率达到 20% 以上将严重影响试验的内部真实性。退出可分为研究者实施的退出和受试者主动退出临床试验的情况。失访则是在研究过程中,受试者可能按照要求进行治疗,但由于种种原因受试者没有按时随访,导致研究者无法得到最终的观察结果。失访多是由于随访时间较长、搬家、药物副作用等原因所导致。

10. 实验室检查报告单、化验单的粘贴栏目

纸质 CRF 或 e-CRF 都应有实验室检查报告单和化验单项目,以备数据溯源。

11. 签名页

包括临床研究单位、监查员、数据管理员、研究者、研究负责人的审核承诺声明、签名及日期。

12. 知情同意书

有些 CRF 会同时附有研究对象的知情同意书。知情同意书的内容一定要包括:解释包括临床试验方案的目的,受试者参与研究的时间和观察步骤,临床试验方案的合理性及可预见的危险,已知的不良反应,其他药物的使用等。

3.1.6 CRF 研制的注意事项

研制 CRF 是为收集准确且完整的临床试验资料,便于试验结束时进行资料的整理和统计分析。因此,CRF 设计不是一项孤立的工作,应与临床研究方案、数据库的设计大致同步,以便从不同的角度审视试验设计,资料收集与数据管理,保证研究方案中有关数据收集的内容是合理且可行的。首先,在临床研究方案建立、CRF 设计及建立数据库时必须全程有统计学专家的参与和配合,保证试验数据的正确收集与管理。其次,CRF 研制主要涉及研究对象、研究医生和(或)护士、数据管理人员、监查员等,所以在研制中要考虑各参与方实施的可行性,尤其要充分考虑研究对象的依从性等。再次,CRF 中的问题不但要遵循研究方案,而且要符合研究过程逻辑,CRF 中的各项问题应与临床研究中规定的检查次序保持一致。最后,设计 CRF 完成之后,在研究正式开始前最好作预研究进行验证,针对 CRF 及时发现问题,修改完善。

3.2　病例报告表数据管理

临床试验数据管理是评价临床试验结果的基础,世界各国及相关国际组织都纷纷出台了一系列的法律、法规和指导原则,用以规范临床试验数据管理的整个流程。我国在 2016 年由原国家食品药品监督管理总局出台了《临床试验数据管理工作技术指南》。为临床试验及其数据管理的规范提出了指导意见。

3.2.1　数据管理概述

1. 数据管理的目的

数据管理目的是确保数据的可靠、完整和准确。数据管理过程包括采集/管理系统建立、CRF 及数据库的设计、数据接收与录入、数据核查与质疑、医学编码、外部数据管理、盲态审核、数据库锁定、数据导出及传输、数据及数据管理文档的归档等。数据管理的目标是获得高质量的真实数据。因此,临床试验数据管理的各个阶段需要在一个完整、可靠的临床研究数据管理系统下运行,临床研究项目团队必须按照管理学的原理建立一个体系,即数据管理系统。对可能影响数据质量结果的各种因素和环节进行全面控制和管理,使这些因素都处于受控状态,使临床研究数据始终保持在可控和可靠的水平。研究者负责部门在进行研究之前必须由数据管理部门根据项目实际情况制定数据管理计划、细则等。

2. 数据管理系统的权限管理

临床研究数据管理系统必须有完善的系统权限管理。纸质化或电子化的数据管理均需要制定 SOP 进行权限控制与管理。对数据管理系统中不同人员或角色授予不同的权限,只有经过授权的人员才允许操作(记录、修改等),同时,还应采取适当的方法来监控和防止未获得授权人的操作。

3. 数据保密及受试者的个人隐私保护

数据的保密和受试者的个人隐私保护是数据管理中最重要的部分,应对所有参与临床研究和可能接触到的人员进行系统培训,并制定相应预案、要求及标准。

(1) 数据保密

数据保密是药物研发过程中必须遵守的基本原则,参与药物研发的机构应建立适当的程序保证数据库的保密性,包括建立及签署保密协议等,以规范相应人员的行为以及建立保密系统,以防止数据库的泄密。

对于电子化管理系统来说,系统的每个用户都应具有个人账户,系统要求在开始数据操作之前先登录账户,完成后退出系统;用户只能用自己的密码工作,密码不得共用,也不能让其他人员访问登录;密码应当定期更改;离开工作站时应终止与主机的链接,计算机长时间空闲时,实行自行断开连接;短时间暂停工作时,应当有自动保护程序来防止未经授权的数据操作,如在输入密码前采用屏幕保护措施。

(2) 受试者的个人隐私保护

临床研究对象的个人隐私应得到充分保护,受保护医疗信息包含:姓名、出生日期、单位、住址;身份证/驾照等证件号;电话号码、传真号码、电子邮件;医疗保险号、病历档案、账户;生物识别(指纹、视网膜、声音等);照片;爱好、信仰等。个人隐私的保护措施在设计数据库时就应在技术层面考虑,在不影响数据完整性和不违反 GCP 原则的条件下尽可能不包括上述受保护医疗信息,如数据库不应包括受试者的全名,而应以特定代码指代。

4. 试验数据的可溯源性

临床研究数据管理系统必须具备临床研究数据可溯源性的功能。CRF 中数据应当与源文件一致,如果有不一致,则应作出解释。

5. 数据的标准化

标准化的数据格式是临床研究数据管理系统与临床研究机构建立医疗信息互通性的基础,在研究者内部不同研究之间建立无缝数据交换,并为国内外大数据研究对接、交流以及研究者与药物评审机构之间的交流提供便利。同时也便于各临床研究的药物和治疗方法安全性数据共享。

3.2.2 数据采集与管理

1. 采集/管理系统建立

我国在临床研究数据管理方面的规范化程度不高,临床研究数据管理质量良莠不齐,进而影响对药物和治疗方法有效性和安全性的客观科学评价。此外,国内临床研究中电子化数据管理系统的开发和应用尚处于初级和探索阶段,临床研究的数据管理模式大多基于纸质 CRF 的数据采集阶段,电子化数据采集与数据管理系统应用有待进一步推广和普及。随着医院管理模式朝着全面信息化的发展,医院信息系统(hospital information system,HIS)的出现,电子数据库不断完善,采集/管理系统的建立及采集方式顺势而生。

临床研究方案设计具有多样性,每个研究项目的数据收集依赖于其临床研究方案。临床研究数据库应保证完整性,并尽量依从标准数据库的结构与设置,包括变量的名称与定义。就特定的研究项目而言,数据库的建立应当以该项目的 CRF 为依据,数据集名称、变量名称、变量类型和变量规则等都应反映在 CRF 上。数据库建立完成后,应进行数据库测试,并由数据管理负责人签署确认。

2. 数据的收集、接收与录入

CRF 是临床试验中临床资料的收集方式,用以记录每一名受试者在试验过程中的数据。目前存在 4 种模式:纸质版、手机版、网络版、电子病历版,后三者属于电子数据采集(electronic data capture,EDC)的内容。数据接收过程应有相应文件记录,以确认数据来源和是否接收。提交数据中心时应有程序保证受试者识别信息的保密。数据录入流程必须明确该试验的数据录入要求。一般使用的数据录入流程包括:双人双录、带手工复查的单人录入和直接采用 EDC 方式。

3. 数据的核查

数据核查的目的是确保数据的完整性、有效性和准确性。在进行数据核查之前,应列出详细的数据核查计划。

数据核查内容包括:确定原始数据被正确、完整地录入到数据库中,检查缺失数据,查找并删除重复录入的数据,核对某些特定值的唯一性(如受试者 ID),随机化核查,违背方案核查(包括是否根据临床试验方案入选/排除标准、纳入研究对象、试验用药计划及合并用药(或治疗)的规定等),时间窗核查,逻辑核查,一致性核查,范围核查等。

数据管理人员应对方案中规定的主要和次要疗效指标、关键的安全性指标进行充分的核查,以确保这些数据的正确性和完整性。数据核查应该在未知试验分组情况下进行,数据质疑表内容应避免有偏差或诱导性的提问,诱导性的提问或强迫的回答会使试验的结果存有偏差。数据核查可通过手动检查和电脑程序核查实现。数据核查程序应当是多元的,每个临床研究人员都有责任采用不同的工具从不同的角度参与数据库的疑问清理工作。有时对于事先定义的逻辑简单且能明确判断的错误,在得到研究者同意后数据管理员可以对数据按照事先的规定进行修订并记录。

4. 数据的质疑及更改

数据核查后产生的质疑,应该以电子或纸质文档的形式发送给临床监查员或研究者。研究者对质疑做出回答后,数据管理员根据返回的质疑答复对数据进行修改。如果质疑未被解决,则将以新的质疑再次发出,直至数据疑问被清理干净。错误的数据在数据清理过程中会被纠正,但必须通过质疑/答复的方式完成,即使在电话会议中认可的数据更改,数据管理过程中应保存质疑过程的完整记录。

5. 实验室及其他外部数据管理

在临床研究的组织实施过程中,有一些临床研究方案中规定采集,但是在研究者的研究基地以外获得的,由其他供应商(如中心实验室)提供的外部数据。比如生物样本分析数据:实验室数据、药物代谢动力学/药效学数据、生物标记物的检测数据等;外部仪器检测数据:血生化、心电图、血流仪、生命体征监测、影像学检查等。

在建立数据库期间应考虑实验室及其他外部数据的录入方式,例如,关键变量的定义和必需内容、记录格式和文件格式、数据传输、数据库更新以及数据储存和归档等。

6. 数据盲态审核

无论临床研究过程是开放操作还是盲法操作,在临床研究数据库锁定前,都应由申办方、研究者、数据管理人员和统计分析师在盲态下共同终审数据中未解决的问题,并按照临床研究方案进行统计分析人群划分、核查严重不良事件报告与处理情况记录等。如果是双盲,则临床试验还需检查紧急揭盲信件和临床试验总盲底是否密封完好,假如有紧急揭盲情况发生,还需有紧急揭盲理由及处理报告。

7. 数据库的锁定与保存

数据库锁定是临床研究过程中的一个重要里程碑,是为防止对数据库文档进行无意或未授权的更改而取消的数据库编辑权限。数据库锁定过程和时间应有明确的文档记录,对于盲法临床试验,数据库锁定后才可以揭盲。

在整个临床研究的数据管理过程中,应及时备份数据库。通常是在另外一台独立的计算机上进行备份,并根据工作进度每周对备份文件进行同步更新。最终数据集将以只读光盘形式备份,必要时对未锁定数据集也可进行光盘备份。当数据库发生不可修复的损坏时,应使用最近一次备份的数据库进行恢复,并补充录入相应数据。

3.2.3 数据质量管理

1. CRF 数据质量控制

临床试验数据质量不仅直接影响试验结果的客观性和可靠性,而且关系到整个临床研究的结论,因此建立和实施质量保障措施至关重要。

(1) 建立质量保证的机构及机制

临床试验研究应该有明确的质量控制部门、组织或个人。从事质量控制及数据管理工作的人员应该有资质要求、责任和权限界定等。质量保障必须具备一定的资源,包括人员、设备、设施、资金、技术和方法等。为保证组织机构按预定要求进行,质量保障还应有制度等机制确保它能被遵照执行,工作人员不执行规范或操作失控时将被警告。内部质量审核和稽查等是常用的质量保障措施。

(2) 研究设计阶段质量控制

完善的临床研究方案是提高 CRF 资料收集质量的前提。临床研究方案必须有伦理委员会批准的文件。同时,设计良好的 CRF 是保证获得高质量临床试验的前提,在进行 CRF 设计时要符合实际情况并具有可行性,要有明确的研究对象入选与排除标准,要明确定义调查项目,选择恰当观察指标,合理设置调查问题,正确制定临床试验流程等。

CRF 设计、数据库设计和逻辑检验建立等,一般多采用过程质控的方法,过程质控可以保证设计过程中每个阶段质量的可靠性。例如,逻辑检验的质量控制就是通过录入不同的测试数据,来检查该逻辑检验的计算机程序能否正确地捕捉到"问题"数据。如果不能,则该逻辑检验需要修改并再次测试,直到正确为止。

(3) 数据收集管理阶段质量控制

临床试验研究资料收集涉及的研究医生、研究护士、监查员、数据管理员、统计师均应进行统一培训。并使他们分别做到:

研究者:根据受试者的原始观察记录,将数据正确、完整、清晰、及时地载入病例报告表。

监查员:搜集、核对、传递 CRF,是研究者和数据管理员信息交流的桥梁。

数据管理员:根据 CRF 建立数据库、将 CRF 上的数据输入并整理,以供分析。

2. 数据的质量评估

数据质量评估的指标主要包括:录入和报告数据的时间;监查员或稽查员确认有问题的观测的数量,或纠正的数量;解决质疑问题所需的时间;CRF 审核所需时间;数据错误的数量等。

临床试验中所收集的错误数据必须尽可能少,以支持该临床研究得出的发现或结论。通过发现临床研究数据在转录、转移和处理中的错误,对数据质量进行定量,并评估其对临床试验结果正确性的影响。发现错误的主要方法有源数据核查确认、逻辑检验、数据核实、汇总统计、CRF 与数据库核对等。评估数据质量最常用的方法是计算错误数据的发生率,即错误率(错误率=发现的错误数/所检查的数据项总和)。

对于 CRF 中的关键指标应进行 100% 的复查,对于非关键指标可随机抽取 10% 的病例进行复查。如果小于 100 例,则抽取例数为总病例数的平方根。将数据库与 CRF 及疑问表进行核对,使错误率在可接受范围内(数值变量不超过 0.2%;文本变量不超过 0.5%)。如果错误率超过此标准,那么就得进行 100%核对。

关键指标、非关键指标的界定,由研究者、申办者以及统计人员共同讨论决定。

学 习 小 结

本章知识结构归纳如下:

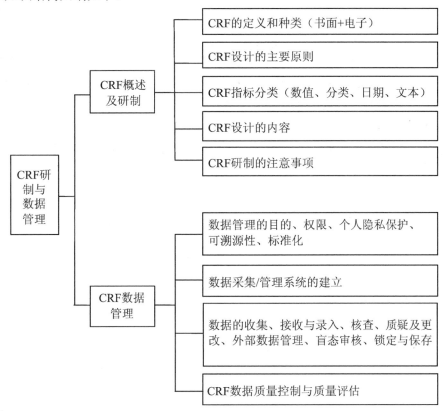

复习思考题

1. 什么是病例报告表(CRF)? 简述其设计的主要原则。
2. 数据管理的目的是什么?
3. 数据核查包括哪些内容?
4. CRF 数据的质量控制应从哪几方面考虑?

第 4 章 常用概率分布

> **学习目的**:掌握正态分布、二项分布、泊松分布以及医学参考值范围的概念;熟悉几种常用概率分布的特征及医学参考值范围的制定步骤;了解几种概率分布的概率计算。
>
> **知识要点**:正态分布(为连续型概率分布);二项分布和泊松分布(为离散型概率分布);t 分布;F 分布;χ^2 分布(为抽样分布,也是连续型概率分布)。

概率分布是统计分析的重要理论基础之一,本章主要介绍正态分布、二项分布、泊松分布以及 t 分布、F 分布和 χ^2 分布的概念、特征与应用。

4.1 正 态 分 布

正态分布是一类非常重要的连续型分布,常用于描述连续型随机变量各种可能取值的概率。连续型随机变量是指可以在实数轴上连续取值的随机变量,例如,同质个体的身高、血压、血红蛋白等,取值可以是某个区间范围内的任意值。

4.1.1 正态分布概述

1. 正态分布

正态分布(normal distribution),又称高斯分布(Gauss distribution),是统计学中最为重要的一种概率分布,也是很多医学统计分析方法的重要基础。许多医学现象中产生的数据都服从或近似服从正态分布。统计学中很多分布都是由正态分布导出,同时正态分布又是多种分布的极限分布。

(1) 定义

如果随机变量 x 取不可数个值,其概率密度函数(反映随机变量在某一点附近取值的概率),即正态分布密度曲线(简称正态曲线)的方程为

$$f(x) = \frac{1}{\sigma\sqrt{2\pi}} e^{-\frac{(x-\mu)^2}{2\sigma^2}} \quad (-\infty < x < +\infty) \tag{4.1}$$

其中,$\pi(\approx 3.14159)$ 为圆周率,$e(\approx 2.71828)$ 为自然对数的底,μ 为总体均数,σ 为总体标准差。若 x 服从参数为 μ 和 σ 的正态分布,则记作 $x\sim N(\mu,\sigma^2)$,读作 x 服从于 $N(\mu,\sigma^2)$。此时,称 x

为正态随机变量(或正态变量)。实际应用中,μ 和 σ 往往是未知的,常以样本均数 $\bar{x}$ 和标准差 s 进行估计。

正态变量的分布函数(累积分布函数)为

$$F(x) = \int_{-\infty}^{x} \frac{1}{\sigma\sqrt{2\pi}} \mathrm{e}^{-\frac{(x-\mu)^2}{2\sigma^2}} \mathrm{d}x \tag{4.2}$$

式中,$F(x)$ 表示 x 轴上自 $-\infty$ 到 x 之间曲线下的面积,即 x 左侧的累积面积(累积概率),如图 4.1 所示。

变量 x 取值落在任意区间 $[a,b]$ 的概率为

$$\begin{aligned} P(a \leqslant x \leqslant b) &= \int_a^b f(x)\mathrm{d}x \\ &= F(b) - F(a) \end{aligned} \tag{4.3}$$

(2) 特征

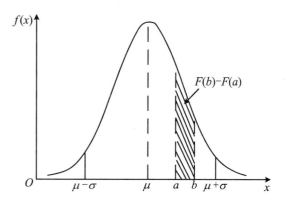

图 4.1　正态分布的概率密度函数及概率计算示意图

正态分布具有以下几个重要特征:

1) 左右对称。正态分曲线在 x 轴上方,以 $x=\mu$ 为对称轴,左右两侧分别单调递减,以 x 轴为渐近线,但两端与 x 轴永不相交。

2) 钟形分布。正态曲线在均值处最高,距离中心 $x=\mu$ 越远,对应的 $f(x)$ 值越小,呈中间高两边低的单峰钟形曲线。

3) 面积规律。正态变量在某一区间上曲线下的面积与其在该区间取值的概率相等。比如,曲线与 x 轴所围图形面积恒为 100%(或 1),在区间 $\mu \pm \sigma$ 上的面积为 68.27%,$\mu \pm 1.96\sigma$ 上的面积为 95.00%,$\mu \pm 2.58\sigma$ 上的面积为 99.00%(如图 4.2 所示)。

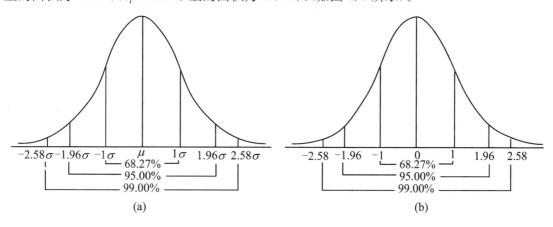

图 4.2　正态分布曲线下面积

4) 两个参数:即总体均数 μ 和总体标准差 σ,其中 μ 是位置参数,确定分布的中心在 x 轴上的位置;σ 是形态参数,决定分布的形态。当固定参数 σ 时,改变 μ 的取值,曲线沿着 x 轴左右平行移动而不改变形状(如图 4.3 所示)。μ 增大曲线沿横轴向右移动,μ 减小曲线沿横轴向

左移动。固定 μ 改变 σ 取值时,曲线的位置不变,σ 越大,曲线越矮胖,表明随机变量取值越分散,数据变异越大;σ 越小,图像越瘦高,表明随机变量的取值越集中(在对称轴 $x=\mu$ 两侧),数据变异越小(如图 4.4 所示)。

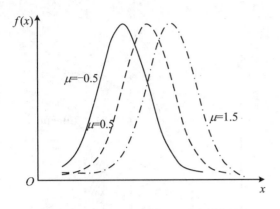

图 4.3　固定 σ,三种不同 μ 对应的曲线　　　图 4.4　固定 μ,三种不同 σ 对应的曲线

正态分布具有良好的性质和规律。在实际应用中,很多研究对象的数据分布均呈现出"中间高,两边低"的特点,与正态曲线的形状相似。

2. 标准正态分布

正态分布曲线是一簇分布曲线,任意一对参数 μ 和 σ 对应一条正态分布曲线。统计学中将 $\mu=0,\sigma=1$ 时的正态分布称为标准正态分布(standard normal distribution),常称为 z 分布。任一正态变量 $x \sim N(\mu,\sigma^2)$,均可通过标准化公式(4.4)变换为标准正态分布。

$$z = \frac{x-\mu}{\sigma} \tag{4.4}$$

不难验证 $z \sim N(0,1)$。标准正态分布的密度函数记作

$$\varphi(z) = \frac{1}{\sqrt{2\pi}} e^{-\frac{z^2}{2}} \quad (-\infty < z < +\infty) \tag{4.5}$$

标准正态分布的分布函数记作

$$\Phi(z) = \int_{-\infty}^{z} \frac{1}{\sqrt{2\pi}} e^{-\frac{z^2}{2}} \, dz \tag{4.6}$$

z 分布曲线以 0 为中心,左右完全对称。分布函数满足 $\Phi(-z)=1-\Phi(z)$,如图 4.5 所示。

$\Phi(z)$ 表示横轴上自 $-\infty$ 到 z 之间曲线下的面积,即左侧的累积面积(概率)。任何正态变量均可进行标准化,即可借助标准正态分布的分布函数求其概率(正态曲线下面积);为了使用方便,统计学家制定了标准正态分布函数表(附表 2)。通过查表,可以得到正态变量取值落在任意区间的概率。

统计学中,常用到标准正态分布的临界值。记变量 $z \sim N(0,1)$,对于给定的概率 $1-\alpha$,满足 $P(|z| \leqslant z_{\alpha/2})=1-\alpha$(对应双侧或双尾面积)的数值 $z_{\alpha/2}$ 称为标准正态分布双侧(双尾)临界值(如图 4.6 所示)。满足 $P(z \leqslant z_\alpha)=\alpha$(对应单侧或单尾面积)的点 z_α 为标准正态分布的单侧(单尾)临界值。

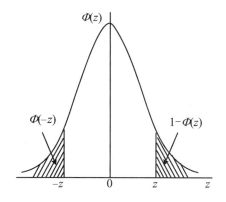

图 4.5　标准正态分布概率密度曲线

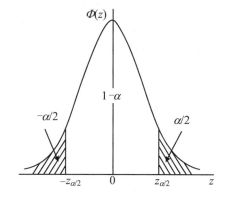

图 4.6　标准正态分布双侧临界值

【例 4.1】　某高校 2019 年新生体检资料显示，1869 名女生身高的均值为 160.0 cm，标准差为 6.5 cm。试估计该校 2019 级女大学生中身高低于 155.0 cm 者所占的比例，以及身高在 158.0 cm 至 165.0 cm 范围内的人数。

分析思路：由已知，可得样本均值 $\bar{x}=160.0$ cm，样本标准差 $s=6.5$ cm，身高变量 $x \sim N(160.0, 6.5^2)$，标准化可得

$$z = \frac{x-\mu}{\sigma} = \frac{x-160.0}{6.5} \sim N(0,1)$$

将测量值 $x_1=155.0$、$x_2=158.0$、$x_3=165.0$ 代入上式可得

$$z_1 = \frac{155.0-160.0}{6.5} = -0.77, \quad z_2 = \frac{158.0-160.0}{6.5} = -0.31$$

$$z_3 = \frac{165.0-160.0}{6.5} = 0.77$$

查附表 2 得

$$\Phi(-0.77) = 0.2206$$

$$\Phi(0.77) = 1 - \Phi(-0.77) = 1 - 0.2206 = 0.7794$$

$$\Phi(-0.31) = 0.3783$$

则身高低于 155.0 cm 的比例数为

$$P(x < 155.0) = P(z < -0.77) = \Phi(-0.77) \approx 0.2206 = 22.06\%$$

身高在 158.0 cm 至 165.0 cm 范围的比例为

$$P(158.0 < x < 165.0) \approx P(-0.31 < z < 0.77) = \Phi(0.77) - \Phi(-0.31)$$

$$\approx 0.4011 = 40.11\%$$

4.1.2　正态分布的应用

正态分布是医学现象中最常见的一种分布，是统计分析的理论基础，常用于医学参考值范围（medical reference range）的制定，估计频数分布以及进行质量控制（以 $\bar{x}$ 为中心线，以 $\bar{x} \pm 2s$ 为警戒线，以 $\bar{x} \pm 3s$ 为控制线）。本部分主要介绍其在医学参考值范围制定中的应用。

1. 医学参考值范围的概念

由于个体差异的存在,正常人的各种医学数据并不是常数,而是在一定范围内波动。医学参考值范围是指包含绝大多数正常人的形态、功能、生理、生化等指标的波动范围,在临床与预防医学实践中,常作为判断指标正常和异常的参考标准。所谓"正常人"并非指任何机体器官、组织的形态和功能都正常的人,而是指不具有影响所测指标的有关因素或疾病的同质人群。

2. 医学参考值范围的制定步骤

(1) 确定研究对象

根据研究目的确定特定"正常人"的纳入和排除标准,保证研究对象的同质性;并确定足够数量的研究对象(对服从正态分布的资料,样本量应在 100 以上;若资料呈偏态分布或分布不明,样本含量应更大一些)。

(2) 测量样本人群相应的指标值

检测过程中,通过人员培训、检测方法标准化、控制检测条件等措施,严格控制各种误差。

(3) 确定参考值范围的单双侧

根据专业知识和用途选择单双侧界值。若指标过大或过小都为异常,应选双侧界值;若指标仅过大或过小为异常,则选单侧界值。如红细胞数,过高或过低都为异常,应确定双侧界值;肺活量仅过低为异常,只需确定单侧下限值;血铅含量仅过高为异常,只需确定单侧上限值。

(4) 选择适宜的百分界值

以 95% 最常用,根据实际需要,也可选用 90% 或 99% 等。

(5) 估计医学参考值的范围

根据资料分布的类型选用适宜的估计方法,主要有正态分布法和百分位数法。

正态分布法适用于服从正态分布或近似正态分布的资料,计算公式为

$$双侧 \qquad \bar{x} \pm z_{\alpha/2}s \tag{4.7}$$

$$单侧 \qquad \bar{x} - z_{\alpha}s \quad 或 \quad \bar{x} + z_{\alpha}s \tag{4.8}$$

式中,$\bar{x}$ 为样本均数,s 表示样本标准差,z 值可查附表 2。

【例 4.2】 某地调查了 120 名正常男婴的头围,算得均数 $\bar{x} = 46.5$ cm,标准差 $s = 1.23$ cm;已知正常婴儿头围值服从正态分布,试估计该地正常男婴头围 95% 的参考值范围。

分析思路: 由于头围过大或过小都为异常,故取双侧;由公式(4.7)得 95% 参考值范围为

$$下限: \quad \bar{x} - 1.96s = 46.5 - 1.96 \times 1.23 \approx 44.1 \,(cm)$$
$$上限: \quad \bar{x} + 1.96s = 46.5 + 1.96 \times 1.23 \approx 48.9 \,(cm)$$

即该地正常男婴头围的 95% 参考值范围为(44.1,48.9)cm。

【例 4.3】 某医院调查了 150 名 25 岁正常男性肺活量值,均数 $\bar{x} = 3750$ ml,标准差 $s = 178$ ml。已知正常男性肺活量值服从正态分布,试估计该地 25 岁男性肺活量的 95% 医学参考值范围。

分析思路: 因肺活量仅过低为异常,故取单侧界值。由公式(4.8)得,95% 医学参考值为

$$下限: \quad \bar{x} - 1.64s = 3750 - 1.64 \times 178 \approx 3458 \,(ml)$$

即该地 25 岁正常男性肺活量的 95% 医学参考值范围在 3458 ml 以上。

百分位数法适用于不服从正态分布的资料,包括偏态分布或分布不明或某端无确切值的

资料,计算公式为

$$双侧 \quad P_{100 \times \alpha/2} \sim P_{100-100 \times \alpha/2} \tag{4.9}$$

$$单侧 \quad P_{100 \times \alpha} \quad 或 \quad P_{100-100 \times \alpha} \tag{4.10}$$

几种常用医学参考值范围对应的区间见表4.1。

表4.1 常用医学参考值范围对应的区间

百分比（％）	正态分布法			百分位数法		
	双侧	单侧		双侧	单侧	
		下限值	上限值		下限值	上限值
90	$\bar{x} \pm 1.64s$	$\bar{x} - 1.28s$	$\bar{x} + 1.28s$	$P_5 \sim P_{95}$	P_{10}	P_{90}
95	$\bar{x} \pm 1.96s$	$\bar{x} - 1.64s$	$\bar{x} + 1.64s$	$P_{2.5} \sim P_{97.5}$	P_5	P_{95}
99	$\bar{x} \pm 2.58s$	$\bar{x} - 2.33s$	$\bar{x} + 2.33s$	$P_{0.5} \sim P_{99.5}$	P_1	P_{99}

对服从正态分布的资料宜选用正态分布法计算；若不服从正态分布,应考虑尝试变量变换,若变换（如取对数）后服从正态分布,则可用正态分布法对变换后的资料进行计算,然后再反变换（如取反对数）回来。若变换后也不满足正态性,则用百分位数法计算参考值范围（但用百分位数法时,要求足够的样本量）。必须注意,95％医学参考值范围仅仅告诉我们某特定人群中95％的个体该指标测定值在此范围内,但并不能说明凡在此范围都正常或在此范围外都不正常,因此在临床上只能作为参考。

4.2 二项分布和泊松分布

统计数据为离散型时,相应地,随机变量的取值为有限个或可数个的,称之为离散型随机变量。随机变量的取值由试验结果决定,各变量值的出现具有概率性。记事件 $x = x_i$ 的概率为 $P(x = x_i) = P_i$,将 x 的取值及其概率称为离散性随机变量的概率分布或概率函数。常见的离散型概率分布有二项分布（binomial distribution）、泊松分布（Poisson distribution）。正态分布是数值变量的概率分布,而二项分布和泊松分布则是分类变量的概率分布。

4.2.1 二项分布

1. 二项分布的概念

二项分布是基于伯努利（Bernoulli）试验的一种重要理论分布,常用于"率"的抽样研究。伯努利试验是指一次随机试验的结果只有两种可能,且在相同条件下可以独立、重复进行。医学研究中许多现象的观察结果用二分类变量表示,如阳性与阴性（检查结果）、生存与死亡（动物实验）、有效与无效（临床疗效）等,在此基础上进一步分析阳性率、生存率及有效率等。二项分布就是对这类只具有两种互斥结果的离散型随机事件的规律性进行描述的一种概率分布。若每个观察单位出现阳性结果的概率 π 和出现阴性结果的概率 $1 - \pi$ 是固定的,且各观察单位的结果相互独立,那么 n 个观察单位中出现阳性结果个数 x 的概率分布即为二项分布,记作 $x \sim B(n, \pi)$。

【例 4.4】 已知某中药治疗糖尿病肾病的有效率 $\pi=0.8$,求治疗 4 例病人,其中 2 例有效的概率。

分析思路:该例中每位病人治疗有效的概率均为 0.8,治疗无效的概率均为 0.2;各例的治疗效果彼此独立。设事件 A 表示有效,则 $\bar{A}$ 表示无效;E_i 表示第 i 例病人接受治疗。那么 4 例病人接受治疗可表示为 E_1、E_2、E_3、E_4,E_i 取 A 或 $\bar{A}$,E_i 取 A 时表示第 i 例治疗有效,E_i 取 $\bar{A}$ 时表示第 i 例治疗无效。则 4 例中 2 例有效的可能性有 6 种,分别如下:

$$\bar{A}\bar{A}AA \quad \bar{A}A\bar{A}A \quad \bar{A}AA\bar{A} \quad A\bar{A}\bar{A}A \quad A\bar{A}A\bar{A} \quad AA\bar{A}\bar{A}$$

由各例之间的独立性及概率乘法定理可知

$$P(\bar{A}\bar{A}AA) = P(\bar{A})P(\bar{A})P(A)P(A) = 0.2^2 \times 0.8^2 = 0.0256 \tag{4.11}$$

同理可得 $P(\bar{A}A\bar{A}A)=P(\bar{A}AA\bar{A})=P(A\bar{A}\bar{A}A)=P(A\bar{A}A\bar{A})=P(AA\bar{A}\bar{A})=0.0256$。从而治疗 4 例 2 例有效的概率是 $6 \times 0.0256=0.1536$。

以 π 表示有效率,则(4.11)式等价于

$$P(\bar{A}\bar{A}AA) = (1-\pi)^2\pi^2 \tag{4.12}$$

一般的,在 n 次伯努利试验中,若事件 A 发生的概率为 π,则在 n 次试验中,事件 A 恰好发生 k 次的概率为

$$P_k = C_n^k \pi^k (1-\pi)^{n-k} \tag{4.13}$$

以随机变量 x 表示 n 次伯努利试验中事件 A 发生的次数,显然 x 为离散型随机变量,可能取值为 $0,1,2,\cdots,n$,相应的概率函数为

$$P(x = k) = C_n^k \pi^k (1-\pi)^{n-k} \tag{4.14}$$

二项分布的累积分布函数为

$$F(k) = P(x \leqslant k) = \sum_{i=0}^{k} C_n^i \pi^i (1-\pi)^{n-i} \quad (k = 0,1,2,\cdots,n) \tag{4.15}$$

2. 二项分布的特征

以事件的发生次数 k 为横坐标,以对应于 k 的概率 $P(k)$ 为纵坐标,描出点 $(k,P(k))$,并用折线或光滑曲线连接起来,即可绘出二项分布图,如图 4.7。

(1) 二项分布的图形特征

由图 4.7 可见,二项分布图的形状与 π 及 n 两个参数有关,图形的高峰出现在均数 $\bar{x}=n\pi$ 附近;实际上,概率论表明二项分布的取值概率在 x 取 $(n+1)\pi$ 的整数部分或者 $(n+1)\pi$ 和 $(n+1)\pi-1$ 处达到最大。可以看出:

1) 对于给定的 n 值:$\pi=0.5$ 时,分布对称;$\pi\neq0.5$ 时,分布偏态(如图 4.7(a)所示)。

2) 对于给定的 π 值,二项分布图形随着 n 值增大逐渐趋于对称。实际上,π 越接近 0.5,当 $n\to\infty$ 时,分布趋于对称的速度越快(如图 4.7(b)、(c)、(d)所示)。可以证明,随着 n 值增大,二项分布趋近于正态分布。

(2) 二项分布的正态近似

由概率论中的中心极限定理可知,当 π 不接近 0 或 1 时,只要 n 足够大,二项分布也趋于对称。特别是当 $n\pi$ 和 $n(1-\pi)$ 都大于 5 时,二项分布 $B(n,\pi)$ 近似正态分布 $N(n\pi,n\pi(1-\pi))$。

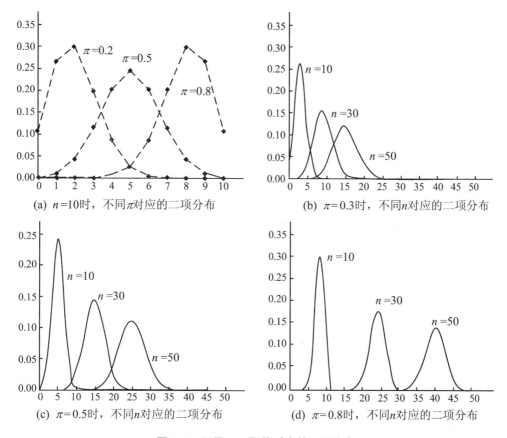

(a) $n=10$时，不同π对应的二项分布

(b) $\pi=0.3$时，不同n对应的二项分布

(c) $\pi=0.5$时，不同n对应的二项分布

(d) $\pi=0.8$时，不同n对应的二项分布

图 4.7　不同 n,π 取值对应的二项分布

3. 二项分布的应用

二项分布适用于满足互斥性(两结果对立)、稳定性(π 固定不变)及独立性(重复实验相互独立)的变量资料。对于服从二项分布的资料，可运用概率函数、分布函数进行概率估计。例4.3中，在有效率为 0.8 时，计算治疗 4 例出现 2 例有效的概率，即为根据二项分布的概率函数进行概率估计的实例；若计算 4 例中至少出现 2 例有效的概率，则为根据二项分布分布函数进行累积概率估计的实例。当试验次数较大时，二项分布的累积概率 $P(x\geqslant k)$ $(k\leqslant 30)$ 计算繁琐，可通过附表 5(二项分布函数值表)查询。此外，二项分布还可用于总体率的估计，详见本书第 8 章。

4.2.2　泊松分布

1. 泊松分布的概念

泊松分布是法国数学家泊松(Poisson,1781～1840)在研究二项分布的渐近公式时提出来的，后发展为研究小概率事件发生规律的一种重要分布。一般地，泊松分布可用来描述单位时间、面积、人群中某稀有事件发生次数 x 的概率分布，如单位面积内菌落数的分布、遗传缺陷等发病率很低的非传染性疾病的发病或者患病人数的分布，假设随机事件平均发生次数为 λ，

则 x 的概率函数为

$$P(x=k)=\frac{\lambda^k}{k!}\mathrm{e}^{-\lambda} \quad (k=0,1,2,\cdots) \tag{4.16}$$

称 x 服从参数为 λ 的泊松分布,记为 $x\sim P(\lambda)$。

作为二项分布的极限分布,当 n 足够大时,在 n 个观察单位中,某观察结果(记作 A)出现次数 x 的概率分布为泊松分布。例如,已知某药片常温下储存 6 个月,失效的概率为 $\pi(\pi$ 足够小),则 $n(n$ 足够大)粒药片中失效的粒数 x 服从泊松分布。事实上,当 n 增大时二项分布概率函数满足

$$P(x=k)=C_n^k\pi^k(1-\pi)^{n-k}\rightarrow\frac{\lambda^k}{k!}\mathrm{e}^{-\lambda} \quad (其中,\lambda=n\pi) \tag{4.17}$$

概率论的理论表明,只要 n 和 π 满足 n 较大,π 较小,而 $n\pi=\lambda$ 接近于一个常数,即可用泊松分布近似二项分布。为方便计算,统计学家制定了 λ 适中时的泊松分布累计概率 $P(x\geqslant k)$ 值表,见附表 6。

【例 4.5】 已知某中药药丸常温下的潮解率为 0.1%,各粒药丸潮解相互独立。求在随机抽取 1000 粒药丸中至少有 2 粒药丸潮解的概率。

分析思路:设潮解药丸数为 x,则 $x\sim B(1000,0.001)$,至少潮解 2 粒的概率为

$$\begin{aligned}P(x\geqslant 2)&=1-P(x=0)-P(x=1)\\&=1-(0.999)^{1000}-C_{1000}^1(0.999)^{999}(0.001)\\&\approx 0.2642\end{aligned}$$

如果利用泊松分布,可得 $\lambda=1000\times 0.001=1$,此时

$$P(x\geqslant 2)=1-P(x=0)-P(x=1)=1-\mathrm{e}^{-1}-\mathrm{e}^{-1}\approx 0.2642$$

一般的,当 $n\geqslant 20,\pi\leqslant 0.05$ 时,用 $\frac{\lambda^k}{k!}\mathrm{e}^{-\lambda}$ 作为 $C_n^k\pi^k(1-\pi)^{n-k}$ 的近似值效果较好。

【例 4.6】 为调查某传染病的病因,研究人员取当地饮用水 200 ml,检测发现其中含有细菌 300 个。试求当地 1 ml 饮用水中含有 2 个该细菌的概率。

分析思路:设 x 表示 1 ml 饮用水中所含细菌数。则由已知条件知道,平均 1 ml 饮用水含细菌数为 1.5 个,故 x 服从参数 λ 为 1.5 的泊松分布。1 ml 饮用水中含有 2 个细菌的概率为

$$P(x=2)=\frac{1.5^2}{2!}\mathrm{e}^{-1.5}\approx 0.2511$$

或

$$P(x=2)=P(x\geqslant 2)-P(x\geqslant 3)$$

查询 $\lambda=1.5$ 的泊松分布表(附表 6),可得上式值为

$$P(x\geqslant 2)-P(x\geqslant 3)\approx 0.4422-0.1912=0.2510$$

2. 泊松分布的特征

以事件的出现次数 k 为横坐标,以对应于 k 的概率 $P(k)$ 为纵坐标,描出点 $(k,P(k))$,并用折线或光滑曲线连接起来,即可绘出泊松分布图,如图 4.8。

从图 4.8 可以看出:

1)泊松分布曲线是一簇分布曲线,不同的 λ 对应不同的分布形态。

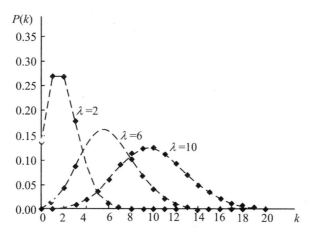

图 4.8　不同 λ 取值对应的概率分布曲线

2）从图像形态看，均数 λ 越小，分布越偏态；λ 越大，分布越趋于对称。实际上，当参数 λ 增大时，泊松分布渐进于正态分布。一般而言，λ≥20 时，泊松分布近似正态分布。

3. 泊松分布的应用

在医学领域中，某些现象或事件发生的概率很小，称为稀有事件。泊松分布用于描述一些不具备传染性、无永久免疫性、无遗传性且发病率很低疾病的概率分布。对于服从泊松分布的资料，可运用概率函数、分布函数进行概率估计。此外，泊松分布在一定条件下趋于正态分布，可用作总体均数的区间估计和差异推断。

4.3　抽　样　分　布

为了解总体的参数，通常从总体中进行随机抽样，并利用统计量去推测未知的总体参数，诸如利用样本研究获得的信息去估计一个地区的人口特征，或评估一批产品的质量等。但样本所含信息不能直接用于解决问题，需要将样本所含信息进行数学上的加工，即通过构造一个合适的依赖于样本的函数，称之为统计量。统计量的分布称为抽样分布，抽样分布在统计推断中具有独特的地位和作用。

4.3.1　t 分布

t 分布（t-distribution）最早由英国统计学家 W. S. Gosset 在 1908 年以笔名"Student"发表的论文中提出，又称"学生（Student）分布"。t 分布的发现开创了小样本统计推断的新纪元，主要用于总体均数的区间估计和 t 检验等。

若随机变量 $x \sim N(0,1)$，$y \sim \chi^2(\nu)$，且 x 和 y 独立，则称 $t = \dfrac{x}{\sqrt{y/\nu}}$ 为自由度为 ν 的 t 变量，其分布称为自由度为 ν 的 t 分布，记为作 $t \sim t(\nu)$。

t 分布只有一个参数，即自由度 ν，它决定了 t 分布的形态。不同自由度下的 t 分布曲线如图 4.9 所示。

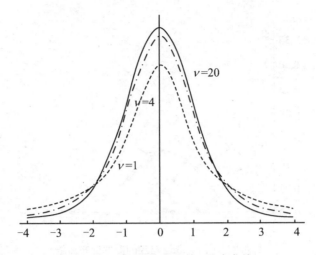

图 4.9 不同自由度下的 t 分布曲线

由图 4.9 可以看出：

1）t 分布是一种类似标准正态分布的对称分布。单峰分布，以 0 为中心，左右对称。

2）t 分布是一簇分布。自由度越小，曲线的峰部越矮而尾部越高，当自由度趋于无穷大时，t 分布趋近于标准正态分布。特别地，自由度为无穷大时，曲线为标准正态曲线。

同标准正态分布一样，实际应用中需要知道曲线下方的面积。为使用方便，统计学家编制了不同自由度下的 t 分布概率值，即 t 分布界值表（见附表 7）。对于给定的概率 α 和自由度 ν，单侧（单尾）面积对应的 t 界值以 $t_{\alpha,\nu}$ 表示（即 $P(t > t_{\alpha,\nu}) = \alpha$）。$t$ 分布的双侧（双尾）面积对应的界值以 $t_{\alpha/2,\nu}$ 表示（即 $P(|t| \leqslant t_{\alpha/2,\nu}) = 1 - \alpha$）。查表时，按照自由度和相应的概率找到对应的 $t_{\alpha/2}$ 值。自由度 $\nu \geqslant 50$ 时，可用正态分布近似，即 $t_{\alpha/2} \approx z_{\alpha/2}$。

【**例 4.7**】 查附表 7 写出 $t_{0.05/2,15}$、$t_{0.1,8}$。

解： $t_{0.05/2,15} = 2.131$， $t_{0.1,8} = t_{0.2/2,8} = 1.397$

4.3.2 F 分布

F 分布（F-distribution）是 1924 年英国统计学家 R. A. Fisher 在研究方差分析时提出的分布，以其姓氏首字母命名。F 分布主要用于方差齐性检验和方差分析。假设随机变量 $x \sim \chi^2(\nu_1)$，$y \sim \chi^2(\nu_2)$，且 x 和 y 独立，则称

$$F = \frac{x/\nu_1}{y/\nu_2} \tag{4.18}$$

服从自由度为 (ν_1, ν_2) 的 F 分布，记作 $F \sim F(\nu_1, \nu_2)$。

F 分布有两个自由度，ν_1 是组成变量分子的自由度，称为 F 分布的第一自由度；ν_2 是构成变量分母的自由度，称为 F 分布的第二自由度。F 分布的曲线由自由度确定，如图 4.10 所示。

由图 4.10 可以看出：

1）F 分布是不对称的峰向左偏的偏态分布，自由度越小，偏态越严重。

2）随着自由度 ν_1 和 ν_2 的同时增大，曲线趋向于对称。

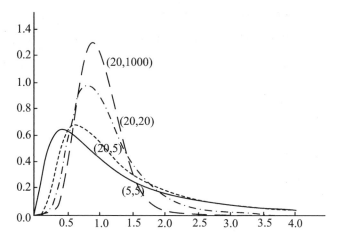

图 4.10　不同自由度组合下 F 分布曲线

为计算方便,统计学家将 F 分布概率值制成表(见附表 8),即对于给定的 α,自由度(ν_1,ν_2)确定时,将与单侧(单尾)面积对应的 F 分布的界值记为 $F_{\alpha(\nu_1,\nu_2)}$,(即满足 $P(F > F_{\alpha(\nu_1,\nu_2)}) = \alpha$),与双侧(双尾)面积估计对应的 F 界值记为 $F_{1-\alpha/2(\nu_1,\nu_2)}$、$F_{\alpha/2(\nu_1,\nu_2)}$(即满足 $P(F_{1-\alpha/2(\nu_1,\nu_2)}) < F < F_{\alpha/2(\nu_1,\nu_2)} = 1-\alpha$)。

此外,由 F 分布的构造可知,若 $F \sim F(\nu_1,\nu_2)$,则 $1/F \sim F(\nu_2,\nu_1)$。从而有

$$F_{\alpha(\nu_1,\nu_2)} = \frac{1}{F_{1-\alpha(\nu_2,\nu_1)}}$$

【例 4.8】　查附表 8 写出 $F_{0.01(16,6)}$、$F_{0.05(5,5)}$、$F_{0.95(12,7)}$。

解：　$F_{0.01(16,6)} = 7.52$,　$F_{0.05(5,5)} = 5.05$,　$F_{0.95(12,7)} = \dfrac{1}{F_{0.05(12,7)}} = \dfrac{1}{3.57} \approx 0.28$

4.3.3　χ^2 分布

χ^2(读作"卡方")分布(χ^2-distribution)产生于 1875 年,比英国统计学家皮尔逊(Karl Person)于 χ^2 检验中构造的 χ^2 统计量早 25 年。χ^2 分布是一种连续型随机变量的概率分布,为 χ^2 检验的理论基础。

若 x 服从标准正态分布,则 x^2 服从自由度为 1 的 χ^2 分布;若存在 ν 个相互独立的标准正态分布随机变量 x,称其平方和($x_1^2 + x_2^2 + \cdots + x_\nu^2$)服从自由度为 ν 的 χ^2 分布,记作 χ_ν^2。χ^2 分布的形态与其自由度 ν 密切相关,如图 4.11 所示。

由图 4.11 可见,χ^2 分布有如下特点:

1) χ^2 分布是一簇连续光滑曲线,不同的自由度决定 χ^2 曲线的形状各有不同。随着自由度 ν 的增大,χ^2 分布趋近于正态分布。

2) 密度曲线与 x 轴所围面积为 1。

3) $\nu=1$、2 时曲线单调下降趋于 0,$\nu \geqslant 3$ 时曲线有单峰,从 0 开始先单调上升,在一定位置达到峰值,然后单调下降趋于 0。

对于给定的 α,自由度 ν 确定时,将与单侧(单尾)面积对应的 χ^2 分布的界值记为 $\chi^2_{\alpha,\nu}$(即满足 $P(\chi^2 > \chi^2_{\alpha,\nu}) = \alpha$),与双侧(双尾)面积估计对应的 χ^2 临界值记为 $\chi^2_{1-\alpha/2,\nu}$、$\chi^2_{\alpha/2,\nu}$(即满足 $P(\chi^2_{1-\alpha/2,\nu} < \chi^2 < \chi^2_{\alpha/2,\nu}) = 1-\alpha$);$\chi^2$ 界值表见附表9。自由度 $\nu \geqslant 50$ 时,可直接用正态分布近似。

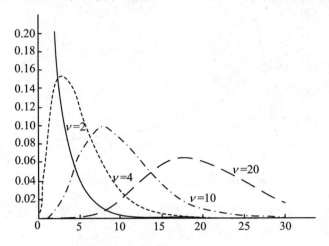

图4.11 不同自由度下的 χ^2 分布

【例4.9】 查附表9给出 $\chi^2_{0.95,20}$、$\chi^2_{0.25,5}$、$\chi^2_{0.05,8}$。

解: $\chi^2_{0.95,20} = 10.85$, $\chi^2_{0.25,5} = 6.63$, $\chi^2_{0.05,8} = 15.51$

学 习 小 结

本章知识结构归纳如下:

	正态分布 $x \sim N(\mu,\sigma^2)$ $z \sim N(0,1)$	二项分布与泊松分布		抽样分布		
		二项分布 $x \sim B(n,\pi)$	泊松分布 $x \sim P(\lambda)$	t 分布 $t \sim t(\nu)$	F 分布 $F \sim F(\nu_1,\nu_2)$	χ^2 分布 $\chi^2 \sim \chi^2(\nu)$
参数	μ、σ	n、π	λ	ν	ν_1、ν_2	ν
图形特征	对称分布;钟形曲线;μ 决定位置;σ 决定幅度	$\pi=0.5$ 时,分布对称;$\pi \neq 0.5$ 时,分布偏态,随 n 值增大趋于对称	λ 越小,分布越偏态;λ 越大,分布越对称	对称分布;自由度增大时,趋于标准正态分布	偏态分布;自由度同时增大时,趋于正态分布	偏态分布;自由度增大时,趋于正态分布
临界值	单侧:z_α 双侧:$z_{\alpha/2}$	无	无	单侧:$t_{\alpha,\nu}$ 双侧:$t_{\alpha/2,\nu}$	单侧: $F_{\alpha(\nu_1,\nu_2)}$ 双侧: $F_{1-\alpha/2(\nu_1,\nu_2))}$、 $F_{\alpha/2(\nu_1,\nu_2))}$	单侧: $\chi^2_{\alpha,\nu}$ 双侧: $\chi^2_{1-\alpha/2,\nu}$、$\chi^2_{\alpha/2,\nu}$

复习思考题

1. 分析正态分布、二项分布、泊松分布三者之间的关系。

2. 某校自主招生成绩采用标准化计分方法,假定考生成绩 x 服从正态分布 $N(60,20^2)$。如果该校制定的录取率为 40%,那么录取分数线应该是多少?

3. 已知某种非传染性疾病在一般人群中的发生率为 0.4%。某研究小组在某地随机抽取 200 人,问:这 200 人中至多有 5 人患病的概率是多少?

4. 简述二项分布应用的条件。

第5章 数值变量资料的统计描述

学习目的:掌握数值变量资料统计描述的常用指标及其选用依据;熟悉频数分布表、频数图(直方图)的用途;了解频数分布表以及直方图的编制方法。

知识要点:频数表、直方图的制作与用途;集中趋势、离散趋势的常用描述指标。

由于变异的普遍性,医学研究中的观察指标在个体上的表现常不尽相同,呈"杂乱无章"态;但随着观察数量的增加,观察结果就会呈现一定的规律性。统计描述是统计分析的主要内容之一,其主要任务就是对原始数据进行归纳整理,并借助恰当的统计指标和(或)统计图表,展示数据的分布类型和分布特征。

5.1 频 数 分 布

将原始资料进行分组整理,通过制作频数分布表和绘制直方图,可显示数据的分布特征和分布类型。当样本量足够大时,频数分布接近其理论分布。

5.1.1 频数分布表

频数分布表(frequency table)简称频数表,是统计表的一种形式。现以例5.1的资料为例,介绍数值变量资料频数表的编制步骤。

【例5.1】 2019年某医院随机测量了120名12月龄正常男婴的头围(cm),资料如下,试编制频数表。

45.2	44.3	44.6	45.5	45.2	45.6	45.6	45.7	46.3	46.4	46.9	47.2
43.6	44.4	44.7	45.3	45.4	45.6	45.7	46.0	46.3	46.5	46.8	47.4
43.8	44.0	44.9	45.3	45.1	45.7	**43.5**	46.0	46.4	46.6	46.6	48.0
43.9	44.2	44.8	45.4	45.3	45.8	45.6	46.1	46.2	46.7	46.9	47.3
43.5	44.5	44.6	45.3	45.2	45.9	45.7	46.0	46.1	46.8	46.8	47.0
44.6	44.0	44.7	45.5	45.1	45.2	45.6	46.1	46.1	46.9	47.5	47.8

44.4	44.7	44.6	45.3	45.4	45.7	45.8	46.3	46.4	46.6	47.0	47.6
44.3	44.8	44.9	45.4	45.5	45.9	45.5	46.2	46.3	46.6	47.1	47.9
44.2	44.9	45.1	45.3	45.5	45.9	45.9	**48.5**	46.2	46.8	47.2	48.2
44.1	44.5	45.1	45.0	45.6	45.8	45.6	46.4	46.4	46.8	47.3	46.1

（1）确定组数：通常选用 10 组左右。

（2）确定组距：组距即每一组的宽度，常用 i 表示。先算全距（range，R），即最大值与最小值的差，再将 R 除以 10 后取整作为 i。例 5.1 的 $R = 48.5 - 43.5 = 5.0$（cm），故 $i = 0.5$ cm。注意，组距选择应符合专业习惯；各组距一般相同，当数据中出现特大或特小值时也可例外，旨在避免组段频数为零的现象。

（3）确定组段：第一组段应包含最小值，最后一组段应包含最大值；每个组段的起点为下限，终点为上限；每个组段包含该组的下限但不包含上限。例 5.1 第一组段为 43.5～44.0（频数表中常略去上限），最后一组段为 48.0～48.5。

（4）确定频数：采用计算机汇总，得到各组段内的观测值数即频数，将各组段与相应的频数列表，即得频数表，如表 5.1 所示。

表 5.1　某医院 120 名 12 月龄正常男婴头围(cm)的频数分布

组段(cm) （1）	组中值(cm) （2）	频数 （3）	累积频数 （4）	频率(%) （5）	累积频率(%) （6）
43.5～	43.75	5	5	4.17	4.17
44.0～	44.25	9	14	7.50	11.67
44.5～	44.75	14	28	11.67	23.33
45.0～	45.25	19	47	15.83	39.17
45.5～	45.75	24	71	20.00	59.17
46.0～	46.25	20	91	16.67	75.83
46.5～	46.75	14	105	11.67	87.50
47.0～	47.25	8	113	6.67	94.17
47.5～	47.75	4	117	3.33	97.50
48.0～48.5	48.25	3	120	2.50	100.00

5.1.2　频数分布图

频数分布图可更加直观、形象地反映出频数分布的类型与特征。依据数值变量资料的频数表绘制的频数分布图称为直方图（histogram）。直方图的横轴表示变量值，纵轴表示频数；以条段的高度表示各组的频数，条段的宽度代表组距（组中值表示）。由表 5.1 绘制的直方图

63

如图 5.1。

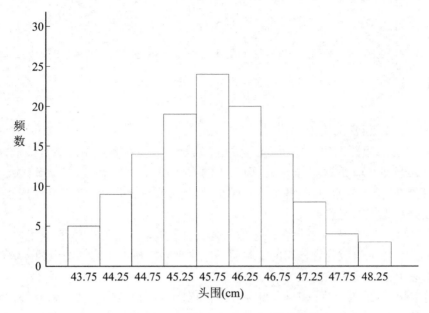

图 5.1　120 名 12 月龄正常男婴头围的频数分布图

5.1.3　频数表与频数图的用途

1) 描述频数分布的类型。频数分布有对称分布和偏态分布两大类型。对称分布时,分布的集中位置在中间,左右两侧逐渐减少,且两侧的频数分布基本对称,如图 5.1 所示;当样本量逐渐增多时,这种分布逐步逼近于正态分布。如果频数分布的集中位置偏向一侧,频数分布不对称,则为偏态分布;若频数分布的高峰偏向左侧(数值较小的一侧),尾部向右侧延伸时,称为正偏态分布,如图 5.2 所示;若频数分布的高峰偏向右侧(数值较大的一侧),尾部向左侧延伸时,称为负偏态分布,如图 5.3 所示。

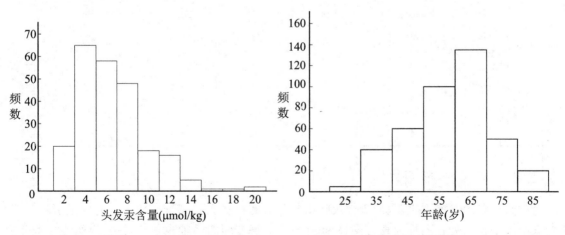

图 5.2　某地 234 人头发汞含量的频数分布　　　　**图 5.3　某社区高血压患者的年龄分布**

2）展示频数分布的特征。频数分布有两个重要特征，即集中趋势和离散趋势，分别反映一组观测值的平均水平（集中趋势）和观测值间的变异程度（离散趋势）。可借助统计指标定量描述资料的这两个特征，详见本章 5.2 节、5.3 节。

3）识别异常值。频数表有助于发现资料中某些偏离群体的特大值和特小值。当出现组段为 0 的频数后，再次出现频数时，应怀疑资料的准确性，需对数据进行仔细核查，决定取舍。

4）便于进一步统计分析。分布类型不同的数据所采用的统计描述指标与统计推断方法不同；基于频数表与频数图反映出的数据分布类型与特征，便于进一步对资料进行统计分析。

5.2　集中趋势的统计描述指标

与频数表和统计图相比，统计指标更能准确地描述数据的特征；描述指标的选取应以资料的分布类型为依据。数值变量资料的统计描述包括集中趋势（central tendency）和离散趋势（tendency of dispersion）两个方面；平均数（average）是描述数值变量资料集中趋势的一类统计指标，包括算术均数、几何均数、中位数等。

5.2.1　算术均数

算术均数（arithmetic mean）简称均数（mean），反映一组观测值的集中趋势或平均水平。样本均数用 $\bar{x}$ 表示，总体均数用 μ 表示。

1. 均数的计算

（1）直接法

将 n 个观测值 $x_1,x_2,\cdots,x_n$ 直接相加后除以 n，即

$$\bar{x} = \frac{x_1 + x_2 + \cdots + x_n}{n} = \frac{\sum x_i}{n} \tag{5.1}$$

式中，$\sum$（读作 sigma）为求和符号。

运用直接法求例 5.1 中数据的均值，则 120 名 12 月龄正常男婴头围均值为

$$\bar{x} = \frac{45.2 + 44.3 + 44.6 + \cdots + 47.3 + 46.1}{120} = 45.75\,(\text{cm})$$

（2）加权法

对于频数表资料，可采用加权法计算其均值。计算公式为

$$\bar{x} = \frac{f_1 x_1 + f_2 x_2 + \cdots + f_n x_n}{n} = \frac{\sum_{i=1}^{n} f_i x_i}{n} \tag{5.2}$$

式中，i 表示组段号，f_i 和 x_i 分别表示第 i 组的频数和组中值。

2. 均数的应用

均数适用于对称分布，特别是正态分布或近似正态分布资料平均水平的描述。当数据呈明显偏态分布或出现极端值时，均数则不能正确反映资料的集中位置；此时则应考虑采用其他集中趋势指标描述其平均水平。

5.2.2 几何均数

几何均数(geometric mean,G),适用于变量值之间呈倍比关系的偏态分布资料,或对数正态分布资料平均水平的描述。有些医学资料,如抗体滴度、血清凝集效价、细菌计数等,其集中趋势宜用几何均数描述。计算公式为

$$G = \sqrt[n]{x_1 \cdot x_2 \cdots \cdots x_n} \qquad (5.3)$$

即 n 个变量值连乘积的 n 次方根。当相同观测值的个数 f 较多时,可用加权法计算,公式为

$$G = 10^{\frac{\sum f \lg x}{\sum f}} \qquad (5.4)$$

【例5.2】 40名麻疹易感儿童接种麻疹疫苗后一个月,血凝抑制抗体滴度见表5.2,求其平均抗体滴度。

表5.2　40名麻疹易感儿童接种麻疹疫苗一月后的血凝抑制抗体滴度分布

抗体滴度	人数(f)	滴度倒数(x)	$\lg x$	$f \lg x$
1∶4	1	4	0.6021	0.6021
1∶8	4	8	0.9031	3.6124
1∶16	5	16	1.2041	6.0205
1∶32	8	32	1.5051	12.0408
1∶64	11	64	1.8062	19.8682
1∶128	6	128	2.1072	12.6432
1∶256	4	256	2.4082	9.6328
1∶512	1	512	2.7093	2.7093
合计	40	—	—	67.1293

分析思路:抗体滴度为典型的等比资料,适宜用几何均数描述其平均水平。

$$G = 10^{\frac{\sum f \lg x}{\sum f}} = 10^{\frac{67.1293}{40}} \approx 48$$

即平均血凝抑制抗体滴度为1∶48。

应用几何均数时,注意观测值不能有0,同一组变量值不能同时出现正值和负值;如果有,则可以将全部变量值各加上一个"小值",再从算得的几何均数里减去此"小值",以消除0或负值的影响。

5.2.3 中位数和百分位数

中位数(median,M),是将一组变量值按由小到大的顺序排列,位置居中的那个变量值即为该组资料的中位数。中位数是一个位置指标,在一组变量值中大于或小于中位数的值各占一半。例如,测得某地7名健康成人的血清铜含量(μmol/L),分别为:11.86,13.56,13.88,

14.12,14.23,14.86,15.56;则其中位数为 14.12 μmol/L。若仅测了前 6 个值,则其中位数为
(13.88+14.12)÷2=14.00(μmol/L)。

百分位数(percentile,P_x),其中 x 表示百分位;指在全部观测值中有 x% 的变量值比它
小,有(100-x)% 的变量值比它大。P_x 实际上也是一种位置指标,例如,P_{25} 表示第 25 百分位
数,理论上有 25% 的数据小于 P_{25},有 75% 的数据大于 P_{25}。中位数是一个特殊的百分位数,
即 P_{50}。

当资料以频数表形式展示时,中位数以及百分位数可以用以下公式计算:

$$P_x = L + \left(\frac{nx\% - f_L}{f_x} \right) i \tag{5.5}$$

式中,L 表示 P_x 所在组的下限,i 为组距,f_x 为该组频数,f_L 表示所在组段之前各组的累积
频数。

【例 5.3】　计算表 5.1 资料 P_{50}、P_{25}、P_{75} 以及 P_{95}。

分析思路:P_{50} 在 45.5~ 组段,相应 L,i,f_x,f_L 和 n 的值分别为 45.5,0.5,24,47 以及
120,则

$$P_{50} = 45.5 + \left(\frac{120 \times 50\% - 47}{24} \right) \times 0.5 = 45.8 \text{(cm)}$$

同理

$$P_{25} = 45.0 + \left(\frac{120 \times 25\% - 28}{19} \right) \times 0.5 = 45.1 \text{(cm)}$$

$$P_{75} = 46.0 + \left(\frac{120 \times 75\% - 71}{20} \right) \times 0.5 = 46.5 \text{(cm)}$$

$$P_{95} = 47.5 + \left(\frac{120 \times 0.95 - 113}{4} \right) \times 0.5 = 47.6 \text{(cm)}$$

中位数用于反映资料的集中趋势,理论上适用于所有分布类型的数值变量资料;当资料呈
正态分布时,中位数在理论上等于均数,但中位数在精确性和样本信息利用度上不如均数。当
资料呈现明显的偏态,或出现极端值以及不确定值时,用中位数更合适。百分位数常用于非正
态数值变量资料的统计描述,如 P_{25} 与 P_{75} 的组合常用于描述非正态分布资料的离散趋势(即
下一节提到的四分位数间距),用 $P_{2.5}$ 与 $P_{97.5}$ 描述非正态分布资料的参考值范围(单侧时用 P_5
或 P_{95});当然应用百分位数时要有足够的样本量,特别是描述参考值范围时。

5.3　离散趋势的统计描述指标

要全面展示一组数据的分布特征,除了观察其平均水平外,还要描述其变异程度,即离散
趋势;常用的变异程度描述指标有极差、四分位数间距、方差、标准差和变异系数等。

5.3.1　极差

极差也称全距,记为 R,为一组变量值中的最大值与最小值之差。极差反映数据分布的范
围,其值大说明变异程度大,反之说明变异度小。该指标简单且易于理解,但有两个明显的

缺点：

1）只用到最大、最小两个值，样本信息利用度低，代表性差。

2）随着样本量的增加，出现较大和较小值的可能性通常就越大，极差往往也会越大；当资料呈明显偏态时，稳定性更差。

5.3.2 四分位数间距

四分位数间距（interquartile range），记为 Q，为上四分位数（P_{75}）与下四分位数（P_{25}）之差，即 $Q=P_{75}-P_{25}$。Q 越大，表示变异程度越大，反之，说明变异程度越小。四分位数间距比极差稳定，但仍只利用部分数据，未能充分反映全部观测值的变异程度。四分位数间距适用于描述偏态分布资料以及一端或两端无确切数值资料的变异程度，常与中位数组合起来进行非正态资料的统计描述，表达为 $M(Q)$ 或 $M(P_{25}, P_{75})$。

5.3.3 方差和标准差

为全面考虑每个变量值的变异情况，可计算各个变量值与总体均数之差，称为离均差；由于 $x-\mu$ 有正有负，且对称分布时其总和为 0，故将离均差平方后再相加，即 $\sum(x-\mu)^2$，称为离均差平方和（sum of squares，SS）。$\sum(x-\mu)^2$ 大小除了与资料变异程度有关外，还与变量值个数 N 有关；故取其均值，以消除 N 的影响，得到总体方差（variance），用 σ^2 表示，其计算公式为

$$\sigma^2 = \frac{\sum(x-\mu)^2}{N} \tag{5.6}$$

可见，方差的单位是观察变量原单位的平方；为了便于进一步统计分析，将总体方差开方后恢复成原单位，得到总体标准差（standard deviation，SD），用 σ 表示，其计算公式为

$$\sigma = \sqrt{\frac{\sum(x-\mu)^2}{N}} \tag{5.7}$$

实际工作中总体均数 μ 多是未知的，常以样本均数 $\bar{x}$ 作为 μ 的估计值，即用 $\sum(x-\bar{x})^2$ 代替 $\sum(x-\mu)^2$，n 代替 N，代入公式（5.7）。实践证明，这样会低估总体数据的变异度；英国统计学家 Gosset 提出用 $n-1$ 代替 n 进行校正。样本方差 s^2 及样本标准差 s 的计算公式为

$$s^2 = \frac{\sum(x-\bar{x})^2}{n-1} \tag{5.8}$$

$$s = \sqrt{\frac{\sum(x-\bar{x})^2}{n-1}} \tag{5.9}$$

式中，$n-1$ 称为自由度（degree of freedom，DF），也记作 ν；一般情况下，自由度等于变量值的个数减去限制条件的个数。

方差和标准差，都能充分利用样本的信息，代表性好，能更好地反映资料的变异程度；其值越大提示资料的变异程度越大，反之说明数据的变异程度小。二者主要用于呈正态分布资料

离散趋势的描述；其中标准差因与变量的度量衡单位一致，故常用于后续的统计分析，如果与均数一起进行正态分布资料的统计描述，则其表达为 $\bar{x} \pm s$。

5.3.4　变异系数

变异系数(coefficient of variation，CV)，适用于均数相差较大或度量衡单位不同的两组或多组数据变异程度的比较。变异系数是一个相对数，没有度量衡单位，其计算公式为

$$CV = \frac{s}{\bar{x}} \times 100\% \tag{5.10}$$

【例 5.4】　测得某地成年男性居民身高均数是 170 cm，标准差为 12 cm；胸围均数是 82.4 cm，标准差为 6 cm。试比较该地成年男性居民身高和胸围的变异程度哪个大？

分析思路：从标准差来看，身高的变异程度明显大于胸围；但由于身高的均数是胸围的两倍，故用变异系数比较两者的变异程度更为合适。

$$身高 \qquad CV = \frac{12}{170} \times 100\% = 7.06\%$$

$$胸围 \qquad CV = \frac{6}{82.4} \times 100\% = 7.28\%$$

可见两种指标的变异程度相差不大。

电脑实验　数值变量资料的统计描述

【实验 5.1】　对例 5.1 的数据进行统计描述。

1. 建立 SPSS 数据集

以"头围"为变量名，建立 120 行 1 列的数据集例 5.1.sav。

2. 操作步骤

Analyze→Descriptive Statistics→Frequencies，将"头围"送入 Variable(s)框，勾选 Display frequency tables；单击 Statistics 按钮→勾选要分析的统计量，如 Quartiles、Percentile(需输入要分析的百分位数，如 25、75 等)、Mean、Median、Mode、Std. deviation、Variance、Minimum、Maximum、Range、S. E. mean、Skewness、Kurtosis→Continue；单击 Charts 按钮→勾选 Histograms，Show normal curve on histogram→Continue→OK。

3. 输出结果

图 5.4 为各种统计描述指标的输出结果，图 5.5 为直方图。在学术论文上，表示为 45.74±1.06，即均数±标准差(从直方图上，可判断该资料满足正态性)；若资料不满足正态性，则宜表示为 45.70(45.10,46.40)，即中位数(P_{25}，P_{75})。

Statistics

头围

N	Valid		120
	Missing		0
Mean			45.7450
Std. Error of Mean			.09690
Median			45.7000
Mode			45.60
Std. Deviation			1.06154
Variance			1.127
Skewness			.143
Std. Error of Skewness			.221
Kurtosis			-.267
Std. Error of Kurtosis			.438
Range			5.00
Minimum			43.50
Maximum			43.50
Percentiles	25		45.1000
	50		45.7000
	75		46.4000

图 5.4 例 5.1 的统计描述结果

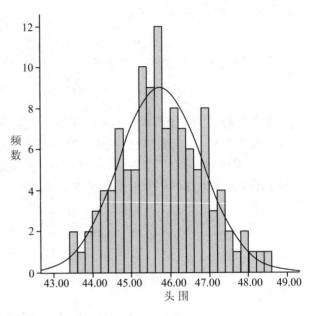

图 5.5 例 5.1 的直方图

◀ 学 习 小 结 ▶

本章知识结构归纳如下:

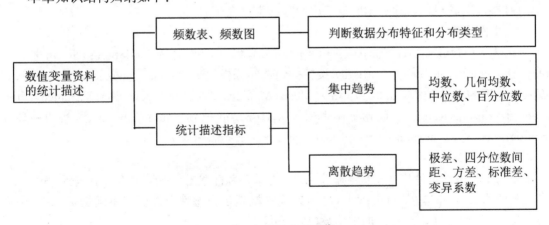

◀ 复习思考题 ▶

1. 描述数值变量资料集中趋势的指标有哪些?各适用于何种情况?

2. 试述四分位数间距、标准差及变异系数各自的适用范围。

3. 要全面描述一组数值变量的特征,常用的两种组合指标各是什么?它们各在什么条件下应用?

第 6 章　分类变量资料的统计描述

6.1　相　对　数

6.1.1　相对数的概念

分类资料往往先按属性分组，然后统计各类别的频数；频数反映事物的实际水平，是研究客观事物的基本数据，称为绝对数（absolute number）。但当几组数据的基数不相等时，绝对数就不能提供它们之间进一步的对比信息。此时则需要计算相对数以描述分类变量资料的特征。例如，想比较 A、B 两地区新冠肺炎发生的严重程度。经调查，2020 年 A 地区人口 5 万，发生新冠肺炎 50 人；同年 B 地区人口 2 万，发生新冠肺炎 40 人。这里的 5 万、2 万、50、40 都是绝对数，若仅仅通过发病数认为 A 地区新冠肺炎的发生情况比 B 地区严重（50 多于 40），显然是不妥的；此时可计算率这种相对数（relative number），不难发现 A、B 两地区新冠肺炎的发病率分别是 1‰和 2‰，提示 B 地区新冠肺炎的发生情况比 A 地区严重。

6.1.2　常用相对数

常见的相对数有率（rate）、构成比（proportion）、相对比（ratio）等。

1. 率

率是一种频率指标，表示在一定的时间或空间内某现象发生数与可能发生总数的比值，体现某现象出现的频率或强度。计算公式为

$$率 = \frac{实际发生某现象的观察单位数}{可能发生某现象的观察单位总数} \times 比例基数（K）\tag{6.1}$$

式中，比例基数 K 一般根据需求或习惯选择，可以是百分率（%）、千分率（‰）、万分率（1/万），或十万分率[1/（10 万）]，比如肿瘤发生率、孕产妇死亡率等往往使用十万分率。原则上要求保留 1～2 位整数为宜，以方便阅读。率无量纲，在 0～1 范围内取值。计算率时应注意，分母

是所有可能发生某现象的单位总数,若某观察单位不可能发生该现象,应从总例数中剔除。如计算某地人群乙肝的患病率时,该人群中注射过乙肝疫苗且抗体阳性的研究对象,不应纳入分母。常用的率有发病率、患病率、死亡率、病死率等。在实际应用中应注意各种率的区别,避免混淆使用。

【例 6.1】 2019 年调查某学校某年级学生眼睛近视的患病情况,结果发现,该年级 300 人中眼睛近视患病者 60 人,求该年级学生眼睛近视的患病率。

$$眼睛近视患病率 = \frac{60}{300} \times 100\% = 20.0\%$$

2. 构成比

又称百分比和结构相对数,表示某个时点事物内部各组成部分所占的比重或分布,常以百分数表示。其计算公式为

$$构成比 = \frac{事物内部某一组成部分的观察单位数}{事物内部各组成部分的观察单位总数} \times 100\% \tag{6.2}$$

设某事物内部有 k 个部分组成,则可计算 k 个构成比,其合计应为 100%,即各分子的总和等于分母;各组成部分之间的构成比是相互影响的,某一部分比重的变化也会受到自身数值的变化以及其他部分数值变化的影响。

【例 6.2】 某医院 2018 年某季度肿瘤科住院病人的死亡人数和构成比情况见表 6.1,其中第(4)列构成比由第(3)列数据计算得出,第(5)列病死率由第(2)列与第(3)列数据计算得出。

表 6.1 某医院 2018 年某季度肿瘤科病人住院病人数及死亡人数

肿瘤类型 (1)	病人数 (2)	死亡人数 (3)	构成比(%) (4)	病死率(%) (5)
呼吸系统肿瘤	200	30	34.88	15.00
消化系统肿瘤	400	40	46.51	10.00
血液系统肿瘤	150	10	11.63	6.67
生殖系统肿瘤	100	6	6.98	6.00
合计	850	86	100.00	10.12

从表 6.1 第(4)列可见,消化系统肿瘤死亡人数所占比重最大,但这并不说明消化系统肿瘤病死的严重程度最高;想要比较各系统肿瘤病死风险的高低,应看第(5)列,可见呼吸系统肿瘤病死的严重程度最高,其次是消化系统。

3. 相对比

相对比简称比,是 A、B 两个有关指标之比,用于描述两者的对比水平,表示 A 为 B 的若干倍或百分之几,通常用倍数或百分数(%)表示。A、B 两个指标的性质可相同,也可不相同;分子 A 和分母 B 可以是绝对数、相对数或平均数,但分母 B 不能为零。相对比的计算公式为

$$相对比 = \frac{A 指标}{B 指标} \tag{6.3}$$

在医学研究中,常见的相对比有病例对照研究中的关联强度指标比值比(odds ratio, OR)、队列研究中的关联强度指标相对危险度(relative risk,RR)以及体质指数(body mass index,BMI)。其中,*OR* 表示病例组暴露于某因素的比与对照组暴露比之比,体现病例组的暴露比例是对照组的多少倍;而 *RR* 则表示暴露组疾病的发生率或死亡率与非暴露组的发病率或死亡率之比,体现暴露组发病率或死亡率是非暴露组的多少倍;BMI 是国际上常用的衡量人体胖瘦程度及健康的一个标准,是个体人的体重(kg)与身高(m)平方之比。表 6.1 中,在排除其他影响因素情况下,若想对比呼吸系统肿瘤与消化系统肿瘤病死率的对比情况,可通过计算两组病死率的比 $\frac{15\%}{10\%}=1.5$,说明呼吸系统肿瘤导致死亡的严重程度是消化系统的 1.5 倍。

6.1.3　应用相对数的注意事项

1) 计算相对数应有足够的数量。根据频率的稳定性,如果例数较少会使相对数波动较大。若某药物治疗 2 例病人,2 例全部有效,计算其有效率为 100%;若 1 例病人有效,其有效率为 50%,可以看出只有 1 例的变化,有效率从 100% 降至 50%。但在动物实验中,由于严格控制实验条件且经过精密设计,每组用 10 只左右纯种小鼠就可以计算相对数。

2) 不要将构成比与率相混淆。构成比能说明事物某组成部分所占的比重或分布,并不能说明某现象发生的频率或强度。在实际工作中,应避免将构成比指标按率的概念去解释。比如,在临床中常分析疾病与性别的关系,若把某病患者中某性别的就诊人数占该病总接诊人数的比重,理解为是这一特定性别该病的患病率,这就误把构成比当作率进行解释了。

3) 注意抽样误差的影响。进行组间率或构成比的比较时,要考虑抽样误差的影响,不可直接根据样本率或样本构成比下结论;应进行率或构成比差异的假设检验。

4) 总体率的计算。求几个率的平均率时,若各率的观察单位不等,则不宜将几个率直接相加后再取平均值。应先将各率的分子和分母分别相加,获得合计分子与合计分母,然后使用合计分子除以合计分母得到平均率。

5) 注意资料的可比性。影响率(或构成比)高低的因素是多方面的,在比较相对数时,除了要对比的因素以外,其余的影响因素应尽可能相同或相近,即比较的资料应具有同质性。若待比较率的事物内部结构不相同,则不宜直接进行对比;而应将内部结构分层,计算各层的率并逐层比较,或将总率进行标准化后再进行对比(见本章 6.2 节内容)。

6.2　率的标准化

6.2.1　标准化的意义

进行两组或多组率的比较时,若各组研究对象的内部变量(如性别、年龄、病情轻重、病程长短等可影响效应指标水平的重要特征)构成存在差异,直接比较时会产生错误结论。此时可进行率的标准化(standardization of rate)处理,即采用统一的标准对内部构成不同的各组率进行调整,以消除内部构成不同的影响;这种调整后的率为标准化率,简称为标化率(standardized rate),亦称调整率(adjustment rate)。

【例 6.3】 分析甲、乙两地区居民牙周病患病水平,评价两地的牙周病防控效果,结果见表 6.2。

表 6.2 甲、乙两地区居民牙周病患病情况

年龄(岁)	甲地区			乙地区		
	检查人数	患病人数	患病率(%)	检查人数	患病人数	患病率(%)
<35	800	168	21.0	1500	375	25.0
35~	1200	700	58.3	750	450	60.0
≥50	1500	1275	85.0	500	440	88.0
合计	3500	2143	61.2	2750	1265	46.0

由表 6.2 可见,两地区牙周病患病率均随着年龄的增高而增高,从各年龄层看,甲地区的牙周病的患病都低于乙地区,但是甲地区的总患病率为 61.2%,高于乙地区的 46.0%。出现这种矛盾结果的原因主要是两地区人群的年龄构成不同,而年龄是影响牙周病患病率的一个重要因素。甲地区牙周患病相对高的老年年龄段人口所占比重较大,而乙地区牙周患病相对低的年轻年龄段人数所占比重较大,从而导致甲地区总的牙周病患病率高于乙地区。为消除年龄构成不同造成的影响,可比较标准化后的患病率。

6.2.2 标准化率的计算

标准化率实际上是一加权平均,有直接法、间接法和反推法等,现以患病率的年龄构成标准化为例介绍其中较常用的直接法。

首先,进行标准构成的选取,标准构成的来源通常有三种:① 有代表性的、较稳定的、来自数量较大的人群,例如,以世界的、全国的、全省的数据作为标准构成;② 以待比较各组各层例数的合计作为标准构成;③ 从待比较各组中任选一组作为标准构成。

然后,结合各年龄组原有患病率计算得出各年龄组预期患病人数,将某地区各年龄段预期患病人数相加就获得总的预期患病人数,再除以标准构成的总例数,即获得某地区的总的标准化患病率 P'。计算公式为

$$P' = \frac{N_1 P_1 + N_2 P_2 + \cdots + N_k P_k}{N} = \frac{\sum N_i P_i}{N} \tag{6.4}$$

式中,P' 为待比较组的标准化率,$N_1, N_2, \cdots, N_k$ 为某一层(如年龄)标准构成例数,$P_1, P_2, \cdots, P_k$ 为原始各层的患病率,N 为标准构成的总例数。

【例 6.4】 依据表 6.2 求某市甲、乙两地区牙周病的标化患病率。

以该市甲、乙两地区各年龄段检查人数的合计作为标准构成,见表 6.3 第(2)栏。按公式(6.4)计算甲、乙两地标准化患病率,见表 6.3。

表 6.3　计算某市甲乙两地标准化患病率

年龄(岁)	标准构成检查人数 N_i	甲地区		乙地区	
		原患病率(%) P_i	预期患病人数 N_iP_i	原患病率(%) P_i	预期患病人数 N_iP_i
(1)	(2)	(3)	(4)	(5)	(6)
<35	2300	21.0	483	25.0	575
35~	1950	58.3	1136.9	60.0	1170
≥50	2000	85.0	1700	88.0	1760
合计	6250	61.2	3319.9	46.0	3505

$$甲地区标准化后总患病率\quad P'=\frac{3319.9}{6250}\times100\%=53.12\%$$

$$乙地区标准化后总患病率\quad P'=\frac{3505}{6250}\times100\%=56.08\%$$

可见标准化后,乙地区的患病率高于甲地区,与各年龄段比较的患病率结论一致,解决了未标化前出现的矛盾。

若资料中只有每个组别的调查人数与总的患病人数,没有给出各组别的患病率,此种情况可以采用间接法进行标准化率的计算。间接法主要通过查阅文献,预估各组别的患病率以及总的患病率,然后再计算预期患病人数,从而算得标准化患病率。

6.2.3　应用标准化率需要注意的问题

应用标准化率需要注意的问题主要有:

1) 同一被标化组会因选择的标准构成不同而得到不同的标准化率,因此,当比较几组标准化率时,应使用统一的标准。

2) 标准化率只适用于某因素在各组内部构成不同,并影响各组总率比较的情况,若由于其他因素不同而导致的不均衡问题,标准化方法无法解决。

3) 标准化后的率不能反映当时的实际水平,只能表示相互比较的各组资料间的相对水平。如比较甲乙两地区居民牙周疾病患病率时,经标准化后的患病率已不是两地当时实际的牙周病患病水平,但它可在同一年龄标准下,说明甲乙两地区居民牙周病的相对患病水平高低。

4) 计算得出的标准化率也存在抽样误差,当对比两组样本量较小的标准化率时,还应做假设检验。

║学 习 小 结║

本章知识结构归纳如下:

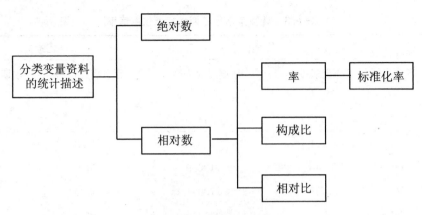

复习思考题

1. 某口腔医院收治了253名龋齿患者,按年龄分组后的结果见表6.4,能否据此说明40~49岁组人群的龋齿患病率最高? 并说明理由。

表6.4 某口腔医院收治的不同年龄组的龋齿患病情况

年龄组(岁)	患病人数	构成比(%)
0~	9	3.56
10~	36	14.23
20~	37	14.62
30~	45	17.79
40~	55	21.74
50~	36	14.23
≥60	35	13.83
合计	253	100.00

2. 试根据表6.5的数据分析比较2018年某地城乡35岁以上居民高血压患病率。

表6.5 2018年某地城乡35岁以上居民高血压的患病情况

年龄(岁)	城市			乡村		
	调查人数	患病人数	患病率(%)	调查人数	患病人数	患病率(%)
35~	800	50	6.25	200	11	5.50
45~	420	45	10.71	320	30	9.38
55~	235	75	31.91	450	135	30.00
65~80	157	78	49.68	620	278	44.84
合计	1612	248	15.38	1590	454	28.55

第 7 章 统计表与统计图

> **学习目的**：掌握统计表的编制原则和统计图的正确选用；熟悉统计表的结构和统计图的用途；了解常用的统计表、统计图种类及编制、绘制方法。
>
> **知识要点**：统计表与统计图的概念、制作原则与用途。

与统计指标一样，统计表和统计图也是重要的统计描述工具，其中统计表便于汇总与审查、分析与比较，而统计图形象直观，便于理解。

7.1 统 计 表

统计表（statistical table）是按照一定的要求，将待分析的对象及其指标整理、分类，再按一定顺序排列而成的表格。统计表可使大量的统计资料系统化、条理化，避免繁杂的文字叙述和解释，易于阅读理解，便于比较分析。

7.1.1 制作原则

1. 简单明了，表达精确

表内文字简洁精炼，数字准确无误，线条粗细有序，使人一目了然。

2. 重点突出，主谓分明

一张统计表只表达一个中心内容，内容较多时宜采用多张统计表；表格应具有自明性，单看表格便能自左向右读出完整语句。

7.1.2 基本结构

包括 4 部分，即表头、标目、线条、数字，必要时可于表下附备注。

1. 表头

由表号和标题构成，均位于表格顶线上方中央，是表的名称。

1) 表号：每张统计表都应有一个表号，格式为"表＋阿拉伯数字"，见表 7.1。

2) 标题：简练明确地概括统计表的有效信息，必要时标注统计资料的时间、地点、主要事件，如"某市居民 2010～2015 年艾滋病的死亡率"，且标题位于表号后侧。

2. 标目

说明统计表内数字的含义,一般包括横标目和纵标目,有时还有总标目。横标目位于表的左侧,说明横行数字的内容,相当于句子的主语;纵标目位于表的上侧,说明各纵列指标或数字的含义,相当于句子的谓语;总标目是对横标目和纵标目内容的概括,一般出现在复合表中。标目层次不宜过三,文字应简明,需要时标注单位,如发病率(%)、血压值(kPa)。

3. 线条

由顶线、底线及纵标目下面或与合计上面的分隔线组成,若纵标目含两个分组变量,之间可用短横线隔开,常称"三线表"或"四线表"。顶线和底线是表格区分文章其余部分的标志,纵标目分隔线是表格文字部分区别于数字部分的标志。上下端常以粗线(1.5磅)绘制,表内横线常以细线(0.5磅)绘制。

4. 数字

一律采用阿拉伯数字。同一指标应保留相同的小数点位数,上下以个位对齐;数字为"0"则填写"0",数字暂缺或无记录时用"…"表示,无数字用"—"表示;当数字有单位时,应统一加"( )"写在标题或标目后面。

当需对表内某个指标或数字加以说明时,可在该指标或数字右上方位置用符号(如 *)标出,并在表下方注释。

7.1.3 种类

依据标目的数量,统计表分为简单表(simple table)和复合表(combinative table)。

1. 简单表

简单表即按一个标志或变量分组,由一组横标目和一组纵标目构成。见表 7.1。

表 7.1　2019 年某中医院采用两种方法治疗痤疮的疗效

组别	例数	痊愈	显效	有效	无效
甲法	40	8	16	11	5
乙法	42	3	17	10	12
合计	82	11	33	21	17

2. 复合表

复合表即按两个或两个以上标志或变量分组,由一组横标目和两组以上纵标目构成,又称组合表。见表 7.2。

表 7.2　两种方法治疗不同程度脂肪肝患者的疗效

疗法	轻度			中度			重度		
	治疗人数	有效人数	有效率(%)	治疗人数	有效人数	有效率(%)	治疗人数	有效人数	有效率(%)
中西医结合	95	80	84.21	79	58	73.42	36	25	69.44
中医	81	66	81.48	73	52	71.23	32	20	62.50
合计	176	146	82.95	152	110	72.37	68	45	66.18

7.1.4　注意事项

统计表不仅要正确反映医学现象的数量特征,而且要易于理解。所以编制统计表时应遵循科学、实用的原则。需注意:

1) 标题表达应确切,不宜过简或过于繁杂,一般不超过 20 字。

2) 表内三条线,即顶线、底线和纵标目分隔线,纵标目含两个分组变量时用四条线。表内不出现竖线、斜线、边线等。

3) 数字区不用文字,需要时可在表下方注释。

4) 忌内容繁杂,一张统计表通常仅表达一个中心内容。

7.2　统　计　图

统计图(statistical chart)是用点的位置、线段的升降、直条的长短、面积的大小、颜色的深浅等描述统计资料的一种形式。统计图将统计数据形象化,更利于反映数据的分布特征、变化趋势及相互关系等。本节将介绍常用的条图、圆图、百分条图、线图、半对数线图、直方图、箱式图、散点图等。

7.2.1　制作原则

1) 选图合理,表达精确。不同的统计图均有其特定用途和适用条件,应根据分析目的与资料性质正确选用。

2) 结构完整,形象直观。与制表类似,统计图必须有标题及图号,图号应按顺序排列,便于查找和文字中引用;标题则概括统计资料的核心内容;纵、横轴均应有标目、刻度和单位,与正文表述一致,纵横比例适当,刻度等距。针对复杂的统计图需用不同线条和颜色表示,附图例说明。

3) 易于理解,排列美观。统计图要具有"自明性",即不用阅读正文,仅凭看图,就能理解图形表达的信息。此外,还应注意统计图的视觉美观。

7.2.2　基本结构

统计图一般由标题、标目、刻度、图域及图例五部分构成,示意图如图 7.1 所示。

1) 标题:也称图题,和图号一起居中置于图的下方。标题应简要概括资料的主要内容,常包括时间、地点和主要内容。

2) 标目:说明纵、横轴代表的指标与刻度。横标目为分组因素,纵标目为统计指标。标目是理解图意的基础。

3) 刻度:为纵、横轴上的坐标。横轴尺度自左向

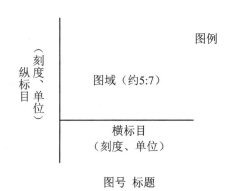

图 7.1　统计图基本结构示意图

右,纵轴尺度由下向上,标值线应等距且朝向图内。

4）图域：即制图范围。以纵、横轴的交点为起点,第一象限为作图区。纵、横坐标的比例一般为 5：7。

5）图例：根据需要绘制。比较不同的事物时,需用不同的图标、线型或颜色加以区分。图例一般置于图的右上角或四个角中空间较大的地方。

7.3.3 常用统计图

1. 条图

条图（bar chart）也称直条图,是用等宽直条的长短或高低表示相互独立指标值的大小及其数量对比关系,所比较的数值可以是绝对数,也可为相对数。按分组标志的多少,分为单式条图和复式条图。单式条图有一个统计指标,横轴上仅一个分组因素,直条的个数等于指标水平数,如图 7.2 所示。复式条图有一个统计指标,横轴上有两个以上分组因素,如图 7.3 所示。

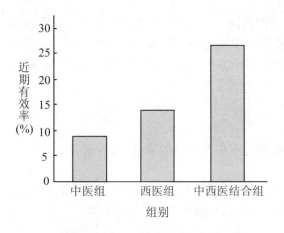

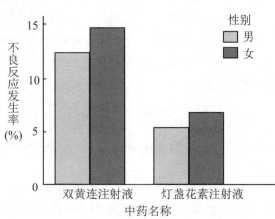

图 7.2　三种方法治疗Ⅳ期非小细胞肺癌的近期有效率　　**图 7.3　性别间两种中药注射液不良反应发生率**

绘制条图应注意：

1）于第一象限内作图,横轴表示类别,纵轴表示变量值的大小。

2）纵轴尺度必须从 0 开始且不宜折断。

3）各直条宽度相等,间隔相同。

4）绘制复式条图时,同属性内各长条间不留空隙。

2. 圆图

圆图（pie chart）又称饼图,以圆的面积作为 100％,将面积按比例分成若干部分,以扇形面积表示各部分所占的比重。适用于分类变量资料构成比的描述。绘制圆图应注意：

1）将各部分的构成比乘以 3.6 得到相应部分所占的圆心角度数（扇形角的度数）。

2）从圆的 12 点方向按顺时针方向依次绘制每个部分的比例。

3）各部分用线条分开,注明文字与百分比,或用图例说明。如图 7.4 所示。

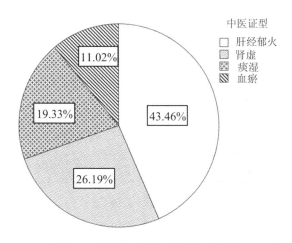

图 7.4　某地 120 例多囊卵巢综合征患者的中医证型构成

3. 百分条图

百分条图(percent bar chart)用途及意义与圆图相同。以直条的长度作为 100%,将直条分成若干段,用各段表示相应部分所占的比例。如图 7.5 所示。

4. 线图

线图(line graph)是用线段的走势(上升或下降)表示某事物随时间(或随另一种现象)的变化趋势或速度;适用于数值变量资料。根据折线数的多少,线图分为单式线图(只有一条折线,如图 7.6 所示)和复式线图(有两条及两条以上折线,如图 7.7 所示)。

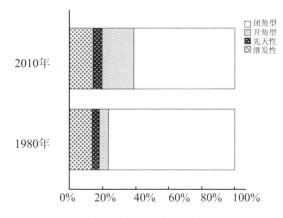

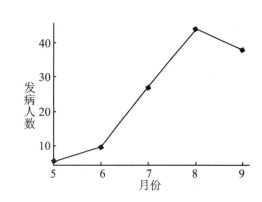

图 7.5　某地青光眼住院病人的病型构成　　　**图 7.6　某地 2018 年 5～9 月钩体病发病数**

根据纵轴坐标尺度的不同,线图分为普通线图和半对数线图(semi-logarithmic line graph)。普通线图(习惯简称线图)的横轴和纵轴均为算术尺度,表示一种绝对的改变,侧重展现事物的波动态势或变化幅度(如图 7.6 所示);如果横轴保持算术尺度,纵轴改为对数尺度,则为半对数线图,表示一种相对的改变,侧重展现事物发展变化的速度。若要比较几组数据的变化速度,尤其是数据变异较大时,宜用半对数线图。

绘制线图应注意:

1) 横轴代表分组标志,纵轴代表统计指标。

2) 纵横轴的起点根据需要选择,未必一定从 0 开始。

3) 图中相邻点间以线段连接,不可将其描成光滑的曲线。

4) 两种以上指标比较时,可用虚实线或不同颜色的线表示,图线以不超过 5 条为宜。

5) 注意纵、横轴的比例。

【例 7.1】 欲比较 2010~2014 年某地甲型肝炎和乙型肝炎发病率(见表 7.3)的趋势,分别绘制普通线图(如图 7.7 所示)和半对数线图(如图 7.8 所示)。

表 7.3   2010~2014 年某地甲型、乙型肝炎的发病率[1/(10 万)]

年份	甲型肝炎	乙型肝炎
2010	3.78	85.49
2011	3.21	84.10
2012	2.88	81.58
2013	2.16	74.07
2014	1.71	71.98

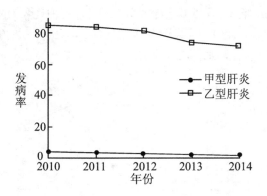

图 7.7   某地 2010~2014 年甲、乙两型肝炎发病率[1/(10 万)]

图 7.8   某地 2010~2014 年甲、乙两型肝炎发病率[1/(10 万)]

由图 7.7 可见,两种疾病的发病率悬殊较大,但难以发现二者变化速度的差别;而由图 7.8 则可见,甲型肝炎发病率的下降幅度大于乙型肝炎的下降幅度。

5. 直方图

直方图(histogram)适用于描述连续型数值变量资料的频数分布特征(集中趋势及离散趋势)与类型(对称分布或偏态分布)。以矩形面积的大小代表各组频数的多少。如图 7.9 所示。

绘制直方图应注意:

1) 横轴表示变量,标出各组段;纵轴表示频数(或频率),数值越大则直条越高。

2) 纵轴尺度必须从 0 开始,横轴尺度按资料的实际范围而定。

3) 相邻矩形(组距)不留空隙,用直线分隔。

4）组距不等时,应调整各矩形的高度（组段频数或频率/组距）。

5）纵轴为频数时所作直方图的总面积不为1,纵轴为频率时所作的直方图总面积为1。

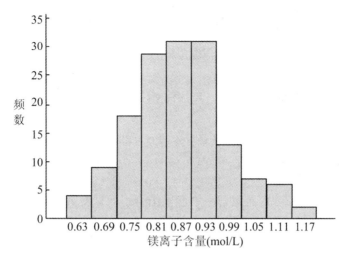

图7.9　150 例健康儿童血清中镁离子含量分布

6. 箱式图

箱式图（box plot）多用于比较两组以上连续型资料的集中趋势和离散趋势。箱子中间的横线表示中位数,箱子的上下两端分别表示 P_{75} 和 P_{25},箱子的长度表示四分位数间距,箱式图最外面两端表示最大值和最小值,异常值另作标记。图的长短可反映数据离散程度的大小,中间横线的位置可判断数据分布是否对称。通常在图中用小圆圈"。"表示异常值（指大于1.5～3倍四分位数间距的数值）,用星号"＊"表示极端值（指大于 3 倍四分位数间距的数值）。箱式图只能粗略地估计而不能精确地度量。如图 7.10 所示。

7. 散点图

散点图（scatter plot）以点的密集程度与趋势描述两个定量变量间的关系,可直观地判断两变量之间有无相关关系。

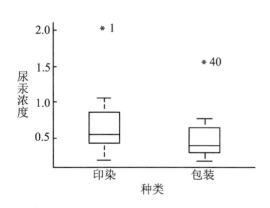

图7.10　某企业不同车间汞作业工人尿汞浓度（mg/L）检测结果

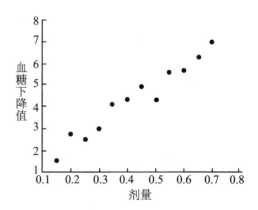

图 7.11　糖尿病模型小鼠的血糖下降值（mmol/L）与某中药降糖胶囊剂量（g/kg）关系

绘制散点图时应注意：

1）横轴代表自变量 x，纵轴代表因变量 y。

2）纵、横轴的尺度起点未必从 0 开始。

3）每对观测值均在图中用一个点表示。图 7.11 显示，该中药降糖胶囊的给药剂量在一定范围内和糖尿病模型小鼠血糖的下降程度呈线性趋势，存在正相关关系。

电脑实验　常用统计图的制作

【实验 7.1】　某医院用中医、西医和中西医结合三种方法治疗 Ⅳ 期非小细胞肺癌，近期有效率分别为 9.0%、14.1% 和 26.2%。试绘制条图。

1. 建立 SPSS 数据集

以"组别"（1＝中医组，2＝西医组，3＝中西医结合组）和"有效率"为变量名，建立 2 列 3 行数据集"例 7.1.sav"，如图 7.12。

2. 操作步骤

Graphs→Legacy Dialogs→Bar→选 Simple 和 Summaries for groups of cases→Define，在 Bar Represent 中选 Others statistic，将"有效率"送入 Variable 框，将"组别"送入 Category Axis→OK。

3. 结果解读

在 Out Viewer 窗口显示条图，根据分析要求，双击该图，可对其进行修改，结果如图 7.2。

组别	有效率
中医组	9.0
西医组	14.1
中西医结合组	26.2

图 7.12　例 7.1 的数据集

中药名称	性别	发生率
双黄连注射液	1	12.45
灯盏花素注射液	1	5.30
双黄连注射液	2	14.79
灯盏花素注射液	2	6.80

图 7.13　例 7.2 的数据集

【实验 7.2】　请根据图 7.3 的数据，绘制复式条图。

1. 建立 SPSS 数据集

以"中药名称"（1＝双黄连注射液，2＝灯盏花素注射液）、"性别"（1＝男，2＝女）和"发生率"为变量建立 3 列 4 行数据集"例 7.2.sav"，如图 7.13。

2. 操作步骤

Graphs→Legacy Dialogs→Bar→选 Clustered 和 Summaries for groups of cases→Define，在 Bar Represent 中选 Others statistic，将"发生率"送入 Variable 框，将"中药名称"送入 Category Axis 框，将"性别"送入 Define Clusters by 框→OK。

3. 结果解读

在 Out Viewer 窗口显示复式条图，如图 7.3。

【实验 7.3】 某地 120 例多囊卵巢综合征的中医证型分布情况（如图 7.14），试绘制圆图。

中医证型	比例
肝经郁火	43.46
痰湿	26.19
肾虚	19.33
血瘀	11.02

图 7.14　例 7.3 的数据集

1. 建立 SPSS 数据集

以"中医证型"和"构成比"为变量名建立 2 列 4 行数据集"例 7.3.sav"，如图 7.14。

2. 操作步骤

Graphs→Legacy Dialogs→Pie→选 Summaries for groups of cases→Define，在 Slices Represent 中选 Sum of variable，将"构成比"送入 Variable 框，将"中医证型"送入 Define Slices by 框→OK。

3. 结果解读

在 Out Viewer 窗口显示圆图，双击该图激活图像编辑器，点击"Show data labels"，显示各部分比例，在"填充和边框"里，对其进行花纹修改，结果如图 7.4。

【实验 7.4】 某医院统计了 1980 年和 2010 年眼科收治的青光眼病人的病型，数据如图 7.15。试绘制百分条图。

年份	青光眼分型	百分比
1980	1	76.3
1980	2	5.4
1980	3	14.0
1980	4	4.3
2010	1	60.9
2010	2	19.2
2010	3	14.5
2010	4	5.4

图 7.15　例 7.4 的数据集

1. 建立 SPSS 数据集

以"年份""青光眼分型"（1＝闭角型、2＝开角型、3＝继发型、4＝先天型）和"百分比"为变量名建立 3 列 8 行数据集"例 7.4.sav"，如图 7.15。

2. 操作步骤

Graphs→Legacy Dialogs→Bar→选 Stacked 和 Summaries for groups of cases→Define，在 Bars Represent 中选 Others statistic，并将"百分比"送入 Variable 框，将"年份"送入 Category Axis 框，将"青光眼分型"送入 Define Stacks by→OK。

3. 结果解读

在 Out Viewer 窗口中显示百分条图，如图 7.5。

【实验 7.5】 某医生收集了某地 2018 年 5～9 月钩端螺旋体病的发病人数，数据如图 7.16，试绘制普通线图。

月份	发病人数
5	6
6	10
7	27
8	44
9	38

1. 建立 SPSS 数据集

以"月份"和"发病人数"为变量名建立 2 列 5 行数据集"例 7.5.sav"，如图 7.16。

2. 操作步骤

Graphs→Legacy Dialogs→Line→选 Simple 和 Summaries for groups of cases→Define，在 Line Represent 中选 Others statistic，把"发病人数"送入 Variable 框中，将"月份"送入 Category Axis 框→OK。

图 7.16　例 7.5 的数据集

3. 结果解读

在 Out Viewer 窗口显示普通线图，如图 7.6。

【实验 7.6】 根据表 7.3 的数据绘制半对数线图。

年份	疾病类型	发病率
2010	1	3.78
2011	1	3.21
2012	1	2.88
2013	1	2.16
2014	1	1.71
2010	2	85.49
2011	2	84.10
2012	2	81.58
2013	2	74.07
2014	2	71.98

图 7.17　例 7.6 的数据集

1. 建立 SPSS 数据集

以"年份""疾病类型"(1＝甲型肝炎,2＝乙型肝炎)和"发病率"为变量名建立 3 列 10 行数据集"例 7.6.sav",如图 7.17。

2. 操作步骤

基本同普通线图。区别在于半对数线图需要先进行对数转换后再绘制。转换方法如下:Transform→Compute Variable,在 Function and Special Variables 中选中并双击 Lg10,同时点击"发病率",两者均出现在 Numeric Expression 对话框中,命名新的变量名即可完成对数转换,之后再绘制半对数线图。

3. 结果解读

在 Out Viewer 窗口显示半对数线图,如图 7.8。

【实验 7.7】 某医生测得某企业印染和包装车间各 40 名汞作业工人的尿汞含量,试绘制箱式图。

1. 建立 SPSS 数据集

以"车间种类"(1＝印染,2＝包装)和"尿汞浓度"为变量名建立 2 列 40 行数据集"例 7.7.sav",如图 7.18。

2. 操作步骤

单击 Graphs→Legacy Dialogs→Boxplot→选 Simple 和 Summaries for groups of cases→Define,将"尿汞浓度"送入 Variable 框,将"车间种类"送入 Category Axis 框→OK。

3. 结果解读

在 Out Viewer 窗口显示箱式图,如图 7.10。

车间种类	尿汞浓度
1	2.04
1	1.07
1	.95
…	…
2	.18
2	1.56

图 7.18　例 7.7 的数据集

中药剂量	血糖均值
.15	1.53
.20	2.72
.25	2.50
.30	2.97
.35	3.71
.40	4.35
.45	4.95
.50	4.35
.55	5.62
.60	5.69
.65	6.38
.70	7.04

图 7.19　例 7.8 的数据集

【实验 7.8】 为研究某中药降糖胶囊用量与血糖下降程度的关系,某研究者观察了 12 组(8 只/组)糖尿病模型小鼠接受不同剂量中药降糖胶囊后的血糖下降均值(mmol/L),数据如图 7.19 所示。试绘制散点图。

1. 建立 SPSS 数据集

以"中药剂量"和"血糖均值"为变量名,建立 2 列 12 行数据集"例 7.8.sav",如图 7.19 所示。

2. 操作步骤

Graphs→Legacy Dialogs→Scatter/Dot,→选 Simple Scatterplot→Define,将"血糖均值"送入 Y Axis 框,将"中药剂量"送入 X Axis 框→OK。

3. 结果解读

在 Out Viewer 窗口显示散点图,如图 7.11。

学 习 小 结

本章知识结构归纳如下：

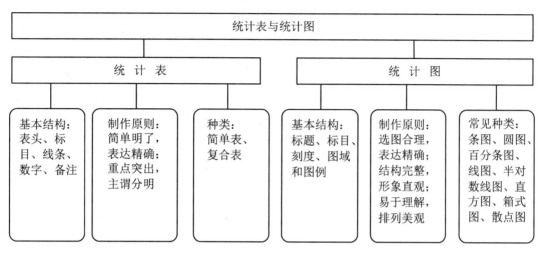

表 7.4 常见统计图的适用资料类型及绘图目的

图形类别	适用资料类型	数值表达方式	绘图目的	常见绘制错误
条图	独立分组资料	直条长短或高低	比较各组资料的数值差别	纵轴尺度起点不为0，各直条宽度不等、间隔不同
圆图	构成比资料	扇形的面积	比较事物内部各部分的构成或分布	各扇形代表的类别区分不明，圆图画在坐标轴内
百分条图	构成比资料	直条内各分段长度	同圆图	各条段的类别标记不明；条内类别顺序不一致
线图	连续型数值资料	线段升降	描述某事物随时间或现象的动态变化趋势	将点连接成光滑曲线，线条过多，比较变化速度
半对数线图	同线图	同线图	描述某事物随时间变化或现象的动态变化速度	将点连接成光滑曲线，线条过多
直方图	连续型数值资料	长方形面积	描述资料的频数/频率分布特征和类型	纵轴尺度没有从0开始；组距不等时，没有换算成等组距绘制
箱式图	连续型数值资料	"箱体"与虚点	比较多组数据的分布情况	箱式图中间的线不是中位数，而是均数
散点图	双变量资料	点	直观判断两变量之间的相互关系	用直线将各散点连接起来；制图范围任意外延

▌复习思考题▐

1. 在统计资料的描述中,统计表与统计图各有何优势?

2. 简述统计图的基本结构,常用统计图的种类及其适用条件。

3. 为比较中药熏蒸法和中药离子导入法改善腰椎间盘突出症病人疼痛的效果,某医生观察了 345 例病人的相关资料并编制成表(见表 7.5),请找出表中的错误并修改。

表 7.5　腰椎间盘突出症病人的治疗效果

疗效	方　　法							
	中药熏蒸法				中药离子导入法			
	有效			无效	有效			无效
	小计	治愈	好转		小计	治愈	好转	
例数	157	118	39	8	175	142	33	5
百分比	95.1%	71.5%	23.6%	4.9%	97.3%	78.9%	18.4%	2.7%
合计	165				180			

4. 欲了解某省 2010～2014 年梅毒、淋病和艾滋病三种疾病的流行趋势与特点,某研究者收集了相关资料(见表 7.6)。试根据此表的数据分别绘制普通线图和半对数线图。

表 7.6　2010～2014 年某省梅毒、淋病与艾滋病发病情况

年份	梅毒		淋病		艾滋病	
	发病人数	发病率(%)	发病人数	发病率(%)	发病人数	发病率(%)
2009	9669	10.25	2252	2.38	1851	1.96
2010	13560	14.29	1866	1.97	1498	1.58
2011	18431	19.60	2014	2.14	1752	1.86
2012	24257	25.83	2186	2.33	3193	3.40
2013	23736	25.53	2705	2.87	2852	3.03

第8章　参　数　估　计

学习目的：掌握抽样误差、标准误的概念以及总体均数的区间估计方法；熟悉标准误的计算以及总体率的区间估计方法；了解抽样的基本概念，区间估计的 SPSS 实现过程。

知识要点：抽样误差、标准误、区间估计及其 SPSS 软件实现过程。

在医学研究中，通常从总体中随机抽取一定数量具有代表性的观察单位作为样本，并根据样本信息推断总体的特征，这一过程称为统计推断（statistical inference）。统计推断是现代统计学的核心内容，包括参数估计和假设检验；本章介绍参数估计。

8.1　抽样误差与标准误

研究总体特征的最好方法是对总体内的每一个研究对象进行观察或试验，然而这在实际医学研究中很难做到。由于个体变异的存在，抽样研究时不可避免地发生抽样误差（sampling error）；表现为样本统计量与相应总体参数之间的差异。显然，即使采用相同的随机抽样方法从同一总体中抽取若干样本量相同的样本，所得的样本统计量之间也不尽相同；好在抽样误差具有一定的规律性，可借助标准误估计抽样误差的大小。

8.1.1　抽样误差

已知某地正常成年女性空腹血糖值服从 $\mu = 5.16 \text{ mmol/L}$、$\sigma = 0.82 \text{ mmol/L}$ 的正态分布。从该正态分布 $N(5.16, 0.82^2)$ 总体中随机抽样 10000 次，抽取 10000 个样本，每次抽样的样本量 $n_j = 5$，这样则可以计算 10000 组样本均数 $\bar{x}_j$ 及标准差 s_j，如图 8.1 所示。

同样的，再进行三次模拟抽样：每次随机抽样 10000 次，样本量分别为 10、20 和 30。将四次模拟抽样得到的样本均数整理成表 8.1 并绘制出频数分布图 8.2。

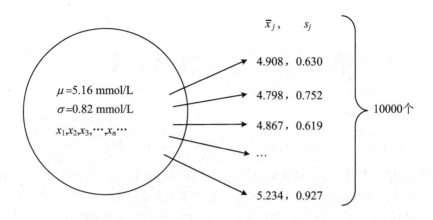

图 8.1　某市某年正常成年女性空腹血糖值 $N(5.16,0.82^2)$ 的抽样示意图

表 8.1　四次模拟抽样试验 $(n=10000)$ 得到的样本均数

样本量	均数	均数标准差	中位数	最小值	最大值
5	5.161365	0.3670049	5.157547	3.829921	6.561751
10	5.163770	0.2562320	5.163555	4.147874	6.409987
20	5.160894	0.1813123	5.160789	4.517777	5.968674
30	5.157996	0.1510196	5.157009	4.632355	5.710360

可见样本均数的抽样分布(sampling distribution)具有以下特点:① 各个样本均数未必等于总体均数;② 各个样本均数间亦存在差异;③ 样本均数分布有规律,围绕原变量值总体均数,中间多,两边逐渐减少,左右基本对称,近似服从正态分布;④ 样本均数间离散程度较原变量值的离散程度大大减小;⑤ 随着样本量增加,样本均数的变异范围逐渐缩小。

中心极限定理可以证明:若随机变量 x 服从正态分布 $N(\mu,\sigma^2)$,则样本均数 $\bar{x}$ 的分布服从正态分布 $N(\mu,\sigma^2/n)$;即使 x 不服从正态分布,只要样本量 n 足够大,$\bar{x}$ 的分布也近似服从正态分布 $N(\mu,\sigma^2/n)$。

8.1.2　标准误

1. 均数的标准误

由上述抽样试验可见,样本均数 $\bar{x}_j$ 的总体均数等于原变量值的总体均数 μ;而样本均数 $\bar{x}_j$ 的标准差则比原变量值的标准差 σ 小。

统计学上将样本统计量的标准差称为标准误(standard error,SE),可反映抽样误差的大小;也是统计推断的重要基础。样本均数的标准差则称为均数的标准误(standard error of mean,SEM),它反映了样本均数之间的离散程度,也反映了样本均数与总体均数之间的差异,计算公式为

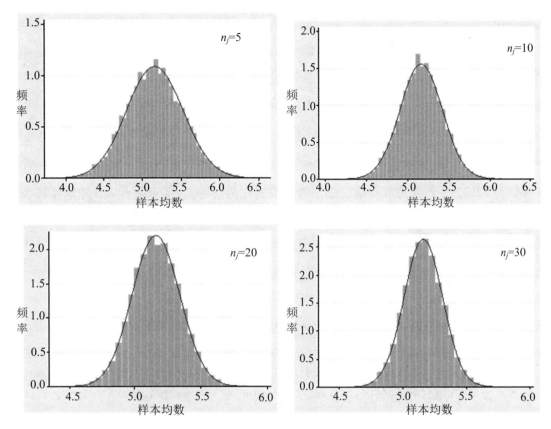

图 8.2 从正态分布总体 $N(5.16, 0.82^2)$ 模拟抽样得到样本均数的频数分布图

$$\sigma_{\bar{x}} = \frac{\sigma}{\sqrt{n}} \qquad (8.1)$$

由式(8.1)可知,均数的标准误大小与原变量值的标准差成正比,与样本量 n 的平方根成反比;实际研究中,可通过增加样本量(n)来减小均数的标准误,从而降低抽样误差。

$\sigma_{\bar{x}}$ 越大,样本均数间的离散程度越大,提示抽样误差越大,用样本均数估计总体均数的可靠性越低;反之,$\sigma_{\bar{x}}$ 越小,样本均数间的离散程度越小,提示抽样误差越小,用样本均数估计总体均数的可靠性越高。

由于总体标准差 σ 通常未知,故多以样本标准差 s 代替 σ,算得 $\sigma_{\bar{x}}$ 的估计值 $s_{\bar{x}}$,即

$$s_{\bar{x}} = \frac{s}{\sqrt{n}} \qquad (8.2)$$

【**例 8.1**】 从上述抽样试验($n=10$)中抽得某样本的 $\bar{x} = 5.5705$ mmol/L,$s = 0.7861$ mmol/L,求该样本均数的标准误。

本例,$n=10$,$\bar{x} = 5.5705$ mmol/L,$s = 0.7861$ mmol/L,代入式(8.2)得

$$s_{\bar{x}} = \frac{s}{\sqrt{n}} = \frac{0.7861}{\sqrt{10}} = 0.24859 \ (\text{mmol/L})$$

2. 率的标准误

若研究的变量为分类变量资料,从总体中随机抽取多个样本(样本量相同)算出的样本率(p)与总体率(π)间也会存在抽样误差;率的标准误可反映样本率与总体率之间以及样本率之间的差异程度。当总体率(π)已知时,率的标准误为

$$\sigma_p = \sqrt{\frac{\pi(1-\pi)}{n}} \tag{8.3}$$

实际研究中,总体率(π)通常未知,多以样本率 p 代替,算出率的标准误的估计值,即

$$s_p = \sqrt{\frac{p(1-p)}{n}} \tag{8.4}$$

【例 8.2】 欲了解某地成年居民感染幽门螺旋杆菌的情况,某研究者从该地成年居民中随机抽查了 568 人,结果有 239 人感染;试求该地成年居民幽门螺旋杆菌感染率的标准误。

本例,$n=568$,感染人数 $x=239$,感染率 $p=\dfrac{x}{n}=\dfrac{239}{568}\times100\%=42.08\%$,代入式(8.4)得

$$s_p = \sqrt{\frac{p(1-p)}{n}} = \sqrt{\frac{42.08\% \times (1-42.08\%)}{568}} \doteq 0.0207$$

8.2 总体均数的估计

总体参数通常未知,故需要用样本统计量进行估计,这种方法即为参数估计(parameter estimation)。参数估计包括点估计(point estimation)和区间估计(interval estimation)两个方面。

8.2.1 点估计

点估计是用样本统计量直接作为相应的总体参数的估计值,如用样本均数 $\bar{x}$ 估计总体均数 μ。该法简单、易理解,但未考虑抽样误差的影响,故难以反映参数的估计值对其真值的代表性。

8.2.2 区间估计

1. 区间估计的概念

区间估计是按照预先给定的概率 $1-\alpha$ 所确定的包含未知总体参数的一个范围。该范围称为参数的可信区间或置信区间(confidence interval,CI);预先给定的概率 $1-\alpha$ 称为可信度(confidence level),通常取 95% 或 99%。一个总体均数 95% 的可信区间,表示该区间包含总体均数的概率为 95%,不包含总体均数的概率为 5%;理论上作 100 次抽样算得的 100 个 95% 可信区间中,平均有 95 个可信区间包含总体均数(估计正确),有 5 个可信区间不包含总体均数(估计错误)。

可信区间的两个端点值称为可信限(confidence limit,CL),其中较小者称为可信下限,较大者称为可信上限;可信区间为开区间,不包括可信限。

在实际研究中,如无特殊说明,一般作双侧可信区间的估计。在报告参数估计的结果时,

应同时给出点估计值和可信区间。

可信区间估计的优劣取决于两个要素,一是准确度,即可信度 $1-\alpha$ 的大小,是指区间包含总体均数 μ 的理论概率,越接近于 1 越好,如 99% 的可信度比 95% 的可信度好;二是精密度,即区间宽度,对双侧可信区间而言,区间越窄越好。当样本量固定时,两要素是互相矛盾的,若只提高可信度,则会使可信区间变宽,降低了可信区间的实际应用价值;因此不能笼统地认为 99% 可信区间比 95% 可信区间要好。在实际应用中常用 95% 可信区间。在可信度确定的前提下,增加样本量可减小区间宽度。

2. 总体均数可信区间的计算

根据总体标准差是否已知以及样本量的大小,总体均数的估计方法有所不同。

1) σ 已知,即假设从正态分布总体中进行抽样 $(x \sim N(\mu,\sigma^2))$,则样本均数亦服从正态分布 $(\bar{x} \sim N(\mu,\sigma^2/n))$。

根据 z 分布的原理,$z=\dfrac{\bar{x}-\mu}{\sigma_{\bar{x}}} \sim z$ 分布,在预先给定概率 $1-\alpha$ 的前提下,则有

$$-z_{\alpha/2} < z < z_{\alpha/2}$$

即

$$-z_{\alpha/2} < \frac{\bar{x}-\mu}{\sigma_{\bar{x}}} < z_{\alpha/2}$$

从该不等式解出 μ,在 $1-\alpha$ 的场合下,有

$$\bar{x}-z_{\alpha/2}\sigma_{\bar{x}} < \mu < \bar{x}+z_{\alpha/2}\sigma_{\bar{x}} \tag{8.5}$$

接着便可用该区间来估计 μ,即总体均数 μ 的双侧 $1-\alpha$ 可信区间,记为

$$(\bar{x}-z_{\alpha/2}\sigma_{\bar{x}},\ \bar{x}+z_{\alpha/2}\sigma_{\bar{x}}) \quad 或 \quad \bar{x}\pm z_{\alpha/2}\sigma_{\bar{x}} \quad 或 \quad \bar{x}\pm z_{\alpha/2}\frac{\sigma}{\sqrt{n}} \tag{8.6}$$

同理,总体均数 μ 的单侧 $1-\alpha$ 可信区间为

$$\mu > \bar{x}-z_{\alpha}\sigma_{\bar{x}} \quad 或 \quad \mu < \bar{x}+z_{\alpha}\sigma_{\bar{x}} \tag{8.7}$$

2) σ 未知,而样本量 n 足够大。即使从非正态分布总体中抽样,只要样本量 n 足够大,样本均数亦近似服从正态分布,此时总体标准差 σ 未知,由样本标准差 s 来代替,即 $\bar{x} \sim N(\mu,s_{\bar{x}}^2)$。

公式推导同上,则有总体均数 μ 双侧 $1-\alpha$ 可信区间,记为

$$(\bar{x}-z_{\alpha/2}s_x,\ \bar{x}+z_{\alpha/2}s_x) \quad 或 \quad (\bar{x}\pm z_{\alpha/2}s_x) \quad 或 \quad \left(\bar{x}\pm z_{\alpha/2}\frac{s}{\sqrt{n}}\right) \tag{8.8}$$

总体均数 μ 的单侧 $1-\alpha$ 可信区间为

$$\mu > \bar{x}-z_{\alpha}s_{\bar{x}} \quad 或 \quad \mu < \bar{x}+z_{\alpha}s_{\bar{x}} \tag{8.9}$$

【例 8.3】 某研究者于 2019 年 12 月底随机抽查了某地 360 名 18 岁健康男子的血红蛋白含量,求得 $\bar{x}=13.40$ g/100ml,$s=2.05$ g/100ml。试对该人群的血红蛋白含量的总体均数进行点估计,并求其 95% 可信区间。

点估计:将该样本均数 13.40 g/100ml 作为总体均数的点估计值,即认为该地正常 18 岁成年男子血红蛋白含量的总体均数为 13.40 g/100ml。

区间估计:本例 $n=360$,属于大样本,可采用近似服从正态分布原理的方法,将 $z_{0.05/2}=$

1.96 代入式(8.6),有

$$(13.40 - 1.96 \times 2.05/\sqrt{360}, \quad 13.40 + 1.96 \times 2.05/\sqrt{360})$$

即(13.188, 13.612)g/100ml,故该地正常 18 岁成年男子血红蛋白含量总体均数 95% 可信区间为(13.188, 13.612)g/100ml。

3) σ 未知,样本量 n 不够大。根据 t 分布原理,有

$$t = \frac{\bar{x} - \mu}{s_{\bar{x}}} \sim t \text{ 分布}$$

尽管 t 的取值范围为 $(-\infty, +\infty)$,但是在 $1-\alpha$ 的场合下,t 的数值满足

$$-t_{\alpha/2, \nu} < t < t_{\alpha/2, \nu}$$

即

$$-t_{\alpha/2, \nu} < \frac{\bar{x} - \mu}{s_{\bar{x}}} < t_{\alpha/2, \nu}$$

从该不等式解出 μ,在 $1-\alpha$ 的场合下有

$$\bar{x} - t_{\alpha/2, \nu} s_{\bar{x}} < \mu < \bar{x} + t_{\alpha/2, \nu} s_{\bar{x}} \tag{8.10}$$

总体均数 μ 的双侧 $1-\alpha$ 可信区间为

$$(\bar{x} - t_{\alpha/2, \nu} s_{\bar{x}}, \quad \bar{x} + t_{\alpha/2, \nu} s_{\bar{x}}) \quad \text{或} \quad \bar{x} \pm t_{\alpha/2, \nu} s_{\bar{x}} \quad \text{或} \quad \bar{x} \pm t_{\alpha/2, \nu} \frac{s}{\sqrt{n}} \tag{8.11}$$

【例 8.4】 计算例 8.1 资料中成年女性空腹血糖值 95% 可信区间。

本例中,$n=10$,$\bar{x}=5.5705$ mmol/L,$s=0.7861$ mmol/L,$s_{\bar{x}}=0.24859$ mmol/L,$\nu=n-1=10-1=9$,α 取双侧,查 t 界值表(附表 7)得 $t_{0.05/2, 9}=2.262$,代入式(8.11)计算其 95% 可信区间为

$$(5.5705 - 2.262 \times 0.24859, \ 5.5705 + 2.262 \times 0.24859)$$

即(5.0082, 6.1382) mmol/L。

8.3 总体率的估计

8.3.1 点估计

总体率的点估计是直接利用样本率估计总体率,即用 p 估计 π。如例 8.2 某研究者调查了某地 568 人,其中,幽门螺旋杆菌感染率为 42.08%,即可将该样本感染率作为总体感染率的点估计值,可认为该地幽门螺旋杆菌的总体感染率为 42.08%。点估计简便易懂,但没有考虑抽样误差的大小。

8.3.2 区间估计

参照总体均数可信区间估计的概念与方法,对总体率进行区间估计。

1. 查表法

对于小样本资料,如 $n \leqslant 50$ 的资料,特别是样本率非常接近 0 或 100%,可直接查百分率的可信区间表(附表 10),得到总体率的 $1-\alpha$ 可信区间。

【例 8.5】　某研究者对某地区 16 名静脉注射吸毒人员进行 HIV(人类免疫缺陷病毒)筛查,发现有 5 人 HIV 阳性,据此资料估计该地区 HIV 阳性率的 95% 可信区间。

本例 $n=16, x=5$。查附表 10,α 取 0.05 时,在 $n=16$(横行)与 $x=5$(纵列)的交叉处上行数值为 11~59,即该地区静脉吸毒人员 HIV 阳性率 95% 的可信区间为(11%,59%)。

需要注意的是,在百分率的可信区间表中,一般只列出 $x \leqslant \dfrac{n}{2}$ 的部分,当 $x > \dfrac{n}{2}$ 时,可先按"阴性"数 $n-x$ 查到总体阴性率的 $1-\alpha$ 可信区间 Q_L, Q_U,再用下面的公式转换成所需要的阳性率的 $1-\alpha$ 可信区间 P_L, P_U。

$$P_L = 1 - Q_U, \quad P_U = 1 - Q_L \tag{8.12}$$

2. 正态近似法

当 n 较大,π 或 $1-\pi$ 不接近 0,也不接近 1 时,二项分布 $B(n, \pi)$ 近似正态分布 $N[n\pi, n\pi(1-\pi)]$,而对应的样本率 p 也近似服从正态分布 $N(\pi, \sigma_p^2)$。所以当 n 较大,特别是 np 和 $n(1-p)$ 均大于 5 时,可利正态近似法估计总体率的 $1-\alpha$ 可信区间。计算公式为

$$(p - z_{\alpha/2} s_p, \quad p + z_{\alpha/2} s_p) \tag{8.13}$$

式(8.13)中的 $\alpha=0.05$ 时,$z_{0.05/2}=1.96$;$\alpha=0.01$ 时,$z_{0.01/2}=2.58$。

【例 8.6】　计算例 8.2 资料中幽门螺旋杆菌感染率的 95% 可信区间。

本例 $n=568$,感染人数 $x=239$,感染率 $p=42.08\%$,$s_p=0.0207$,代入式(8.13)得
$$(42.08\% - 1.96 \times 2.07\%, \ 42.08\% + 1.96 \times 2.07\%) = (38.02\%, 46.14\%)$$

电脑实验　参　数　估　计

【实验 8.1】　用 SPSS 软件实现随机模拟抽样(对应本章 8.1 节的抽样试验)。

1. 编写模拟抽样程序

程序内容如下,保存为文件"实验 8.1.sps"。

```
INPUT PROGRAM.
SET SEED=RANDOM.
LOOP ♯No=1 to 10000.
COMPUTE NUMBER=RND(♯No).
COMPUTE x1=RV. NORMAL(5.16,0.82).
COMPUTE x2=RV. NORMAL(5.16,0.82).
COMPUTE x3=RV. NORMAL(5.16,0.82).
COMPUTE x4=RV. NORMAL(5.16,0.82).
COMPUTE x5=RV. NORMAL(5.16,0.82).
COMPUTE M=MEAN(x1,x2,x3,x4,x5).
COMPUTE S=SD(x1,x2,x3,x4,x5).
COMPUTE CL=M-2.776 * S/SQRT(5).
COMPUTE CU=M+2.776 * S/SQRT(5).
```

END CASE.

END LOOP.

END FILE.

END INPUT PROGRAM.

EXECUTE.

GRAPH /HISTOGRAM(NORMAL)＝M.

2. 程序解释

第1行到第4行是通过 LOOP 和 END LOOP 语句产生记录数为10000的一组数据,第5行至第9行产生来自正态总体 $N(5.16,0.82^2)$ 且样本含量为 $n＝5$ 的10000个样本,10～13行计算各样本均数、标准差、95％可信区间的可信下限和可信上限,最后一行绘制直方图。(n 为10、20、30的抽样试验,请读者可自行添加)。

3. 操作步骤

打开程序文件"SPSS 随机模拟抽样. sps",选择 Run→All 运行程序。

4. 主要统计分析结果

如图 8.2。另外,在数据视窗还输出 NUMBER、x1～x5、M、S、CL、CU 为变量名的数据集,该数据集命名为"实验 8.1. sav"。

【实验 8.2】 已知某样本信息为 $n＝10,\bar{x}＝5.5705,s＝0.7861$,求其均数的标准误及总体均数 95％的可信区间。

1. 建立数据集

以"样本量""均数"和"标准差"为变量,建立 3 列 1 行数据集实验 8.2. sav,如图 8.3。

样本量	均数	标准差
10	5.5705	.7861

图 8.3　实验 8.2 的数据集

2. 操作步骤

① 计算标准误:Transform→Compute Variable,在 Target Variable 框中输入"标准误",在 Numeric Expression 中输入"标准差／SQRT(样本量)",(SQRT 可以在右侧 Function Group 中点击 Arithmetic,从下方的 Functions and Special Variables 中点击 SQRT,然后点击向上箭头选入 Numeric Expression 对话框中)→OK。②计算 95％CI:Transform→Compute Variable,在 Target Variable 框中输入"区间下限",在 Numeric Expression 中输入"均数－2.262＊标准误"→OK;类似的"区间上限"为"均数＋2.262＊标准误"→OK。

3. 结果解读

在数据视窗输出标准误为 0.24859,区间下限为 5.0082,区间上限为 6.1328;即该总体均数 95％的可信区间为(5.0082,6.1328)。

【实验 8.3】 利用例 8.3 的原始数据(360 个血红蛋白测定值),求均数的标准误及总体均数 95％的可信区间。

1. 建立数据集

以"血红蛋白"为变量,建立 360 行 1 列的数据集实验 8.3. sav。

2. 操作步骤

Analyze→Descriptive Statistics→Explore,将变量"血红蛋白"选入 Dependent List 框中,

点击 Statistics 按钮, 选中 Descriptive→Continue→OK。

3. 结果解读

结果如图 8.4, 标准误 (Std. Error) 为 0.1082677, 95% 可信区间 (Confidence Interval) 为 (13.188176, 13.614013)。

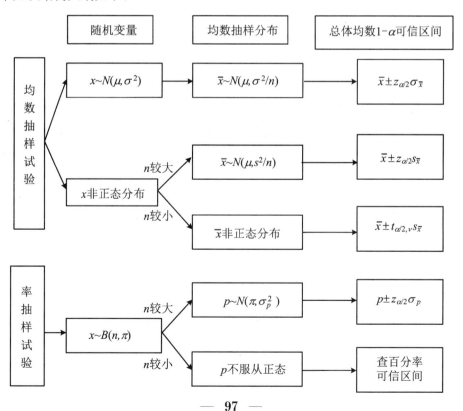

图 8.4 例 8.3 资料的统计描述结果

▌学 习 小 结▐

本章知识结构归纳如下:

复习思考题

1. 试述标准误与标准差的区别与联系。

2. 试述可信区间与医学参考值范围的区别与联系。

3. 根据样本资料计算得到的标准误是该次抽样发生的抽样误差的实际大小吗？为什么？

第9章 假 设 检 验

> **学习目的:**掌握假设检验的原理,假设检验的两类错误和注意事项;熟悉正态性检验和数据变换的方法,两总体方差齐性检验的方法,多个总体方差齐性检验的方法;了解假设检验的类型,正态性检验及方差齐性检验的 SPSS 软件实现过程。
>
> **知识要点:**假设检验原理,两类错误、检验效能;正态性检验的方法、步骤及 SPSS 软件的实现过程,两总体方差齐性检验的方法、步骤及 SPSS 软件的实现过程。

统计推断作为统计分析的重要方面,主要包括参数估计和假设检验两部分。参数估计主要解决如何依据样本信息估计未知参数的大小及其可能所在范围的问题。实际工作中,往往会遇到用两种或多种方法治疗某种疾病的疗效是否有差异的问题;某个变量的分布是否服从某理论分布的问题;等等。要回答这些问题,需要用到假设检验(hypothesis test)的知识。

9.1 假设检验的原理与步骤

9.1.1 假设检验的原理

假设检验(hypothesis test)是对未知总体的特征先提出某种假设,然后根据样本信息及抽样误差理论,运用小概率反证法的逻辑思维,作出是否拒绝该假设的统计推断方法。

【例 9.1】 已知正常成年女性血红蛋白的均数为 132 g/L,现测得 40 例某病女性患者的血红蛋白均数为 122 g/L,标准差为 3.8 g/L,问:该病女性患者血红蛋白均数是否低于正常成年女性?

分析思路:要回答某病女性患者血红蛋白均数(μ)是否低于正常成年女性的血红蛋白均数(μ_0)的问题,先得弄清楚造成两个均数差异的原因,以及此差异由抽样误差造成的可能性。造成差异的原因存在两种情况:

1) 该病患者的血红蛋白均数与正常成年女性的相同,即 $\mu = \mu_0 = 132$ g/L;由于抽样误差的存在导致从 $\mu = 132$ g/L 的总体中获得了一个 $\bar{x} = 122$ g/L 的样本,造成均数差异的原因是抽样误差。

2) 该病患者的血红蛋白均数比正常成年女性的低,即 $\mu < \mu_0 = 132$ g/L;造成两均数差异的原因主要是因二者的总体参数不同造成的,抽样误差的影响较小。

假设检验的目的是根据样本信息去推断上述哪种情况成立的可能性大。即判断待比较双方出现差异的原因,或者说是分辨两个样本来自的两个总体是否相同,而不是判断待比较双方间差异的大小。

　　进行假设检验时,首先建立两个假设:① 该病患者的血红蛋白均数与正常人的血红蛋白均数相同(零假设,null hypothesis);② 该病患者的血红蛋白均数比正常人的血红蛋白均数低(备择假设,alternative hypothesis)。然后利用反证法的思想,在零假设成立的前提下,根据样本提供的信息,采用适当的统计方法进行相关计算与推导;如果检验中出现不合理的结论,则表明零假设成立是错误的,因此拒绝零假设,反之,没有理由拒绝零假设。

　　判断是否出现不合理结论的理由取决于是否出现小概率事件,即在零假设成立的前提下,计算随机抽到现有样本及更极端情况发生概率的大小。如果得到的概率较大,则不拒绝零假设;如果得到的概率较小,则拒绝零假设,接受备择假设。假设检验作出是否拒绝零假设的依据是小概率原理(统计学认为小概率事件在一次试验中几乎不可能发生),这样可保证结果的正确性高,但不能保证绝对正确,即结果具有一定的犯错风险。

9.1.2　假设检验的步骤

　　结合例 9.1 说明假设检验的一般步骤。

1. 建立假设

　　统计假设有一对,即零假设与备择假设,分别用符号 H_0 和 H_1 表示;二者相互排斥,非此即彼。其中,H_0 即无效假设,通常假设待比较的总体参数相等或分布相同,组间的差异仅由抽样误差造成,即例 9.1 造成差异的第一种原因;H_1 备择假设则假设待比较的总体参数不等或分布不同,组间的差异主要是由于总体本质不同所致,即例 9.1 造成差异的第二种原因。注意:备择假设有单侧与双侧之分,需根据研究目的和专业知识确定。

　　对于例 9.1,研究目的只关心该病患者的血红蛋白均数是否比正常人的血红蛋白均数低,所以选用单侧检验。建立的假设为 $H_0: \mu = \mu_0 = 132 \text{ g/L}, H_1: \mu < \mu_0 = 132 \text{ g/L}$。

2. 确定检验水准

　　检验水准(level of a test)也称事前概率,是研究者事先确定的小概率事件的水准,用 α 表示,指若 H_0 为真而检验结果却拒绝它的最大可能性。α 常取 0.05。具体假设检验时,可将此步骤与建立假设并为一步。

3. 选取检验方法,计算检验统计量

　　检验统计量(statistics for hypothesis test)是衡量样本与总体间的差别或偏离程度的统计指标。许多假设检验方法是以检验统计量命名的,如 t 检验,F 检验,χ^2 检验等。应根据研究目的、设计类型、资料属性等选用适当的检验方法,计算检验统计量。

　　对于例 9.1,根据资料满足的条件应选用单样本 t 检验(该法的适用场合与应用条件详见第 10 章),检验统计量 t 为

$$t = \frac{|\bar{x} - \mu_0|}{s_{\bar{x}}} = \frac{|122 - 132|}{3.8/\sqrt{40}} = 16.64, \quad \nu = n - 1 = 40 - 1 = 39$$

4. 确定 P 值,作出统计推断

　　P 值也称事后概率,指在零假设成立时进行随机抽样,获得大于及等于和(或)小于及等于

依据现有样本资料求得的检验统计量的概率。P 值越小,说明零假设成立的概率越低,拒绝零假设冒的风险越小;反之,P 值越大,说明零假设成立的概率越高,越没有理由拒绝零假设。

可通过比较计算得到的检验统计量与事前概率的临界值确定 P 值与检验水准 α 的大小关系,如双侧 t 检验时 $|t| < t_{\alpha/2,\nu}$,则 $P > \alpha$,按照 α 标准不拒绝 H_0,尚不能认为差异具有统计学意义;反之,如果 $|t| \geq t_{\alpha/2,\nu}$,则 $P \leq \alpha$,按照 α 标准拒绝 H_0,接受 H_1,可以认为统计学上有意义。事前概率的临界值可通过查相应的界值表得到。如例 9.1,查附表 7 得 $t_{0.05,39} = 1.685$。

随着统计软件的应用和普及,现已可以对 P 值进行精确计算。在进行描述时最好能够列出精确的 P 值(通常保留三位小数),以利于研究者对统计结果的可靠性进行判断。

5. 给出专业结论

1) $P > \alpha$ 时,尚不能认为差异具有统计学意义,可以参照专业解释给出专业结论;如例 9.1,可以下"基于现有资料尚不能认为该病患者血红蛋白数与正常成年女性的不同"的结论。

2) $P \leq \alpha$ 时,差异有统计学意义,如例 9.1,可以下"可认为该病患者血红蛋白数比正常成年女性的低"的结论。本例题 $t_{0.05,39} = 1.685 < |t| = 16.64$,故 $P < 0.05$,按 $\alpha = 0.05$ 检验水准,拒绝 H_0,接受 H_1,差异有统计学意义,可以认为该病患者血红蛋白均数比正常成年女性的低。

在进行具体假设检验时,通常将此步骤与前一步骤并在一起。

9.2 假设检验的种类

主要包括参数检验(parametric test)和非参数检验(nonparametric test)两类。

9.2.1 参数检验

在总体分布已知(如正态分布)时,利用测得的样本数据对总体分布的参数(如 μ、π 或 σ^2)进行推断,称为参数检验。参数检验的应用有一个关于总体分布的前提,如 t 检验要求总体分布为正态分布,当资料与正态分布相差太大时则不适用。对不服从正态分布的资料可考虑通过变量变换转为正态分布后再作参数检验。常用参数检验方法及其应用条件等见表 9.1。

表 9.1 常用参数检验方法

检验方法	设计类型	检验目的(H_0)	应用条件
单样本 t 检验	完全随机设计样本均数与已知总体均数的比较	$\mu = \mu_0$	资料总体服从正态或近似正态分布
配对 t 检验	配对设计两样本的比较	$\mu_d = 0$	对子的差值服从正态分布
成组 $t(t')$ 检验	完全随机设计两样本的比较	$\mu_1 = \mu_2$	两样本为独立的随机样本,均服从正态分布,方差齐(不齐)
F 检验	完全随机设计、随机区组设计、析因设计、交叉设计等多样本的比较	$\mu_1 = \mu_2 = \cdots = \mu_k$	各样本均服从正态分布,方差齐

参数检验在检验过程中充分利用了每一个样本值的信息,检验效能高,是医学统计学中重要的研究方法。对于满足参数检验条件的资料应优先考虑参数检验方法。

9.2.2 非参数检验

当总体分布类型未知或不能明确时,用参数检验对总体的参数进行检验就不再适宜;此时可考虑用非参数检验,对总体的分布形态等进行检验。非参数检验是参数检验的有效补充,它不受资料分布类型的影响,所以也称为无分布检验或任意分布检验。其适应范围较广,如下资料均可考虑非参数检验:① 偏态分布或总体分布类型未知的数值变量资料(尤其是样本量小于 30 时);② 各组离散程度悬殊的资料,即各组总体方差不齐;③ 具有极端值的资料或某端无确切值的资料;④ 有序分类变量资料;⑤ 各组资料的初步分析。非参数检验的方法很多,常用的非参数检验方法见表 9.2。

表 9.2 常用的基于秩转换的非参数检验方法

检验方法	设计类型	检验目的(H_0)
Wilcoxon 符号秩和检验	配对设计两样本的比较	$M_d = 0$
Mann-Whitney(Wilcoxon)秩和检验	完全随机设计两样本的比较	两总体分布相同
H 检验(Kruskal-Wallis 检验)	完全随机设计多样本的比较	各总体分布相同
Friedman M 检验	随机区组设计多样本的比较	各总体分布相同

非参数检验方法对资料相关条件的要求宽泛,应用范围广;但该法对原始数据的信息利用不充分,检验效能较参数检验低。对于适宜用参数检验方法的资料,如果采用非参数检验进行分析,会损失样本提供的信息,这不但会造成资料浪费,而且还容易增大犯假阴性错误的概率。而对于分布类型未知、变异较大、方差不齐、呈偏态分布、有极端值、端点有不确定值等的资料,宜选用非参数检验,以提高检验结果的可靠性。两类假设检验方法的主要区别见表 9.3。

表 9.3 参数检验和非参数检验的区别

	参数检验	非参数检验
资料分布类型	已知	未知
检验目的	参数是否相等	分布或位置是否相同
适用范围	相对狭窄	广
资料利用程度	高	低
检验效能	高	低

9.3 两类错误与注意事项

9.3.1 假设检验的两类错误

假设检验的理论依据是小概率原理,结果是一种概率性的推断,因为小概率事件并非不可能事件,得出拒绝 H_0 的结果不等于 H_0 一定不成立,不拒绝 H_0 也不等于 H_0 一定成立;假设检验时,无论作出是否拒绝 H_0 的结论,均有可能发生错误。具体的错误类型见表9.4。

表9.4　假设检验的四种结局

真实情况	检验结果	
	不拒绝 H_0($P>\alpha$)	拒绝 H_0($P\leqslant\alpha$)
H_0 为真	正确($1-\alpha$)	Ⅰ类错误(α)
H_0 为假	Ⅱ类错误(β)	正确($1-\beta$)

1. Ⅰ类错误

Ⅰ类错误(type Ⅰ error)也称Ⅰ型错误,是指假设检验的结果拒绝了实际上成立的 H_0,即弃真错误,医学上称为假阳性错误。Ⅰ类错误的概率用 α 表示,即前面所说的检验水准,它事先规定了一次假设检验允许犯Ⅰ类错误的最大值。当 α 设定为 0.05 时,表示如果 H_0 成立,在 100 次抽样推断中最多允许犯 5 次Ⅰ类错误。通常取 $\alpha=0.05$ 或 $\alpha=0.01$,必要时也可取 $\alpha=0.10$。

2. Ⅱ类错误

Ⅱ类错误(type Ⅱ error)也称Ⅱ型错误,是指假设检验的结果没有拒绝实际上不成立的 H_0,即存伪错误,医学上称为假阴性错误。Ⅱ类错误的概率用 β 表示。β 的大小通常未知,在假设检验过程中也无法事先设定;但在一定条件下可以计算出来。

两类错误产生的原因主要是各组待比较群体的某变量值存在交叉,而检验界值往往取在交叉处。如果待比较两组群体的某变量值没有交叉(如图9.1),则可以完全避免两类错误的发生;但此情况在现实中较为少见。现以脂肪肝病人的肝重系数为例(如图9.2),作进一步解释。(例子仅是为了便于理解两类错误的产生,不适宜作理论上的深究)

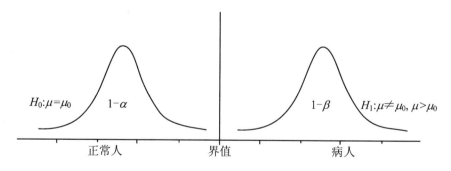

图9.1　待比较两组人群的某变量值无交叉示意图

假设正常人的肝重系数为 μ_0,脂肪肝患者的肝重系数为 μ,$\mu>\mu_0$。由于正常人中也有肝重系数较大者,而脂肪肝患者中也有肝重系数较小者。若某人本身属正常人,但肝重系数较大并到了界值的右侧,此时会出现拒绝 H_0 的结论,即犯了Ⅰ类错误;类似的,某病人的肝重系数较小且到了界值的左侧,则得出不拒绝 H_0 的结论,此时就犯了Ⅱ类错误。可见,Ⅰ类错误和Ⅱ类错误的大小与界值的确定有关:α 增大,则 β 减小;β 增大,则 α 减小。实际应用中,可根据

需要确定 α 和 β 的水平;若要同时减少 α 和 β,唯有增加样本量。

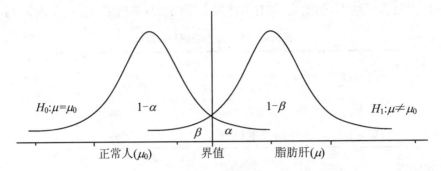

图 9.2　两组人群的肝重系数与两类错误示意图

3. 检验效能

检验效能(power of test)即 $1-\beta$,也称把握度,是指当所研究的总体间确实存在差异,按照检验水准 α 能够发现该差异的概率。检验效能一般不得低于 0.8,否则可能出现错误的阴性结果,尤其小样本资料更需注意这一点。当假设检验结果为不拒绝 H_0 时,可能有两种情况:一是两总体间确实没有差别,二是两总体间确有差别,由于 II 类错误的概率过大导致检验效能较低,此时需通过增加样本含量,以减小 II 型错误的发生,增大检验效能。

检验效能的大小与总体间的差别、标准差、样本量、检验水准等因素有关:

1) 资料的类型及相应的统计方法:一般情况下,参数检验的检验效能要高于非参数检验,而在某些情况下,进行变量变换也有助于提高检验效能。

2) 个体差异:个体差异越大,总体标准差 σ 越大,数据分布越离散,在其他条件固定的前提下,各组分布重合部分增大,检验效能降低。

3) 检验水准 α:由图 9.2 可以看出,α 和 β 是相互影响的,其关系是相互矛盾的,增大 α 会降低 β,进而提高 $1-\beta$;而降低 α 则会增大 β,使 $1-\beta$ 降低。因此在其他条件固定的时候,增大 α 可以提高检验效能。

4) 样本量:如果其他条件相同,样本量增大,β 减小,则检验效能提高。

5) 容许误差 δ:容许误差越小,越不容易发现总体间的差异,检验效能降低。

9.3.2　假设检验的注意事项

1. 假设检验应有严密的设计

严密的设计是正确进行假设检验的前提。研究应确保遵循随机原则,按照研究方案,使样本具有良好的代表性,各样本间具有可比性和均衡性。

2. 假设检验方法的选用要恰当

每种假设检验方法都有其应用条件和主要用途,应根据研究目的、设计类型、资料属性、样本量等选用恰当的检验方法。如配对设计的两样本比较,若差值来自正态总体,应选用配对 t 检验,若差值来自非正态总体,应选用 Wilcoxon 符号秩和检验。

3. 正确理解 α 和 P 值的含义

检验水准 α 是研究者事先规定的允许该次假设检验犯 I 类错误的最大概率。P 值是从

H_0 所规定的总体抽样,得到比现有样本指标更为极端值的概率。P 值越小,拒绝 H_0 的理由越充分,而不是说待比较各方的差别越大;诚然,差别越大越容易得到较小的 P 值。

4. 结合专业知识和分析目的选用单侧检验或双侧检验

1) 双侧检验(two-sided test):此类检验最为常见,它只考虑总体统计量间不同或不全相同而不去探讨它们差值的方向性,或者在研究限定的条件下无法确定其方向性。

2) 单侧检验(one-sided test):在可以确定总体之间大小关系的时候,应考虑进行单侧检验。此时只需要注意估计值是否偏高或偏低。如只注意偏低,则临界值在左侧,称左侧检验;如只注意偏高,则临界值在右侧,称右侧检验。比如,糖尿病人的血糖值一定是高于正常人的,降糖药物的应用只能使血糖降低,这种情况下就可以选择单侧检验。

选用单侧检验还是双侧检验,应结合专业知识和分析目的确定。如果有充分的理由认为待比较的一方不会低于另一方,则可以选单侧检验;否则,选用双侧检验比较稳妥。单侧检验相对容易得到较小的 P 值,如图 9.3 所示。

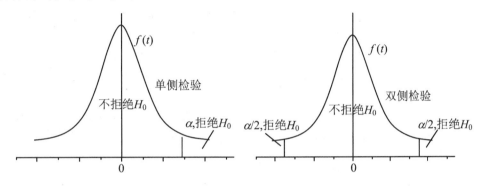

图 9.3 单、双侧检验示意图(以 t 分布为例)

5. 做假设检验应注意样本量的合理性

样本量过大会增加较大的投入,样本量过小会增大犯 Ⅱ 类错误的概率,合理的样本量可以通过资料满足的条件借助相应的公式或软件推算出来,以得到可靠的结果。

6. 假设检验的结论不能绝对化

假设检验的结论具有概率性,存在发生错误的可能;假设检验有意义不等于一定有实际意义,假设检验无意义也不等于一定没有实际意义。因此,假设检验的结论不能绝对化。另外,为提高报告的准确度,在研究报告中最好说明研究的样本量、检验统计量的大小以及具体的 P 值。

9.4 正态性检验与数据变换

医学统计学中,很多统计方法只适用于正态分布或近似正态分布资料。例如,第 5 章的统计指标均数、方差和标准差用来描述数值变量资料的分布特征,使用正态分布法制定医学参考值范围,以及假设检验的 t 检验、方差分析等统计方法均要求资料服从正态分布或近似正态分布。因此,选用这些方法前需对资料进行正态性检验(test of normality),以推断其是否服从正态分布,当资料不服从正态分布时,有时还需对资料进行数据转换,以使资料满足方法的应用条件。

9.4.1 正态性检验

有些医学资料,如成年人的身高、体重、血压、红细胞、血红蛋白等服从正态分布,可不必作正态性检验。对于小样本资料($n \leqslant 8$)的正态性,依据经验判断更为重要,因为对小样本资料作正态性检验,易出现假阴性错误。对于大样本资料,建议采用正态性检验来判断资料的正态性。

正态性检验的方法有图示法和计算法两类。

1. 图示法

通过图示,可直观判断资料是否服从正态分布。常用方法有概率-概率图(probability-probability plot,P-P 图)和分位数-分位数图(quantile-quantile plot,Q-Q 图)。其中 P-P 图以样本的累计频率作为横坐标,以按照正态分布计算的相应累计概率作为纵坐标,把样本数值表现为直角坐标系中的散点;Q-Q 图则是以样本的分位数(P_x)为横坐标,以按照正态分布计算的相应分位数为纵坐标,把样本数值表现为直角坐标系中的散点。若图中的散点围绕第一象限的对角线分布,则可认为样本资料满足正态性。直方图、箱式图和茎叶图也可判断正态性。

2. 计算法

对称性(symmetry)和正态峰(mesokurtosis)是正态分布的两个特征,如图 9.4 所示。计算法通过反映正态分布两大特征指标的计算,判断样本资料是否满足正态性。

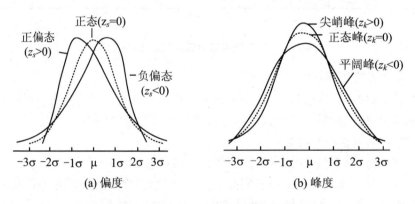

(a) 偏度   (b) 峰度

图 9.4　正态分布的偏度与峰度示意图

描述对称性的统计量常用偏度系数 s(coefficient of skewness)表示,描述正态分布峰的统计量常用峰度系数 k(coefficient of kurtosis)表示,计算公式为

$$\text{偏度系数} \quad s = \frac{n}{(n-1)(n-2)s^3} \sum_{i=1}^{n} (x_i - \bar{x})^3 \tag{9.1}$$

$$\text{峰度系数} \quad k = \frac{n(n+1)}{(n-1)(n-2)(n-3)s^4} \sum_{i=1}^{n} (x_i - \bar{x})^4 - \frac{3(n-1)^2}{(n-2)(n-3)} \tag{9.2}$$

式中,n 为样本量,x_i 为观测值,$\bar{x}$ 为样本均数,s 为样本标准差。

偏度系数 $s=0$ 表示数据分布对称；$s>0$ 表示数据分布峰偏左,长尾拖在右边(正偏态)；$s<0$ 表示数据分布峰偏右,长尾拖在左边(负偏态),如图 9.4(a)所示。峰度系数 $k=0$ 表示数据分布的陡缓程度同正态分布；$k>0$ 为尖峭峰,$k<0$ 平阔峰,如图 9.4(b)所示。

正态性检验的计算法又分为两大类：

(1) 偏度(skewness)和峰度(kurtosis)分开评定

常用矩法(动差法)。该法样本量大小均适用。当频数分布为正态时,总体偏度系数与总体峰度系数应分别等于 0。但由于抽样误差的存在,样本偏度系数 s 与峰度系数 k 不一定为 0,故需作假设检验。由式(9.1)、(9.2)计算所得的 s 及 k 可用 z 检验进行推断。无效假设为"总体偏度系数与总体峰度系数均等于 0"。计算公式为

$$\sigma_s = \sqrt{\frac{6n(n-1)}{(n-2)(n+1)(n+3)}} \qquad (9.3)$$

$$\sigma_k = \sqrt{\frac{24n(n-1)^2}{(n-3)(n-2)(n+3)(n+5)}} \qquad (9.4)$$

$$z_s = \frac{s}{\sigma_s} \qquad (9.5)$$

$$z_k = \frac{k}{\sigma_k} \qquad (9.6)$$

式中,s 为样本偏度系数,k 为样本峰度系数,σ_s、σ_k 分别为其标准误。

(2) 偏度、峰度综合评定

常用 Shapiro-Wilk 检验和 Kolmogorov-Smirnov 检验,其检验假设 H_0:总体服从正态分布；H_1:总体不服从正态分布。

Shapiro-Wilk 检验的检验统计量为样本次序统计量线性组合的平方与方差估计量的比值,其大小介于 0 到 1 之间,记为 W,故又称为 W 检验。此法宜用于小样本资料的正态性检验,尤其是 $8<n<50$ 时。

Kolmogorov-Smirnov 检验是度量由样本资料算得的经验累计分布函数与原假设成立时理论累计分布函数之间的最大偏差,进而根据最大偏差的分布规律作出统计推断,其统计量为 D,故又称为 D 检验。此法宜用于大样本资料的正态性检验($n \geqslant 50$)。

此外,拟合优度 χ^2 检验也可用于正态性检验。正态性检验涉及的公式和计算复杂,一般通过统计软件实现。

【例 9.2】 某中医师采用健脾渗湿药物薏苡仁对脾虚患者进行治疗,观察患者的血糖水平变化情况,结果见表 9.5。试对两组血糖资料进行正态性检验。

表 9.5 薏苡仁对脾虚患者血糖的影响(mg/dL)

对照组	98	97	110	109	103	110	103	103	105
薏苡仁组	94	96	99	96	98	100	103	97	

1) 建立假设,确定检验水准。

H_0:对照组总体服从正态分布

H_1:对照组总体不服从正态分布

$\alpha = 0.05$

2）选择检验方法,计算检验统计量。

因 $n = 9(8 < n < 50)$,所以采用 Shapiro-Wilk 检验,通过 SPSS 软件得检验统计量 $W = 0.900$,$P = 0.252 > 0.05$。

3）确定 P 值,作出推断结论。

$P = 0.252 > 0.05$,按 $\alpha = 0.05$ 检验水准,不拒绝 H_0,可认为对照组总体服从正态分布。

同理可得,薏苡仁组 $W = 0.969$,$P = 0.891$;P 值 > 0.05,同样可认为薏苡仁组数据来自正态分布总体。

具体 SPSS 步骤参考本章电脑实验。

9.4.2 数据变换

当数据来自非正态总体或方差不齐时,通常的处理方法是:通过数据变换(data transformation)来改善其假定条件,或用非参数检验方法。常用的数据转换方法有对数变换、平方根变换、平方根反正弦变换及倒数变换。

1. 对数变换

对数变换(logarithmic transformation)即取原始数据的对数值作为新的分析数据,常用于:① 使服从对数正态分布的资料正态化;② 使资料达到方差齐性,特别是各样本的变异系数比较接近时;③ 使曲线直线化。变换公式为

$$x' = \log x \tag{9.7}$$

若原始数据有 0 或负数,可采用 $x' = \log(x + a)$,a 为任意常数。

2. 平方根变换

平方根变换(square root transformation)即将原始数据的算术平方根作为新的分析数据。常用于:① 轻度偏态资料正态化;② 服从 Poisson 分布的计数资料。当多组资料的方差与均数呈正相关时,此变换可使资料的方差齐。变换公式为

$$x' = \sqrt{x} \tag{9.8}$$

式(9.8)中,x 为原始数据,x' 为变换后的数据。若原始数据较小,例如,$x < 10$,可用 $x' = \sqrt{x+1}$ 或 $x' = \sqrt{x+1/2}$ 作变换。

3. 平方根反正弦变换

平方根反正弦变换(square root and inverse sine transformation)又称角度变换(angular transformation),是将原始数据的平方根反正弦值作为新的分析数据,适用于二项分布资料。变换公式为

$$角度表示:\quad x' = \arcsin\sqrt{x} \tag{9.9}$$

$$弧度表示:\quad x' = (\pi/180)\arcsin\sqrt{x} \tag{9.10}$$

4. 倒数变换

倒数变换(reciprocal transformation)即将原始数据的倒数作为新的分析数据。常用于数

据两端波动较大的资料,可使极端值的影响减小。变换公式为

$$x' = 1/x \tag{9.11}$$

9.5 方差齐性检验

有些统计分析方法,如两独立样本 t 检验、方差分析等不但要求各组资料满足正态性,而且要求组间的总体方差相等,即方差齐。

9.5.1 单个总体方差的检验

适用于单组正态资料的假设检验,以检验该总体方差 σ^2 是否与已知的总体方差 σ_0^2 相等,常用 χ^2 检验作单侧检验。检验假设 $H_0 : \sigma^2 = \sigma_0^2$,$H_1 : \sigma^2 > \sigma_0^2$ 或 $H_1 : \sigma^2 < \sigma_0^2$,计算公式为

$$\chi^2 = \frac{s^2}{\sigma_0^2}(n-1) \tag{9.12}$$

$$\nu = n - 1 \tag{9.13}$$

若 $\chi^2 > \chi_\alpha^2$,则 $P < \alpha$,拒绝 H_0,接受 H_1;反之,则不拒绝 H_0。

【例 9.3】 某药的含碳量服从正态分布,生产时允许方差在 0.038^2(mg^2)内。现任取 9 件,测得含碳量(mg)为 1.28、1.36、1.42、1.31、1.30、1.28、1.32、1.39、1.26,根据 $\alpha = 0.05$ 判断该药生产是否稳定。

分析思路:根据实际情况,选用单侧检验。步骤如下:

$$H_0 : \sigma^2 = 0.038^2, H_1 : \sigma^2 > 0.038^2, \alpha = 0.05$$

$$\chi^2 = \frac{n-1}{\sigma_0^2}s^2 = \frac{9-1}{0.038^2} \times 0.054^2 = 16.155$$

查附表 9(χ^2 界值表)得 $\chi_{0.050,8}^2 = 15.51 < 16.155$,则 $P < 0.05$,按 $\alpha = 0.05$ 检验水准,拒绝 H_0,接受 H_1,可以认为该药生产的方差大于 0.038^2,生产不稳定。

9.5.2 两个总体方差的检验

两独立样本 t 检验时要求两样本均来自正态总体且两总体方差相等,所以分析前要考察两总体的方差齐性。当两样本方差分别代表的总体方差相等时,称为两样本方差齐,反之,称两样本方差不齐。两独立样本的方差齐性检验常用 F 检验和 Levene 检验(Levene test)。Levene 检验计算量大,多借助统计软件实现。

1. F 检验

要求待检验的两样本均来自正态分布总体。检验假设为

$H_0 : \sigma_1^2 = \sigma_2^2$,两独立样本资料的总体方差相等

$H_1 : \sigma_1^2 \neq \sigma_2^2$,两独立样本资料的总体方差不相等

检验统计量 F 的计算公式为

$$F = \frac{s_1^2(较大)}{s_2^2(较小)}, \quad \nu_1 = n_1 - 1, \quad \nu_2 = n_2 - 1 \tag{9.14}$$

式中,s_1^2 为较大的样本方差,s_2^2 为较小的样本方差,ν_1、ν_2 分别为分子与分母的自由度。若两样

本方差不相等主要由抽样误差所致,则 F 值一般接近 1;若 F 值比 1 大得多,则提示两总体方差不等的可能性大。通过查 F 分布界值表(附表 11)得到界值 $F_{a/2}$,然后将其与计算所得的 F 值比较,可确定 P 值,进而作出推断结论。

【例 9.4】 现有两组研究对象的血糖资料,对照组:$n_1=9$,$s_1=4.816(\text{mg/dL})$;试验组:$n_2=8$,$s_2=2.800(\text{mg/dL})$。试检验两组的总体方差是否相等。

1) 建立检验假设,确定检验水准。

$H_0:\sigma_1^2=\sigma_2^2$,两组血糖的总体方差相等

$H_1:\sigma_1^2\neq\sigma_2^2$,两组血糖的总体方差不相等

$\alpha=0.05$

2) 计算检验统计量。

$$F=\frac{4.816^2}{2.800^2}=2.958,\quad \nu_1=9-1=8,\quad \nu_2=8-1=7$$

3) 确定 P 值,作出推断结论。

查附表 11 得,$F_{0.05/2(8,7)}=4.90>2.958$,$P>0.05$。按 $\alpha=0.05$ 水准,不拒绝 H_0,还不能认为两组研究对象血糖的总体方差不等。

2. Levene 检验

该法不依赖总体的分布形式,适用于两个以上样本间的方差齐性检验。该法实质是对原始数据进行一种变量变换,然后对变换后的数据进行单因素方差分析。Levene 检验的统计量通常借助统计软件实现,SPSS 软件对两个和多个总体方差的齐性检验采用的都是 Levene 检验。

Levene 检验统计量公式为

$$F=\frac{(N-k)\sum_{i=1}^{k}n_i(\bar{Z}_i-\bar{Z})^2}{(k-1)\sum_{i=1}^{k}\sum_{j=1}^{n_i}(Z_{ij}-\bar{Z}_i)^2} \tag{9.15}$$

式中,N 为总样本量,k 为比较组数,n_i 为第 i 组的样本量。

Z_{ij} 可根据资料选择下列三种计算方法:

1) $Z_{ij}=|x_{ij}-\bar{x}_i|$ $(i=1,2,\cdots,k;j=1,2,\cdots,n_i)$
2) $Z_{ij}=|x_{ij}-M_{di}|$ $(i=1,2,\cdots,k;j=1,2,\cdots,n_i)$

其中,M_d 为第 i 个样本的中位数。

3) $Z_{ij}=|x_{ij}-\bar{x}_i'|$ $(i=1,2,\cdots,k;j=1,2,\cdots,n_i)$

其中,$\bar{X}_i'$ 为第 i 个样本截除样本量 10% 后的均数。

注:x_{ij} 为第 i 组的第 j 个观测值;$i=1,2,\cdots,k;j=1,2,\cdots,n_i$。

例 9.4 用 SPSS 软件的方差齐性检验结果为:$F=2.410$,$P=0.141$,按 $\alpha=0.05$ 水准,不拒绝 H_0。具体 SPSS 操作步骤参考本章的电脑实验。

9.5.3 多个总体方差的检验

多样本方差齐性检验常用 Levene 检验和 Bartlett 法(Bartlett test),其中 Levene 检验的

结论较为稳健。SPSS 软件对两个和多个总体方差的齐性检验均采用 Levene 检验。

Bartlett 检验由 M. S. Bartlett 于 1937 年提出,用于多个样本方差齐性检验。应用时要求待检验的资料满足正态性,其检验统计量服从 χ^2 分布。其基本思想是:如果各总体方差相等,均等于合并方差,则各样本方差与合并方差应较为接近,检验统计量 χ^2 值也较小。因此可通过 χ^2 值的大小,确定 P 值,进而得出结论。

检验假设 H_0:各组总体方差相等,H_1:各组总体方差不等或不全等,$\alpha = 0.10$,检验统计量公式为

$$\chi^2 = \frac{\sum\limits_{i=1}^{k}(n_i-1)\ln(S_c^2/S_i^2)}{1+\dfrac{1}{3(k-1)}\Big[\Big(\sum\limits_{i=1}^{k}\dfrac{1}{n_i-1}\Big)-\dfrac{1}{N-k}\Big]} \tag{9.16}$$

$$S_c^2 = \sum_{i=1}^{k}S_i^2(n_i-1)/(N-k) = MS_e \tag{9.17}$$

$$\nu = k-1 \tag{9.18}$$

式中,n_i 为各组样本量,N 为总样本量,k 为比较组数,S_i^2 为第 i 组的方差($i=1,2,\cdots,k$),S_c^2 为合并方差。

电脑实验　正态性检验及方差齐性检验

【实验 9.1】 试对例 9.2 的两组血糖资料进行正态性检验。

1. 建立 SPSS 数据集

以"组别"(1=对照组,2=薏苡仁组)、"血糖"为变量名,建立 2 列 17 行的数据集实验 9.1.sav,如图 9.5。

组别	血糖
1	98
1	97
1	110
…	…
2	103
2	97

2. 正态性检验

Analyze→Descriptive Statistics→Explore,将"血糖"送入 Dependent List 框,将"组别"送入 Factor List 框,单击 Plots 按钮,勾选 Normality plots with tests→Continue→OK。

图 9.5　实验 9.1 的数据集

3. 主要结果

因两样本量均小,选用 Shapiro-Wilk 的检验结果(如图 9.6):对照组 $W=0.900$,$P=0.252$,薏苡仁组 $W=0.969$,$P=0.891$,提示两组资料均来自正态分布总体。

Tests of Normality

	组别	Kolmogorov-Smirnov[a]			Shapiro-Wilk		
		Statistic	df	Sig.	Statistic	df	Sig.
血糖	对照组	.178	9	.200*	.900	9	.252
	薏苡仁组	.127	8	.200*	.969	8	.891

a. Lilliefors Significance Correction.

*. This is a lower bound of the true significance.

图 9.6　正态性检验结果

【实验 9.2】 对实验 9.1 的资料作方差齐性检验。

1. 打开数据集

打开数据集实验 9.1. sav。

2. 方差齐性检验

Analyze→Descriptive Statistics→Explore,将"血糖"送入 Dependent List 框,"组别"送入 Factor List 框→Plots,在 Spread vs. Level with Levene Test 中勾选 Untransformed→Continue →OK。

3. 主要结果

图 9.7 给出 4 种情况下的方差齐性检验结果。因两组数据均满足正态性,故选 Based on Mean 的结果,$F=2.410$,$P=0.141>0.05$,可认为两样本所来自的总体方差相等。

Test of Homogeneity of Variance		Levene Statistic	df1	df2	Sig.
血糖	Based on Mean	2.410	1	15	.141
	Based on Median	1.543	1	15	.233
	Based on Median and with adjusted df	1.543	1	11.726	.238
	Based on trimmed mean	2.453	1	15	.138

图 9.7 两总体方差齐性检验结果

注:用 Levene 检验法进行多个总体方差齐性检验的 SPSS 操作步骤同上。

▌学 习 小 结▐

本章知识结构归纳如下:

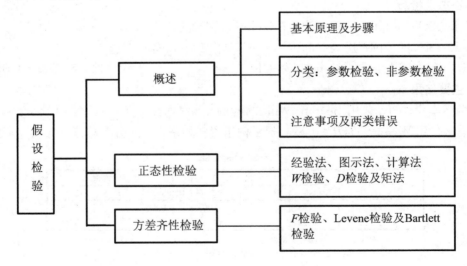

复习思考题

1. 假设检验的目的是什么？其基本原理是什么？

2. 假设检验中 P 值的含义是什么？

3. 同一资料,用参数检验与非参数检验所得结果不一致时,应以何种结果为准？

4. 案例分析:有研究显示,汉族足月正常产女性新生儿临产前双顶径(BPD)均数为 9.4 cm。有医生记录了某农村地区 10 名汉族足月正常产女性新生儿临产前双顶径资料: 9.38,9.50,9.52,9.17,9.62,9.24,9.95,9.03,9.41,9.32(cm)。试问;该农村地区女性新生儿临产前双顶径是否大于一般新生儿?

第 10 章 完全随机设计数值变量资料 的假设检验

> **学习目的:**掌握完全随机设计数值变量资料的常用假设检验方法;熟悉 t 检验、F 检验及秩和检验的用途、适用条件以及 SPSS 软件实现过程,了解检验统计量的计算方法。
>
> **知识要点:**完全随机设计的常见设计类型、完全随机设计数值变量资料的 t 检验、F 检验、秩和检验及其应用条件与 SPSS 软件实现。

完全随机设计又称为简单随机设计,是采用随机化的分组方法将同质的受试对象分配到不同的处理组,每个组分别施加一种因素某个水平的干预。完全随机设计只研究一种处理因素,不考虑任何混杂因素,是一种最简单的单处理因素实验设计。本章介绍完全随机设计数值变量资料的均数或分布差异的假设检验方法,当资料满足参数检验条件时可使用 t 检验或 F 检验,无法满足其应用条件时可使用非参数检验方法,如秩和检验。实际使用中应把握各种检验方法的用途、适用条件及注意事项。

10.1 单样本数值变量资料的假设检验

10.1.1 单样本 t 检验

从未知总体中随机抽取一个样本量为 n 的样本,计算样本的均数 $\bar{x}$ 与标准差 s,若要判断该未知总体的均数 μ 是否与某个已知总体均数 μ_0 相等,可考虑作单样本 t 检验。已知的总体均数 μ_0 一般为经验值、理论值、标准值或经大量观察得到的稳定值,该检验的应用条件是样本来自的未知总体服从正态分布。

当总体方差 σ^2 已知时,可以直接使用 z 检验:

$$z = \frac{\bar{x} - \mu_0}{\sigma_{\bar{x}}} = \frac{\bar{x} - \mu_0}{\sigma/\sqrt{n}} \tag{10.1}$$

当总体方差 σ^2 未知但样本量 n 较大($n > 50$)时,样本均数的抽样分布近似服从正态分布,此时也可以使用 z 检验:

$$z = \frac{\bar{x} - \mu_0}{s_{\bar{x}}} = \frac{\bar{x} - \mu_0}{s/\sqrt{n}} \tag{10.2}$$

当总体方差 σ^2 未知且样本量 n 较小（$n \leqslant 50$）时，样本均数的抽样分布服从 t 分布，此时应使用单样本的 t 检验：

$$t = \frac{\bar{x} - \mu_0}{s_{\bar{x}}} = \frac{\bar{x} - \mu_0}{s / \sqrt{n}}, \qquad \nu = n - 1 \qquad (10.3)$$

【例 10.1】　某药品生产企业以麻黄碱含量作为中药复方制剂小青龙颗粒的质量控制指标，要求该药品中麻黄碱的标准含量为 1.48 mg/g。现从某批次小青龙颗粒产品中随机抽取 13 份样品，用高效液相色谱法（HPLC）测定其麻黄碱含量（单位：mg/g），分别为 1.29、1.30、1.32、1.33、1.34、1.37、1.40、1.43、1.45、1.49、1.53、1.58、1.63。问：该批次产品麻黄碱含量是否符合质量控制标准？

分析思路：本例是典型的一个样本均数代表的未知总体与一个已知总体均数比较的问题；已知总体均数 μ_0 为 1.48 mg/g，未知总体均数 μ 为本批次小青龙颗粒产品中麻黄碱的平均含量。麻黄碱含量属于数值变量资料，且样本含量较小，因此首先考虑使用单样本 t 检验；正态性检验结果（$W=0.928$，$P=0.321$）提示资料满足正态性，故本例可采用单样本 t 检验。

1）建立检验假设，确定检验水准。

　　H_0：该批次产品麻黄碱含量的总体均数符合质量控制标准，即 $\mu = \mu_0$

　　H_1：该批次产品麻黄碱含量的总体均数不符合质量控制标准，即 $\mu \neq \mu_0$

　　$\alpha = 0.05$

2）计算检验统计量。

已知标准含量 $\mu_0 = 1.48$ mg/g，该批次产品含量均数 μ 未知，计算得样本均数 $\bar{x} = 1.42$ mg/g，标准差 $s = 0.11$ mg/g，$n = 13$。代入公式（10.3）得

$$t = \frac{\bar{x} - \mu_0}{s / \sqrt{n}} = \frac{1.42 - 1.48}{0.11 / \sqrt{13}} = -1.959$$

3）确定 P 值，作出推断结论。

$\nu = n - 1 = 12$，查 t 界值表（附表 7），由样本数据计算得到的检验统计量 $|t| = 1.959 < t_{0.05/2, 12} = 2.179$，所以 $P > 0.05$，按 $\alpha = 0.05$ 检验水准，不拒绝 H_0，差异无统计学意义，故尚不能认为该批次产品麻黄碱含量不符合质量控制标准。

10.1.2　Wilcoxon 符号秩和检验

某些数值变量资料，例如，血清铁蛋白、生存时间以及中医证候评分等，不符合正态分布，不能满足参数检验的条件，此时可考虑选用非参数检验。秩和检验（rank sum test）是一种常用的非参数检验方法，其中 Wilcoxon 符号秩和检验（Wilcoxon signed-rank test）可检验一个样本所代表的未知总体中位数 M 是否等于一个已知的总体中位数 M_0，还可检验配对设计数值变量资料的对子差值总体中位数是否等于 0。这里只介绍单样本数值变量资料的 Wilcoxon 符号秩和检验。

Wilcoxon 符号秩和检验的基本思想：若 H_0 成立（$M = M_0$），此时总体中大于 M_0 的观测值和小于 M_0 的观测值数量应相等，即差值为正与差值为负的机会均等。计算样本中各观测值 x 与已知总体中位数 M_0 的差值，将所有差值的绝对值进行编秩，理论上差值为正的秩次之和

T_+ 与差值为负的秩次之和 T_- 应相等。实际上受到抽样误差的影响，样本数据计算的 T_+ 与 T_- 不会刚好相等，但差别应该不会很大；如果 T_+ 与 T_- 相差悬殊，则提示 H_0 成立的概率小。

【例10.2】 已知某地正常男性尿铅含量的中位数 M_0 为 $0.33\ \mu\text{mol/L}$，现从该地某蓄电池厂随机抽取18名男性工人，测得其尿铅含量见表10.1。问：该厂男性工人的尿铅含量是否高于当地正常男性尿铅含量？

表 10.1 某厂男性工人与当地正常男性尿铅含量($\mu\text{mol/L}$)的比较

男性工人尿铅含量	与正常尿铅中位数差值	秩次	男性工人尿铅含量	与正常尿铅中位数差值	秩次
0.29	−0.04	−3.5	0.72	0.39	10
0.31	−0.02	−2	0.73	0.40	11
0.34	0.01	1	0.77	0.44	12
0.37	0.04	3.5	0.78	0.45	13
0.38	0.05	5	0.80	0.47	14
0.41	0.08	6	0.83	0.50	15
0.47	0.14	7	0.92	0.59	16
0.52	0.19	8	0.95	0.62	17
0.69	0.36	9	0.97	0.64	18

分析思路：根据专业知识可知，尿铅含量呈正偏态分布，不满足单样本 t 检验的应用条件，故选用 Wilcoxon 符号秩和检验。

1）建立检验假设，确定检验水准。

$H_0:M=M_0=0.33\ \mu\text{mol/L}$

$H_1:M\neq M_0=0.33\ \mu\text{mol/L}$

$\alpha=0.05$

2）计算检验统计量 T 值。

① 求差值：计算每个工人尿铅含量与正常男性尿铅含量中位数的差值。

② 编秩：将差值的绝对值从小到大编秩。差值为0者舍去不计(n 随之减小)，当差值绝对值相等时计算平均秩次，并将各秩次标上原差值的正负符号。

③ 求秩和：计算差值为正的秩次之和，记为 T_+；计算差值为负的秩次之和，记为 T_-。本例 $T_+=165.5$，$T_-=5.5$，且 $T_++T_-=n(n+1)/2=171$。

④ 确定检验统计量 T：在 T_+ 与 T_- 中任选其一作为检验统计量 T，本例以 $T_+=165.5$ 为检验统计量 T。

3）确定 P 值，作出推断结论。

① 查表法：当 $5<n\leqslant 50$ 时，查 T 界值表(附表12)：若检验统计量 T 值在指定检验水准 α 的临界值区间内，则 $P>\alpha$；若在临界值区间外，则 $P\leqslant\alpha$。注意：当 $n\leqslant 5$ 时，应用符号秩和检验不能得出双侧有统计学意义的概率，因此，n 必须大于5。

本例 $n=18$，查 T 界值表(附表12)得单侧 $\alpha=0.05$ 的临界值区间为(47~124)，检验统计量 T 在此界值区间外(T_+ 在区间外，则 T_- 一定也在区间外。反之亦然)，$P<0.05$，按 $\alpha=0.05$ 检验水准，拒绝 H_0，接受 H_1，差异有统计学意义，可认为男性工人尿铅含量高于正常男性。

② 正态近似法：随着样本量 n 的增大，T 值的分布逐渐趋近于均数为 $n(n+1)/4$、方差为 $n(n+1)(2n+1)/24$ 的正态分布。因此当样本量 n 较大时，可使用检验统计量 T 值进行 z 检验：

$$z = \frac{T - \frac{n(n+1)}{4}}{\sqrt{n(n+1)(2n+1)/24}} \tag{10.4}$$

式中，n 为样本量，T 为检验统计量(秩和)。编秩过程中当差值绝对值相等时要计算平均秩，这种现象称为相持(tie)。如果相持的差值所占比例较大时，T 值分布的变异程度会缩小(在资料收集过程中应提高测量精度，尽量避免出现较多的相同数值)，此时需对式(10.4)中 T 值的方差项进行校正，计算校正统计量 z_c：

$$z_c = \frac{T - \frac{n(n+1)}{4}}{\sqrt{n(n+1)(2n+1)/24 - \sum (t_j^3 - t_j)/48}} \tag{10.5}$$

式中，t_j 为第 j 个相同差值的个数。

10.2　两样本数值变量资料的假设检验

10.2.1　两独立样本 t 检验

两独立样本 t 检验用于完全随机设计两组数值变量资料均数的比较，其目的是检验两个样本均数所代表的两个总体均数是否相等。应用时要求满足三个条件：① 独立性(independence)：两样本个体测量值之间相互独立；② 正态性(normality)：两样本来自的总体均服从正态分布；③ 方差齐性(homogeneity)：两样本来自的总体方差相等。

1. 两样本的总体方差未知或样本量较小

当两样本的总体方差未知或样本量较小时，首先考虑用 t 检验：

$$t = \frac{\bar{x}_1 - \bar{x}_2}{s_{\bar{x}_1 - \bar{x}_2}}, \qquad \nu = (n_1 - 1) + (n_2 - 1) \tag{10.6}$$

$$s_{\bar{x}_1 - \bar{x}_2} = \sqrt{s_c^2 (1/n_1 + 1/n_2)} \tag{10.7}$$

$$s_c^2 = \frac{\sum (x_1 - \bar{x}_1)^2 + \sum (x_2 - \bar{x}_2)^2}{(n_1 - 1) + (n_2 - 1)} = \frac{s_1^2 (n_1 - 1) + s_2^2 (n_2 - 1)}{(n_1 - 1) + (n_2 - 1)} \tag{10.8}$$

上述式中，$s_{\bar{x}_1 - \bar{x}_2}$ 为两样本均数差值的联合标准误，s_c^2 为两样本合并方差(即两样本方差的加权平均值)，ν 为两样本合计自由度。

【例 10.3】　某医院研究中药复方治疗轻度产后贫血的临床疗效，随机抽取 20 名患者，随机分组后分别使用归脾丸和阿胶口服液进行治疗。疗程结束后测量两组患者治疗前后血红蛋白的增加量,数据见表 10.2。问:两种中药的疗效是否相同?

表 10.2 两组患者治疗前后血红蛋白增加量(g/L)

组别	1	2	3	4	5	6	7	8	9	10
归脾丸	7.2	7.7	11.4	13.2	14.7	18.8	24.1	25.5	29.4	30.1
阿胶口服液	9.2	11.8	15.2	16.3	19.5	24.2	27.2	28.7	29.1	31.2

分析思路:本例是典型的两个未知总体均数比较的问题。血红蛋白含量属于数值变量资料,两组患者为完全随机设计且样本量较小,因此首先考虑使用两独立样本 t 检验;正态性检验($W_1 = 0.918, P_1 = 0.339, W_2 = 0.925, P_2 = 0.398$)及方差齐性检验($F = 0.116, P = 0.737$)结果提示,两组数据均来自正态分布总体,且总体方差齐。故本例应采用两独立样本 t 检验。

1) 建立检验假设,确定检验水准。

H_0:两种中药治疗后血红蛋白增加量的总体均数相等,即 $\mu_1 = \mu_2$

H_1:两种中药治疗后血红蛋白增加量的总体均数不等,即 $\mu_1 \neq \mu_2$

$\alpha = 0.05$

2) 计算检验统计量。

计算得样本均数 $\bar{x}_1 = 18.21$ g/L, $\bar{x}_2 = 21.24$ g/L,标准差 $s_1 = 8.63$ g/L, $s_2 = 7.88$ g/L, $n_1 = n_2 = 10$,代入公式(10.6),有

$$t = \frac{\bar{x}_1 - \bar{x}_2}{s_{\bar{x}_1 - \bar{x}_2}} = \frac{\bar{x}_1 - \bar{x}_2}{\sqrt{\frac{s_1^2(n_1 - 1) + s_2^2(n_2 - 1)}{(n_1 - 1) + (n_2 - 1)}\left(\frac{1}{n_1} + \frac{1}{n_2}\right)}} = -0.82$$

3) 确定 P 值,作出推断结论。

$\nu = (n_1 - 1) + (n_2 - 1) = 18$,查 t 界值表(附表 7),检验统计量 $|t| = 0.82 < t_{0.05/2, 18} = 2.101$,所以 $P > 0.05$,按 $\alpha = 0.05$ 检验水准,不拒绝 H_0,差异无统计学意义,尚不能认为两种中药治疗轻度产后贫血的疗效不同。

2. 样本量足够大

当样本量足够大时(如 $n > 50$),t 分布会逐渐趋近于 z 分布,此时则可用近似 z 检验:

$$z = \frac{\bar{x}_1 - \bar{x}_2}{\sqrt{s_1^2/n_1 + s_2^2/n_2}} \tag{10.9}$$

【例 10.4】 为研究中西药治疗缺铁性贫血的临床疗效,某学者将 200 例病情相似的患者随机分为两组,分别使用中药和西药治疗,疗程结束后测量血红蛋白含量。结果中药组 97 例,均数为 142.9 g/L,标准差为 13.2 g/L;西药组 103 例,均数为 131.5 g/L,标准差为 11.4 g/L。问:两疗法对血红蛋白含量的作用是否相同?

分析思路:本例是典型的两个未知总体均数比较的问题。血红蛋白含量属于数值变量资料,两组患者为完全随机设计且样本含量较大,因此可以使用两独立样本近似 z 检验。

1) 建立检验假设,确定检验水准。

H_0:两种疗法治疗后血红蛋白含量的总体均数相等,即 $\mu_1 = \mu_2$

H_1:两种疗法治疗后血红蛋白含量的总体均数不等,即 $\mu_1 \neq \mu_2$

$\alpha = 0.05$。

2) 计算检验统计量。

$$z = \frac{\bar{x}_1 - \bar{x}_2}{\sqrt{s_1^2/n_1 + s_2^2/n_2}} = \frac{142.9 - 131.5}{\sqrt{13.2^2/97 + 11.4^2/103}} = 6.52$$

3) 确定 P 值，作出推断结论。

由于 $z=6.52>z_{0.05/2}=1.96$，所以 $P<0.05$，按 $\alpha=0.05$ 检验水准，拒绝 H_0，接受 H_1，差异有统计学意义，可认为两种疗法对血红蛋白含量的作用不同。

注: 本例采用两独立样本 t 检验也是完全正确的，z 检验是 t 检验在样本含量足够大时的近似简化运算。另外，当样本量足够大时，即使不满足正态性和方差齐性等应用条件，仍可使用 t 检验或近似 z 检验。

10.2.2　两独立样本校正 t 检验

完全随机设计两样本数值变量资料服从正态分布或近似正态分布，但总体方差不等时，应考虑：① 使用校正 t 检验（t' 检验）；② 变量变换：将原始数据进行适当的数学函数变换，使转换后的数据符合正态分布和方差齐性的要求，然后进行 t 检验；③ Wilcoxon 秩和检验：基于秩次的非参数检验方法。

t' 检验有多种方法可用，本节介绍 Cochran & Cox 法，检验统计量 t' 的计算公式为

$$t' = \frac{\bar{x}_1 - \bar{x}_2}{\sqrt{s_1^2/n_1 + s_2^2/n_2}} \tag{10.10}$$

式中，$\nu_1=n_1-1$，$\nu_2=n_2-1$，$s_{\bar{x}_1}^2$ 和 $s_{\bar{x}_2}^2$ 为两样本均数的方差（即标准误的平方）。

可见两独立样本 t' 检验与近似 z 检验的计算公式完全相同，即 Cochran & Cox 法不是对计算公式进行校正，而是对其比较的临界值进行校正，其校正临界值 $t'_{\alpha/2}$ 见公式（10.11）。

$$t'_{\alpha/2} = \frac{s_{\bar{x}_1}^2 t_{\alpha/2,\nu_1} + s_{\bar{x}_2}^2 t_{\alpha/2,\nu_2}}{s_{\bar{x}_1}^2 + s_{\bar{x}_2}^2} \tag{10.11}$$

式中，$\nu_1=n_1-1$，$\nu_2=n_2-1$，$s_{\bar{x}_1}^2$ 和 $s_{\bar{x}_2}^2$ 为两样本均数的方差（即标准误的平方）。

当 $n_1=n_2$ 时，两独立样本 t' 检验与 t 检验的计算公式也完全相同。即当两样本量相同时，即使方差不齐也可直接使用 t 检验的公式计算检验统计量。但应注意：t' 检验确定 P 值使用的临界值 $t'_{\alpha/2}=t_{\alpha/2,\nu_1}=t_{\alpha/2,\nu_2}$，即 $\nu=\nu_1=\nu_2=n-1$，而不是 $\nu=(n_1-1)+(n_2-1)$。

【例 10.5】 为研究中西医结合方法治疗高脂血症临床疗效，某医院抽取 25 名高脂血症患者随机分组后，进行同期随机对照试验，其中，试验组 15 例患者使用辛伐他汀联合脂必妥胶囊进行治疗，对照组 10 例患者使用辛伐他汀进行治疗。疗程结束后测量两组患者治疗前后的血清总胆固醇（TC）下降值，见表 10.3。问：两种治疗方法对高脂血症患者的疗效是否相同？

表 10.3　两种方法治疗前后的血清总胆固醇下降值（mmol/L）

试验组	0.52	0.69	0.72	0.73	0.83	0.87	0.97	0.99
	1.03	1.14	1.18	1.24	1.28	1.30	1.36	
对照组	0.58	0.74	0.77	0.78	0.80	0.84	0.89	0.92
	0.94	0.95						

分析思路：本例是典型的两个未知总体均数比较的问题。血清总胆固醇含量属于数值变量资料，两组患者为完全随机设计且样本含量较小，因此首先考虑使用两独立样本 t 检验；正态性检验（试验组 $W=0.956$，$P=0.616$，对照组 $W=0.920$，$P=0.354$）及方差齐性检验（$F=7.639$，$P=0.011$），结果提示，两组数据均来自正态分布总体，但总体方差不齐。故本例可采用两独立样本 t' 检验。

1）建立检验假设，确定检验水准。

H_0：两组患者血清总胆固醇下降值的总体均数相同，即 $\mu_1=\mu_2$

H_1：两组患者血清总胆固醇下降值的总体均数不同，即 $\mu_1\neq\mu_2$

$\alpha=0.05$

2）计算检验统计量。

可算得 $\bar{x}_1=0.99$ mmol/L，$\bar{x}_2=0.82$ mmol/L，$s_1=0.258$ mmol/L，$s_2=0.113$ mmol/L，$n_1=15$，$n_2=10$，代入公式（10.10），得

$$t'=\frac{\bar{x}_1-\bar{x}_2}{\sqrt{\dfrac{s_1^2}{n_1}+\dfrac{s_2^2}{n_2}}}=\frac{0.99-0.82}{\sqrt{\dfrac{0.258^2}{15}+\dfrac{0.113^2}{10}}}=2.236$$

$\nu_1=n_1-1=14$，$\nu_2=n_2-1=9$，查 t 分布界值表（附表7），$t_{0.05/2,14}=2.145$，$t_{0.05/2,9}=2.262$，$s_1=0.258$ mmol/L，$s_2=0.113$ mmol/L，代入公式（10.11），得

$$t'_{\alpha/2}=\frac{s_{\bar{x}_1}^2 t_{\alpha/2,\nu_1}+s_{\bar{x}_2}^2 t_{\alpha/2,\nu_2}}{s_{\bar{x}_1}^2+s_{\bar{x}_2}^2}=\frac{\dfrac{0.258^2}{15}\times 2.145+\dfrac{0.113^2}{10}\times 2.262}{\dfrac{0.258^2}{15}+\dfrac{0.113^2}{10}}=2.17$$

3）确定 P 值，作出推断结论。

由于 $t'=2.236>t'_{0.05/2}=2.17$，所以 $P<0.05$，按 $\alpha=0.05$ 检验水准，拒绝 H_0，接受 H_1，差异有统计学意义，可认为两组患者治疗前后血清总胆固醇下降值的总体均数不同。

10.2.3　两独立样本 Wilcoxon 秩和检验

两独立样本 t 检验属于参数检验方法，要求两独立样本来自的总体服从正态分布且方差相等。如果无法满足或不能确定是否满足应用条件，可选用非参数检验方法——Wilcoxon 秩和检验（Wilcoxon rank sum test）。Wilcoxon 秩和检验可用于两独立样本数值变量资料或有序分类变量资料（等级资料）的比较，其目的是推断两个独立样本所代表的两个总体的分布位置是否有差别。其基本思想是：当 H_0 成立时（即两个样本来自分布位置相同的总体），两组样本观测值秩次的平均值应差别不大，接近于全部观测值秩次的平均值 $(n+1)/2$，即样本 n_1 的秩和 T_1 应接近于其秩和的理论均值 $n_1(n+1)/2$，样本 n_2 的秩和 T_2 应接近于其秩和的理论均值 $n_2(n+1)/2$。反之，H_0 不成立时，T_1 和 T_2 应远离其相应的理论均值 $n_1(n+1)/2$ 与 $n_2(n+1)/2$。

【**例10.6**】　某研究欲评价中药方剂联合干扰素治疗慢性乙型肝炎患者的临床疗效，抽取 20 名患者随机分为两组，试验组 9 名患者采用 α-干扰素联合升麻甘草汤进行治疗，对照组 11 名患者采用 α-干扰素加安慰剂进行治疗。疗程结束后测量两组患者治疗前后的谷丙转氨酶

改变量,见表 10.4。问:两种疗法对患者的疗效是否相同?

表 10.4　两种疗法对患者谷丙转氨酶的影响(改变量,U/L)

试验组	秩次	对照组	秩次
69	9.5	41	1
72	11	47	2
73	12	49	3
77	14	52	4
78	15	54	5
83	16	57	6
92	17	58	7
97	18	60	8
132	20	69	9.5
		74	13
		103	19
$n_1=9$	$T_1=132.5$	$n_2=11$	$T_2=77.5$

分析思路: 本例是典型的两个未知总体均数比较的问题。谷丙转氨酶改变量属于数值变量资料,两组患者为完全随机设计且样本含量较小,首先考虑使用两独立样本 t 检验;但是正态性检验(试验组 $W=0.796,P=0.018$,对照组 $W=0.852,P=0.046$)提示两组资料均不服从正态分布,因此本例应采用两独立样本比较的 Wilcoxon 秩和检验。

1) 建立检验假设,确定检验水准。

　　H_0:两种疗法治疗前后谷丙转氨酶改变量的总体分布位置相同

　　H_1:两种疗法治疗前后谷丙转氨酶改变量的总体分布位置不同

　　$\alpha=0.05$

2) 计算检验统计量 T 值。

① 混合编秩:将两种疗法治疗前后的谷丙转氨酶改变量混合在一起排列,从小到大编秩,当数值相等时计算平均秩。

② 分组求和:分别计算两种疗法各自的秩次之和,以样本量较小者为 n_1,其秩和记为 T_1;样本量较大者为 n_2,其秩和记为 T_2。本例秩和 $T_1=132.5,T_2=77.5$,且 $T_1+T_2=n(n+1)/2=210$。

③ 确定检验统计量:以样本量较小者的秩和 $T_1=132.5$ 作为检验统计量 T。

3) 确定 P 值,作出推断结论。

① 查表法:样本量较小时($n_1\leqslant10$ 且 $n_2-n_1\leqslant10$),查 T 界值表(Wilcoxon 秩和检验用,附表 13),P 值与检验水准 α 的相对大小确定方法同前。本例 $n_1=9,n_2=11$,适用查表法。查附表 13 得双侧 $\alpha=0.05$ 的临界值区间为(68~121),而本例统计量 $T=132.5$ 在此界值区间外,$P<0.05$,按 $\alpha=0.05$ 检验水准,拒绝 H_0,接受 H_1,差异有统计学意义,可认为两种疗法治疗前后谷丙转氨酶改变量的分布位置不同。

② 正态近似法:随着 n_1 和 n_2 的增大,T 分布将逐渐趋近于均数为 $n_1(n+1)/2$,方差为 $n_1 n_2(n+1)/12$ 的正态分布。此时可作 z 检验:

$$z = \frac{\left| T - \frac{n_1(n+1)}{2} \right| - \frac{1}{2}}{\sqrt{n_1 n_2(n+1)/12}} \tag{10.12}$$

当相同变量值所占比例较大时,应对 T 值的方差项进行校正,计算校正统计量 z_c:

$$z_c = z/\sqrt{c}, \quad c = 1 - \sum (t_j^3 - t_j)/(n^3 - n) \tag{10.13}$$

式中,t_j 为第 j 个相同秩次的个数,$n = n_1 + n_2$。

10.2.4 两独立样本几何均数的比较

医学研究中有些数值变量资料呈对数正态分布或等比的倍数关系,如抗体滴度、药物效价、细菌计数等,宜用几何均数表示其平均水平。要推断两样本各自代表的总体几何均数是否相等,涉及两独立样本几何均数的比较问题。一般的分析思路是:先对原变量 x 进行对数转换,若变量 $\lg x$ 服从正态分布,再运用两独立样本均数比较的 t 检验进行检验,计算公式为

$$t = \frac{\lg G_1 - \lg G_2}{s_{\lg G_1 - \lg G_2}}, \quad \nu = (n_1 - 1) + (n_2 - 1) \tag{10.14}$$

$$s_{\lg G_1 - \lg G_2} = \sqrt{s_c^2 \left(\frac{1}{n_1} + \frac{1}{n_2} \right)} = \sqrt{\frac{s_{\lg G_1}^2 (n_1 - 1) + s_{\lg G_2}^2 (n_2 - 1)}{(n_1 - 1) + (n_2 - 1)} \left(\frac{1}{n_1} + \frac{1}{n_2} \right)} \tag{10.15}$$

式中,$\lg G_1$ 和 $\lg G_2$ 分别为两样本原始数据取对数以后计算的算术均数(即几何均数的对数值),$s_{\lg G_1}^2$ 和 $s_{\lg G_2}^2$ 为两样本原始数据取对数以后计算的方差。

【例 10.7】 某中医师研究中药方剂治疗类风湿关节炎(RA)的临床疗效,将 18 名活动期 RA 患者随机分为两组,试验组采用四妙消痹汤治疗,对照组采用双氯芬酸治疗,疗程结束后测量两组患者血清类风湿因子(RF)的抗体效价,见表 10.5。问:两组患者治疗后的血清 RF 抗体平均效价有无差别?

表 10.5 两组活动期 RA 患者治疗后血清 RF 抗体效价

组别	1	2	3	4	5	6	7	8	9
试验组	1:10	1:20	1:20	1:20	1:40	1:40	1:80	1:80	1:160
对照组	1:20	1:40	1:40	1:80	1:80	1:80	1:160	1:160	1:320

分析思路:本例是典型的两个未知总体均数比较的问题。抗体效价属于数值变量资料,其分布呈等比的倍数关系,两组患者为完全随机设计且样本含量较小,因此,考虑使用两独立样本几何均数的 t 检验。

1) 建立检验假设,确定检验水准。

H_0:两组患者治疗后血清 RF 抗体效价的总体几何均数相等

H_1:两组患者治疗后血清 RF 抗体效价的总体几何均数不等

$\alpha = 0.05$

2) 计算检验统计量。对抗体效价的倒数取对数,计算几何均数的对数值 $\lg G_1 = 1.57$,

$\lg G_2 = 1.90$，标准差 $s_{\lg G_1} = 0.38$，$s_{\lg G_2} = 0.37$，$n_1 = n_2 = 9$，代入公式(10.14)，得

$$t = \frac{\lg G_1 - \lg G_2}{\sqrt{\dfrac{s_{\lg G_1}^2 (n_1 - 1) + s_{\lg G_2}^2 (n_2 - 1)}{(n_1 - 1) + (n_2 - 1)} \left(\dfrac{1}{n_1} + \dfrac{1}{n_2} \right)}} = 1.89$$

3）确定 P 值，作出推断结论。

$\nu = (n_1 - 1) + (n_2 - 1) = 16$，查 t 分布界值表(附表7)，由于 $t = 1.89 < t_{0.05/2, 16} = 2.120$，$P > 0.05$，按 $\alpha = 0.05$ 检验水准，不拒绝 H_0，差异无统计学意义，尚不能认为两组患者治疗后血清 RF 抗体滴度的总体几何均数不等。

10.3　多样本数值变量资料的假设检验

10.3.1　单因素方差分析及多重比较

t 检验适用于两个样本均数(单因素两水平)的比较，当比较多个样本均数(单因素多水平)时，再使用 t 检验重复多次进行两两比较是不合适的。主要原因是：

1）破坏整体实验设计：将单因素多水平设计割裂为单因素两水平进行多次两两比较，比较总次数为 $m = C_k^2 = k(k-1)/2$ （k 为水平数），每次检验只能用到部分实验数据，对原始数据的利用率低。

2）增大 I 类错误概率：如果将每次 t 检验犯 I 类错误的概率设定为显著性水平 α，则重复多次进行 t 检验时犯 I 类错误的合计概率 α' 将随着比较次数的增加而显著变大，此时 $\alpha' = 1 - (1 - \alpha)^m$ 将远大于预先设定的显著性水平 α。

方差分析(analysis of variance，ANOVA)由英国统计学家 R. A. Fisher 提出，故也称 F 检验。根据研究目的及实验设计的不同，方差分析有完全随机设计资料的方差分析、随机区组设计资料的方差分析、交叉设计资料的方差分析、拉丁方设计资料的方差分析、析因设计资料的方差分析、正交设计资料的方差分析、重复测量资料的方差分析等多种类型。本章介绍完全随机设计资料的方差分析，即单因素方差分析(one-way ANOVA)。

1. 方差分析的用途及应用条件

（1）方差分析的用途

1）多组均数的比较：方差分析可用于两个或多个样本均数的比较，以推断各样本均数所代表的总体均数是否相同。方差分析用于两样本均数的比较时，检验结论与 t 检验等价，且 $t^2 = F$。

2）分析多个因素之间的交互作用：当研究两种或多种实验因素的共同作用时，方差分析不但可以分析各因素的单独作用，还能分析多个因素之间的交互作用。

3）方差齐性检验：用于检验两个样本所来自总体的方差是否相等。

4）线性回归方程的假设检验：详见本书第 15 章。

（2）单因素方差分析的应用条件

与两独立样本 t 检验满足条件相同，即独立性、正态性及方差齐性。如果资料不满足上述

条件,可通过数据变换方式满足条件后再进行方差分析或采用非参数方法,如秩和检验等进行分析。

2. 方差分析的基本思想

方差即均方(mean square,MS),为离均差平方和与自由度的商($MS=SS/\nu$)。可见,方差本质上是一组数值变量资料变异程度大小的平均值。方差分析的基本思想就是根据实验设计的类型,将全部测量值的总变异及其自由度分解为两个或多个部分,然后将各个部分变异与随机误差变异进行比较,以判断各个部分的变异是否具有统计学意义。单因素方差分析只考虑一个处理因素,因此总变异分解为两个部分:处理因素来源的变异和随机误差来源的变异,将处理因素变异的均方与随机误差变异的均方进行比较,根据比值的大小作出推断结论。

【例 10.8】 研究不同浓度乙醇对某中药浸膏提取量的影响,将 24 份中药(每份 1 kg)随机分为 4 组,分别使用 70%乙醇、80%乙醇、90%乙醇和 95%乙醇作为溶剂,60 ℃加热回流 2 小时提取三次后回收溶剂,所得浸膏量见表 10.6。问:不同浓度乙醇提取的浸膏量是否相同?

表 10.6　24 份中药不同浓度乙醇提取浸膏量(g)

	70%乙醇	80%乙醇	90%乙醇	95%乙醇
	48	73	87	97
	52	77	92	98
x	69	80	96	101
	72	83	99	108
	74	85	102	111
	78	95	107	113
n	6	6	6	6
$\bar{x}$	65.50	82.17	97.17	104.67
s	12.42	7.60	7.14	6.89

分析思路:本例是典型的多个未知总体均数比较的问题。中药浸膏提取量属于数值变量资料,多组样本浸膏提取量为完全随机设计,因此首选考虑使用单因素方差分析。正态性检验(70%乙醇 $W=0.858,P=0.183$;80%乙醇 $W=0.960,P=0.823$;90%乙醇 $W=0.996,P=0.999$;95%乙醇 $W=0.893,P=0.332$)及方差齐性检验($F=1.983,P=0.149$)提示各组资料均服从正态分布,且方差齐。本例可以采用单因素方差分析。

(1) 变异及自由度的分解

1) 总变异(total variation):由表 10.6 可见,24 份中药的浸膏提取量均不相同,统计学上把所有观测值之间的变异大小之和称为总变异。总变异大小用每一个观测值与总均数 $\bar{x}$ 的差值平方之和表示,即离均差平方和,记为 $SS_总$。$SS_总$ 反映了所有观测值之间总的变异程度大小,其变异来源包括处理因素不同水平间的效应差别(可能存在,也可能不存在)以及全部的随机误差(同一组内的个体变异和测量误差)。计算公式为

$$SS_总 = \sum (x - \bar{x})^2, \qquad \nu_总 = n - 1 \tag{10.16}$$

式中，$\bar{x}$ 为全部观测值的均数，n 为总例数。

2）组间变异（variation among groups）：由表 10.6 可见，4 组中药接受不同的处理因素水平（不同乙醇浓度），因此各组之间每份中药的浸膏提取量也不相同，这种变异称为组间变异。组间变异大小用各组样本例数 n_i 乘以各组均数 $\bar{x}_i$ 与总均数 $\bar{x}$ 的差值平方之和表示，记为 $SS_组间$。$SS_组间$ 反映了处理因素不同水平组观测值之间的变异程度，其变异来源包括处理因素不同水平间的效应差别（可能存在，也可能不存在）及组间的随机误差（个体变异和测量误差）。计算公式为

$$SS_组间 = \sum n_i (\bar{x}_i - \bar{x})^2, \qquad \nu_组间 = k - 1 \tag{10.17}$$

式中，$\bar{x}_i$ 为处理因素不同水平组的均数，$\bar{x}$ 为全部观测值的均数，k 为处理因素的水平数（即组数）。

3）组内变异（variation within groups）：由表 10.6 可见，在同一组内部尽管接受的处理因素水平相同（相同乙醇浓度），但组内每份中药的浸膏提取量也不完全相同，这种变异称为组内变异。组内变异大小用各组内部所有观测值 x_i 与其所在组均数 $\bar{x}_i$ 的差值平方之和表示，记为 $SS_组内$。$SS_组内$ 反映了处理因素同一水平组内观测值的变异程度，其变异来源只能为组内的随机误差（个体变异和测量误差）。计算公式为

$$SS_组内 = \sum \sum (x_i - \bar{x}_i)^2, \qquad \nu_组内 = n - k \tag{10.18}$$

式中，$\bar{x}_i$ 为处理因素不同水平组的均数，x_i 为该组内的每一个观测值。

总变异、组间变异和组内变异三者及自由度存在如下关系：

$$SS_总 = SS_组间 + SS_组内, \qquad \nu_总 = \nu_组间 + \nu_组内 \tag{10.19}$$

（2）计算各部分变异的均方并进行比较

组间变异 $SS_组间$ 和组内变异 $SS_组内$ 的大小除受各自来源变异大小的影响外，还与其自由度有关，因此不宜直接比较。为消除自由度的影响，可计算出组间均方 $MS_组间$ 和组内均方 $MS_组内$，再进行比较，计算公式为

$$MS_组间 = SS_组间 / \nu_组间, \qquad MS_组内 = SS_组内 / \nu_组内 \tag{10.20}$$

$MS_组间$ 与 $MS_组内$ 的比值为 F 值，即方差分析的检验统计量，计算公式为

$$F = \frac{MS_组间}{MS_组内} = \frac{处理效应的估计 + 误差的组间估计}{误差的组内估计} \tag{10.21}$$

当 H_0 成立时（即处理因素不同水平间的效应相同，不存在处理因素来源的变异），则 $MS_组间$ 与 $MS_组内$ 均只反映随机误差的影响，F 值理论上等于 1（F 值通常不会恰好等于 1，而是接近 1）。反之，当 H_0 不成立时（即处理因素不同水平间的效应不同，存在处理因素来源的变异），则 $MS_组间$ 为处理因素和随机误差共同产生的变异，而 $MS_组内$ 仅包含随机误差的变异，此时 $MS_组间$ 应远大于 $MS_组内$，F 值将大于 1。方差分析为单侧检验，即 $H_0: F = 1, H_1: F > 1$。

因此，若利用样本数据计算得到的 F 值接近于 1，则没有理由拒绝 H_0；反之 F 值越大，拒绝 H_0 的理由越充分。是否拒绝 H_0 应借助 F 分布（方差分析的理论基础）判断。F 值的分布是一种单峰非对称分布，其形态由 $\nu_组间$ 和 $\nu_组内$ 共同决定；可通过查 F 界值表（附表 8）得到检验

水准为 α 的单侧临界值 $F_{\alpha(\nu_1,\nu_2)}$。

F 检验就是利用样本信息计算检验统计量 F 值,然后将其与临界值 $F_{\alpha(\nu_1,\nu_2)}$ 比较,当 $F \geqslant F_{\alpha(\nu_1,\nu_2)}$ 时,则 $P \leqslant \alpha$,按 $\alpha = 0.05$ 检验水准,拒绝 H_0,接受 H_1,认为处理因素不同水平间的差异有统计学意义;反之,当 $F < F_{\alpha(\nu_1,\nu_2)}$ 时,则 $P > \alpha$,按 $\alpha = 0.05$ 检验水准不拒绝 H_0,差异无统计学意义。

本例 $\nu_{组间} = 3$,$\nu_{组内} = 20$,$\alpha = 0.05$ 的单侧临界值为 3.10(即当 H_0 成立时,统计量 F 值达到甚至超过 3.10,为小概率事件)。

3. 单因素方差分析的步骤

1) 建立检验假设,确定检验水准。

$H_0 : \mu_1 = \mu_2 = \mu_3 = \mu_4$,即不同浓度乙醇提取浸膏量的总体均数均相等

$H_1 : \mu_1 \、\mu_2 \、\mu_3 \、\mu_4$ 不等或不全相等

$\alpha = 0.05$

2) 计算检验统计量。

① 变异分解:

$\bar{x} = 87.38 \text{ g}$, $\bar{x}_1 = 65.50 \text{ g}$, $\bar{x}_2 = 82.17 \text{ g}$, $\bar{x}_3 = 97.17 \text{ g}$, $\bar{x}_4 = 104.67 \text{ g}$

$s = 17.39 \text{ g}$, $s_1 = 12.42 \text{ g}$, $s_2 = 7.60 \text{ g}$, $s_3 = 7.14 \text{ g}$, $s_4 = 6.89 \text{ g}$

$SS_{总} = \sum (x - \bar{x})^2 = s^2(n-1) = 6955.625$, $\nu_{总} = n - 1 = 23$

$SS_{组间} = \sum n_i (\bar{x}_i - \bar{x})^2 = 5403.125$, $\nu_{组间} = k - 1 = 3$

$SS_{组内} = \sum \sum (x_i - \bar{x}_i)^2 = \sum s_i^2 (n_i - 1) = 1552.500$, $\nu_{组内} = n - k = 20$

② 计算各部分变异的均方及检验统计量 F 值:

$$MS_{组间} = \frac{SS_{组间}}{\nu_{组间}} = 1801.042, \qquad MS_{组内} = \frac{SS_{组内}}{\nu_{组内}} = 77.625$$

$$F = \frac{MS_{组间}}{MS_{组内}} = 23.202$$

③ 将计算结果整理为方差分析表,见表 10.7。

表 10.7 单因素方差分析表

变异来源	SS	ν	MS	F	P
组间变异	5403.125	3	1801.042	23.202	<0.001
组内变异	1552.500	20	77.625		
总变异	6955.625	23			

3) 确定 P 值,作出推断结论。

$\nu_{组间} = k - 1 = 3$,$\nu_{组内} = n - k = 20$,查 F 界值表(附表 8)得 $F_{0.05(3,20)} = 3.10$,检验统计量 $F = 23.202 > F_{0.05(3,20)} = 3.10$,$P < 0.05$,按 $\alpha = 0.05$ 检验水准,拒绝 H_0,接受 H_1,差异有统计学意义,可认为不同浓度乙醇提取浸膏量的总体均数不等或不全相等。

4. 多个样本均数间的多重比较

方差分析的结论为拒绝 H_0 时,只能说明多个总体均数不等或不全相等;如果想要进一步

了解某任意两组的总体均数之间是否相等或不等,需进行多个均数间的两两比较,即多重比较(multiple comparisons)。多重比较方法种类繁多,本章仅介绍 SNK 检验和 Dunnett-t 检验。

SNK(Student-Newman-Keuls)检验的检验统计量为 q,故又称 q 检验;适用于多个样本均数中任意两个均数之间的比较,计算公式为

$$q = \frac{|\bar{x}_i - \bar{x}_j|}{s_{\bar{x}_i - \bar{x}_j}} = \frac{|\bar{x}_i - \bar{x}_j|}{\sqrt{\frac{MS_{误差}}{2}\left(\frac{1}{n_i} + \frac{1}{n_j}\right)}}, \qquad \nu = \nu_{误差} \qquad (10.22)$$

式中,$\bar{x}_i$ 和 $\bar{x}_j$ 分别为两个对比组的样本均数,$MS_{误差}$ 为方差分析中随机误差的均方(在完全随机设计资料的方差分析中 $MS_{误差}$ 即组内均方 $MS_{组内}$),自由度 ν 为随机误差的自由度(在完全随机设计资料的方差分析中 ν 即组内自由度 $\nu_{误差}$),n_i 和 n_j 为两对比组的样本量。

【例 10.9】　运用 SNK 检验对例 10.8 的资料作两两比较。

1) 建立假设,确定检验水准。

　　$H_0 : \mu_i = \mu_j$,即任意两个对比组的总体均数相等

　　$H_1 : \mu_i \neq \mu_j$,即任意两个对比组的总体均数不等

　　$\alpha = 0.05$

2) 计算检验统计量。

① 将各组样本均数由小到大排序,并编组次,见表 10.8。

表 10.8　各样本均数组次排序表

组别	70%乙醇	80%乙醇	90%乙醇	95%乙醇
均数	65.50	82.17	97.17	104.67
组次	1	2	3	4

② 计算 q 值,列出两两比较的 q 检验表。

本例,$s_{\bar{x}_i - \bar{x}_j} = \sqrt{\frac{MS_{误差}}{2}\left(\frac{1}{n_i} + \frac{1}{n_j}\right)} = \sqrt{\frac{77.625}{2}\left(\frac{1}{6} + \frac{1}{6}\right)} = 3.957$,$k = 4$,需要进行 $C_k^2 = k(k-1)/2 = 6$ 次两两比较,设 a 为两对比组之间包含的组数(跨距),见表 10.9。

表 10.9　各样本均数两两比较的 q 检验

对比组	$\|\bar{x}_i - \bar{x}_j\|$	$s_{\bar{x}_i - \bar{x}_j}$	q 值	a	$q_{0.05}$	P 值
1 与 2	16.67	3.957	4.63	2	2.95	<0.05
1 与 3	31.67	3.957	8.00	3	3.58	<0.05
1 与 4	39.17	3.957	9.90	4	3.96	<0.05
2 与 3	15.00	3.957	3.79	2	2.95	<0.05
2 与 4	22.50	3.957	5.69	3	3.58	<0.05
3 与 4	7.50	3.957	1.90	2	2.95	>0.05

3) 确定 P 值,作出推断结论。

查 q 界值表(见附表 14)与临界值 $q_{0.05(\nu,a)}$ 进行比较,确定 P 值并作出推断结论。要注意的是,临界值 $q_{0.05(\nu,a)}$ 的大小不仅与自由度 ν 有关,还与两对比组之间包含的组数 a 有关。

当第 1 组与第 2 组进行比较时,检验统计量 $q=4.63, a=2, \nu=\nu_{误差}=20$,临界值 $q_{0.05(20,2)}=2.95$,因此 $q>q_{0.05(20,2)}$,$P<0.05$,按 $\alpha=0.05$ 水准,拒绝 H_0,接受 H_1,认为 70%乙醇和 80%乙醇提取浸膏量的总体均数不等,70%乙醇提取的浸膏量低于 80%乙醇。由表 10.9 可知,除不能认为 90%乙醇组和 95%乙醇组的总体均数不等以外,其他各组总体均数之间均不相等。

Dunnett-t 检验也称 q' 检验,适用于多个实验组与一个对照组均数之间的两两比较。各实验组与对照组的比较共需进行 $k-1$ 次,计算公式为

$$q'=\frac{|\bar{x}_e-\bar{x}_c|}{s_{\bar{x}_e-\bar{x}_c}}=\frac{|\bar{x}_e-\bar{x}_c|}{\sqrt{MS_{误差}\left(\frac{1}{n_e}+\frac{1}{n_c}\right)}}, \qquad \nu=\nu_{误差} \tag{10.23}$$

式中,$\bar{x}_e$ 和 $\bar{x}_c$ 分别为实验组和对照组的样本均数,$MS_{误差}$ 为方差分析中随机误差的均方(即 $MS_{组内}$),自由度 ν 为随机误差的自由度(即 $\nu_{误差}$),n_e 和 n_c 为实验组和对照组的样本量。

【例 10.10】 以 95%乙醇组为对照,采用 Dunnett-t 检验对例 10.8 资料作两两比较。

1) 建立假设,确定检验水准。

$\quad H_0:\mu_e=\mu_c$,即任意一个实验组与对照组的总体均数相等

$\quad H_1:\mu_e\neq\mu_c$,即任意一个实验组与对照组的总体均数不等

$\quad \alpha=0.05$

2) 分别计算检验统计量,列出两两比较的 q' 检验表。

本例,$s_{\bar{x}_e-\bar{x}_c}=\sqrt{MS_{误差}(1/n_e+1/n_c)}=\sqrt{77.625(1/6+1/6)}=5.087, k=4$,实验组与对照组比较需进行 $k-1=3$ 次,T 为除对照组之外的实验组数,见表 10.10。

表 10.10 实验组与对照组比较的 q' 检验

对比组	$\|\bar{x}_e-\bar{x}_c\|$	$s_{\bar{x}_e-\bar{x}_c}$	q' 值	T	$q'_{0.05}$	P 值
70%乙醇与 95%乙醇	39.17	5.087	7.70	3	2.57	<0.05
80%乙醇与 95%乙醇	22.50	5.087	4.42	3	2.57	<0.05
90%乙醇与 95%乙醇	7.50	5.087	1.47	3	2.57	>0.05

3) 确定 P 值,作出推断结论。

查 q' 界值表(附表 15)得临界值 $q'_{0.05}$ 并将其与检验统计量 q' 比较,确定 P 值并作出推断结论。由表 10.10 可知,与 95%乙醇组的总体均数差异有统计学意义的是 70%乙醇组和 80%乙醇组,90%乙醇组与 95%乙醇组的总体均数差异无统计学意义。

注意:临界值 $q'_{0.05}$ 的大小不但与 ν 有关,还与实验组的总数 T 有关。

10.3.2 Kruskal-Wallis H 秩和检验及多重比较

完全随机设计的多样本数值变量资料若无法满足独立性、正态性、方差齐性等应用条件,则不宜用单因素方差分析,而应采用 Kruskal-Wallis H 秩和检验(又称 H 检验)。H 检验是

由 Kruskal 和 Wallis 在 Wilcoxon 秩和检验的基础上扩展而来,可推断完全随机设计多组数值变量资料或有序分类变量资料所来自的总体分布位置是否相同,其基本思想与 Wilcoxon 秩和检验相同。

1. 完全随机设计多样本数值变量资料的 *H* 检验

【例 10.11】　某中医师研究中药方剂大黄附子细辛汤对慢性肾衰竭(CRF)患者的临床疗效,将 30 名 CRF 患者随机分为三组,分别采用低剂量、中剂量、高剂量大黄附子细辛汤治疗,并计算治疗前后的中医证候积分降低值,见表 10.11。问:三种不同剂量药物对 CRF 患者的疗效(以证候积分的改变情况为效应变量)是否相同?

表 10.11　三种不同剂量药物对慢性肾衰竭患者的疗效

低剂量组		中剂量组		高剂量组	
积分降低值	秩次	积分降低值	秩次	积分降低值	秩次
6.9	1	8.4	8	11.4	16.5
7.3	2	8.7	9.5	12.3	18
7.4	3	9.2	11	12.9	19
7.6	4	9.3	12	13.2	21
7.7	5	9.7	14	13.7	24
8.0	6	10.0	15	13.8	25
8.3	7	11.4	16.5	14.3	26
8.7	9.5	13.2	21	14.8	27
9.5	13	13.5	23	16.3	28
13.2	21	18.8	29	21.3	30
$n_1=10$	$T_1=71.5$	$n_2=10$	$T_2=159$	$n_3=10$	$T_3=234.5$

分析思路:本例是完全随机设计三组数值变量资料的比较问题,首先考虑用方差分析。正态性检验结果(低剂量组 $W=0.739,P=0.003$,中剂量组 $W=0.813,P=0.021$,高剂量组 $W=0.820,P=0.026$)提示三组资料均不服从正态分布,故不宜使用方差分析,应采用 Kruskal-Wallis *H* 秩和检验。

1) 建立检验假设,确定检验水准。

　　H_0:三组中医证候积分降低值的总体分布位置相同

　　H_1:三组中医证候积分降低值的总体分布位置不同或不全相同

　　$\alpha=0.05$

2) 计算检验统计量。

①混合编秩:将三组中医证候积分降低值混合,从小到大编秩,当数值相等时计算平均秩。

②分组求和:分别计算三组积分降低值的秩次之和。本例,$T_1=71.5$,$T_2=159$,$T_3=$

234.5，且 $T_1 + T_2 + T_3 = n(n+1)/2 = 465$。

③ 计算检验统计量 H 值：

$$H = \frac{12}{n(n+1)} \sum \frac{T_i^2}{n_i} - 3(n+1) \qquad (10.24)$$

式中，T_i 为第 i 组的秩和，n_i 为第 i 组的样本量，n 为样本总例数。本例，$H = 17.195$。

3）确定 P 值，作出推断结论。

① 查表法：当组数 $k = 3$ 且每组例数 $n_i \leqslant 5$ 时，可查 H 界值表（见附表16）。若检验统计量 $H \geqslant H_\alpha$，则 $P \leqslant \alpha$，按 $\alpha = 0.05$ 检验水准，拒绝 H_0，接受 H_1，认为多组的中医证候积分降低值不同或不全相同；反之若 $H < H_\alpha$，则 $P > \alpha$，不拒绝 H_0。

② 近似法：当组数 $k > 3$ 或各组例数 $n_i > 5$ 时，检验统计量 H 近似服从 $\nu = k-1$ 的 χ^2 分布，此时可将 H 值看作 χ^2 值，查 χ^2 界值表（附表9）。

本例，$k = 3$，$n_1 = n_2 = n_3 = 10$，用近似法；查表（附表9）得 $\chi^2_{0.05,2} = 5.59$，检验统计量 $H > \chi^2_{0.05,2} = 5.59$，$P < 0.05$，按 $\alpha = 0.05$ 检验水准，拒绝 H_0，接受 H_1，差异有统计学意义，可认为三组的中医证候积分降低值不同或不全相同。

编秩过程中如果相同变量值所占比例较大时，应计算校正统计量 H_c：

$$H_c = H/c, \quad c = 1 - \sum (t_j^3 - t_j)/(n^3 - n) \qquad (10.25)$$

式中，c 称为校正系数。

2. 多重比较

若 Kruskal-Wallis H 秩和检验的结论为拒绝 H_0，只能说明多个总体分布位置不等或不全相等。要进一步了解其中任意两样本的总体分布位置之间是否有差别，应进行多重比较。多重比较方法有多种，现介绍常用的 Nemenyi 检验。

$$\chi^2 = \frac{(\bar{T}_i - \bar{T}_j)^2}{\dfrac{n(n+1)}{12} \left(\dfrac{1}{n_i} + \dfrac{1}{n_j} \right) c}, \qquad \nu = k-1 \qquad (10.26)$$

Nemenyi 检验计算 χ^2 值，式中，$\bar{T}_i$ 和 $\bar{T}_j$ 为要进行比较的第 i 组和第 j 组的秩和平均值，n_i 和 n_j 为第 i 组和第 j 组的样本量，c 同 (10.25) 式中的校正系数。

【例 10.12】 采用 Nemenyi 检验方法对例 10.11 的资料进行两两比较。

1）建立检验假设，确定检验水准。

  H_0：任意两组中医证候积分降低值的总体分布位置相同

  H_1：任意两组中医证候积分降低值的总体分布位置不同

  $\alpha = 0.05$

2）计算检验统计量。

$n_1 = n_2 = n_3 = 10$，$n = 30$，$\bar{T}_1 = 7.15$，$\bar{T}_2 = 15.90$，$\bar{T}_3 = 23.45$，代入公式 (10.26) 计算各组两两比较的检验统计量 χ^2 值，见表 10.12。

表 10.12　三种不同剂量药物疗效的两两比较

比较组	$\|\bar{T}_i - \bar{T}_j\|$	$\dfrac{n(n+1)}{12}$	$\left(\dfrac{1}{n_i}+\dfrac{1}{n_j}\right)$	χ^2 值	P 值
低剂量组与中剂量组	8.75	77.5	0.2	4.94	0.08
低剂量组与高剂量组	16.30	77.5	0.2	17.14	<0.01
中剂量组与高剂量组	7.55	77.5	0.2	3.68	0.16

3）确定 P 值，作出推断结论。

本例，$k=3$，$\nu=k-1=2$，临界值 $\chi^2_{0.050,2}=5.59$。低剂量组与高剂量组的中医证候积分降低值差异有统计学意义，其他组间差异无统计学意义，见表 10.12。

电脑实验　完全随机设计数值变量资料的假设检验

【实验 10.1】　对例 10.1 资料进行单样本 t 检验。

1. 建立 SPSS 数据集

以"麻黄碱"为变量名，建立 1 列 13 行数据集"例 10.1. sav"。

2. 操作步骤

1）正态性检验：Analyze→Descriptive Statistics→Explore，将"麻黄碱"送入 Dependent List，点击 Plots 按钮，勾选 Normality plots with tests→ Continue→OK。

2）单样本 t 检验：Analyze→Compare Means→One－Sample T Test→将"麻黄碱"送入 Test Variable(s)框，在 Test Value 框内将"0"改为"1.48"→OK。

3. 结果解读

正态性检验：$W=0.928$，$P=0.321>0.05$，提示资料满足正态性。而 t 检验结果如图 10.1 所示，$t=-1.959$，$P=0.074>0.05$，尚不能认为该批次产品的麻黄碱含量不符合质量控制标准。

One-Sample Test

			Test Value = 1.48			
					95% Confidence Interval of the Difference	
	t	df	Sig. (2-tailed)	Mean Difference	Lower	Upper
麻黄碱	-1.959	12	.074	-.06000	-.1267	.0067

图 10.1　例 10.1 资料的单样本 t 检验结果

【实验 10.2】　对例 10.2 资料进行 Wilcoxon 符号秩和检验。

1. 建立 SPSS 数据集

以"尿铅量"为变量名，建立 1 列 18 行数据集"例 10.2. sav"。

2. Wilcoxon 符号秩和检验

Analyze→NonparametricTests→one Samples→Settings→Customize tests→Compare median to hypothesized(Wilcoxon signed－rank test)→在 Hypothesized median 框中输入

"0.33"→Run。

3. 结果解读

双击 Hypothesis Test Summary 激活 model viewer 窗口,可显示 Wilcoxon 检验统计量,如图 10.2 所示:$z=3.484$,$P<0.001$,可认为男性工人尿铅含量高于正常男性。

【实验 10.3】 对例 10.3 资料进行两独立样本 t 检验。

1. 建立 SPSS 数据集

以"组别"(1=归脾丸,2=阿胶口服液)和"血红蛋白"为变量名,建立 2 列 20 行数据集"例 10.3.sav"。

Total N	18
Test Statistic	165.500
Standard Error	22.959
Standardized Test Statistic	3.484
Asymptotic Sig. (2-sided test)	.000

图 10.2 例 10.2 资料的秩和检验结果

组别	血红蛋白
1	7.20
1	7.70
1	11.40
...	...
2	29.10
2	31.20

图 10.3 例 10.3 的数据集

2. 操作步骤

1) 正态性检验:Analyze→Descriptive Statistics→Explore,将"血红蛋白"送入 Dependent List,将"组别"送入 Factor List,点击 Plots 按钮,勾选 Normality plots with tests→ Continue →OK。

2) 两独立样本 t 检验:Analyze→Compare Means→Independent-Samples T Test→将"血红蛋白"送入 Test Variable(s)框,将"组别"送入 Grouping Variable 框→Define Groups→在 Group 1 框中键入 1,Group 2 框中键入 2→Continue→OK。

3. 结果解读

正态性检验:$W_1=0.918$,$P_1=0.339$;$W_2=0.925$,$P_2=0.398$;提示两组数据均满足正态性。t 检验结果如图 10.4 所示,因方差齐($F=0.116$,$P=0.737>0.05$),看 t 检验的结果(靠上一行):$t=-0.820$,$P=0.423>0.05$,尚不能认为两种中药治疗轻度产后贫血的疗效不同。

Independent Samples Test

		Levene's Test for Equality of Variances		t-test for Equality of Means						
									95% Confidence Interval of the Difference	
		F	Sig.	t	df	Sig. (2-tailed)	Mean Difference	Std. Error Difference	Lower	Upper
血红蛋白	Equal variances assumed	.116	.737	-.820	18	.423	-3.03000	3.69557	-10.79411	4.73411
	Equal variances not assumed			-.820	17.853	.423	-3.03000	3.69557	-10.79868	4.73868

图 10.4 例 10.3 资料的两独立样本 t 检验结果

【实验 10.4】 对例 10.5 的资料进行两独立样本校正 t 检验(t'检验)。

1. 建立 SPSS 数据集

以"组别"(1＝试验组,2＝对照组)和"总胆固醇"为变量名,建立 2 列 25 行数据集"例 10.5. sav"。

2. 操作方法

1) 正态性检验方法同实验 10.3。

2) 两独立样本 t' 检验:方法同两独立样本 t 检验,但此处是将变量"总胆固醇"送入 Test Variable(s)框。

3. 结果解读

正态性检验结果:试验组 $W＝0.956$、$P＝0.616$,对照组 $W＝0.920$、$P＝0.354$,提示两组资料均满足正态性。t 检验结果如图 10.5 所示。方差不齐($F＝7.639$,$P＝0.011$),采用 t' 检验结果(靠下一行):$t'＝2.236$,$P＝0.037<0.05$,可认为两种方法对高脂血症患者的疗效不同。

Independent Samples Test

		Levene's Test for Equality of Variances		t-test for Equality of Means						
									95% Confidence Interval of the Difference	
		F	Sig.	t	df	Sig. (2-tailed)	Mean Difference	Std. Error Difference	Lower	Upper
总胆固醇	Equal variances assumed	7.639	.011	-1.941	23	.065	-.16900	.08709	-.34916	.01116
	Equal variances not assumed			-2.236	20.575	.037	-.16900	.07560	-.32641	-.01159

图 10.5　例 10.5 资料的两独立样本校正 t 检验结果

【实验 10.5】　对例 10.6 资料进行两独立样本 Wilcoxon 秩和检验。

1. 建立 SPSS 数据集

以"组别"(1＝试验组,2＝对照组)和"谷丙转氨酶"为变量名,建立 2 列 20 行数据集"例 10.6. sav"。

2. Wilcoxon 秩和检验

Analyze→NonparametricTests→Independent Samples→Fields→将"组别"送入 Groups 框,将"谷丙转氨酶"送入 Test Fields 框→Settings→Customize tests→Mann－Whitney U(2 Samples)→Run。

3. 结果解读

双击 Hypothesis Test Summary 结果框,显示 Wilcoxon 检验统计量,如图 10.6 所示,$z_c＝-2.888$,$P＝0.004<0.05$,可认为两种疗法对谷丙转氨酶变量的总体分布不同。

【实验 10.6】　对例 10.7 资料进行两独立样本几何均数的比较。

1. 建立 SPSS 数据集

以"组别"(1＝试验组,2＝对照组)和"滴度倒数"为变量名,建立 2 列 18 行数据集"例 10.7. sav"。

2. 操作步骤

1) 计算滴度倒数的对数值:Transform→Compute

Total N	20
Mann-Whitney U	11.500
Wilcoxon W	77.500
Test Statistic	11.500
Standard Error	13.157
Standardized Test Statistic	-2.888
Asymptotic Sig. (2-sided test)	.004
Exact Sig. (2-sided test)	.002

图 10.6　例 10.6 资料的 Wilcoxon 秩和检验结果

Variable→在 Target Variable 框中输入"对数"→在右侧 Function Group 窗口中点击 Arithmetic 选项→在下方 Functionsand Special Variables 窗口中双击 Lg10 将其选入 Numeric Expression 框中→将左侧变量框中的"滴度倒数"放入 Lg10 的括号内→OK,数据窗口增加了新变量"对数"。

2）正态性检验:方法同实验 10.3。

3）两独立样本几何均数的比较:Analyze→Compare Means→Independent－Samples T Test→将"对数"送入 Test Variable(s)框,将"组别"送入 Grouping Variable 框内→Define Groups→在 Group 1 框中键入 1,Group 2 框中键入 2→Continue→OK。

3. 结果解读

正态性检验:试验组 $W=0.948$、$P=0.663$,对照组 $W=0.963$、$P=0.830$,提示两组资料均满足正态性。两独立样本几何均数比较的结果如图 10.7 所示。因方差齐($F=0.128$,$P=0.725>0.05$),故做 t 检验结果:$t=-1.890$,$P=0.077>0.05$,尚不能认为两组患者治疗后血清 RF 抗体滴度的总体几何均数不等。

Independent Samples Test

		Levene's Test for Equality of Variances		t-test for Equality of Means						
									95% Confidence Interval of the Difference	
		F	Sig.	t	df	Sig. (2-tailed)	Mean Difference	Std. Error Difference	Lower	Upper
对数	Equal variances assumed	.128	.725	-1.890	16	.077	-.33448	.17699	-.70968	.04072
	Equal variances not assumed			-1.890	15.980	.077	-.33448	.17699	-.70972	.04076

图 10.7　例 10.7 资料两独立样本几何均数检验的结果

【实验 10.7】 对例 10.8 资料进行单因素方差分析及多重比较。

1. 建立 SPSS 数据集

以"组别"(1＝70％乙醇,2＝80％乙醇,3＝90％乙醇,4＝95％乙醇)和"提取量"为变量名,建立 2 列 24 行数据集"例 10.8.sav"。

2. 操作步骤

1）正态性检验:方法同实验 10.3。

2）单因素方差分析:Analyze →Compare Means→One－Way ANOVA,将"提取量"送入 Dependent List 框,将"组别"送入 Factor 框,单击 Post Hoc 按钮,选中 S-N-K 和 Dunnett,在 Control Category 下拉表中选择 Last→Continue,单击 Options 按钮,选中 Descriptive 和 Homogeneity of variance test→Continue→OK。

3. 结果解读

正态性检验:70％乙醇组 $W=0.858$,$P=0.183$,80％乙醇组 $W=0.960$,$P=0.823$,90％乙醇组 $W=0.996$,$P=0.999$,95％乙醇组 $W=0.893$,$P=0.332$;提示各组资料均服从正态分布。方差齐性检验结果:$F=1.983$,$P=0.149$,提示方差齐。图 10.8 所示为单因素方差分析结果,可见 $F=23.202$,$P<0.001$,可认为不同浓度乙醇提取的浸膏量不同或不全相同。多重比较结果如图 10.9 与图 10.10 所示,提示 90％乙醇组与 95％乙醇组的浸膏提取量差异无统

计学意义,其他组间的差异均有统计学意义。

ANOVA

	Sum of Squares	df	Mean Square	F	Sig.
Between Groups	5403.125	3	1801.042	23.202	.000
Within Groups	1552.500	20	77.625		
Total	6955.625	23			

图 10.8　例 10.8 资料的方差分析结果

提取量

			Subset for alpha = 0.05		
	组别	N	1	2	3
Student-Newman-Keuls[a]	70%乙醇	6	65.50		
	80%乙醇	6		82.17	
	90%乙醇	6			97.17
	95%乙醇	6			104.67
	Sig.		1.000	1.000	.156

Means for groups in homogeneous subsets are displayed.

a. Uses Harmonic Mean Sample Size = 6.000.

图 10.9　例 10.8 资料的 SNK 检验结果

Multiple Comparisons

		Mean Difference (I-J)	Std. Error	Sig.	95% Confidence Interval	
(I) 组别	(J) 组别				Lower Bound	Upper Bound
Dunnett t (2-sided)[a]	70%乙醇	95%乙醇	-39.167	5.087	.000	-52.09	-26.24
	80%乙醇	95%乙醇	-22.500	5.087	.001	-35.42	-9.58
	90%乙醇	95%乙醇	-7.500	5.087	.343	-20.42	5.42

*. The mean difference is significant at the 0.05 level.

a. Dunnett t-tests treat one group as a control, and compare all other groups against it.

图 10.10　例 10.8 资料的 Dunnett t 检验结果

【实验 10.8】　对例 10.11 资料进行 Kruskal-Wallis H 秩和检验及多重比较。

1. 建立 SPSS 数据集

以"组别"(1=低剂量组,2=中剂量组,3=高剂量组)和"积分"为变量名,建立 2 列 30 行数据集"例 10.11. sav"。

2. 操作步骤

1) 正态性检验:方法同实验 10.3。

2) H 检验及多重比较:Analyze→NonparametricTests→Independent Samples→Fields→将"组别"送入 Groups 框,将"积分"送入 Test Fields 框→Settings→Customize tests→Kruskal-Wallis1-way ANOVA(kSamples)→Run。

3. 结果解读

正态性检验:低剂量组 $W=0.739, P=0.003$,中剂量组 $W=0.813, P=0.021$,高剂量组 $W=0.820, P=0.026$,提示三组资料均不服从正态分布。H 检验结果(如图 10.11)及多重比

Total N	30
Test Statistic	17.195
Degrees of Freedom	2
Asymptotic Sig. (2-sided test)	.000

图 10.11　例 10.11 资料的 H 检验结果

较结果:双击 Hypothesis Test Summary 结果框,激活 Model Viewer 框,$H=17.195$,$P<0.001$,可认为三组中医证候积分降低值的总体分布位置不同或不全相同;打开 Model Viewer 框右下部的 View 下拉菜单,选中 Pairwise comparisons,显示多重比较结果(如图 10.12),低剂量组与高剂量组间的差异有统计学意义,其他组间的差异未见统计学意义。

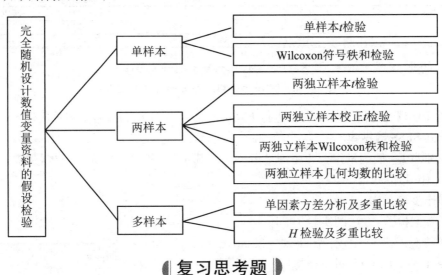

Each node shows the sample average rank of 组别.

Sample1-Sample2	Test Statistic	Std. Error	Std. Test Statistic	Sig.	Adj.Sig.
低剂量组-中剂量组	-8.750	3.934	-2.224	.026	.078
低剂量组-高剂量组	-16.300	3.934	-4.143	.000	.000
中剂量组-高剂量组	-7.550	3.934	-1.919	.055	.165

Each row tests the null hypothesis that the Sample 1 and Sample 2 distributions are the same.
Asymptotic significances (2-sided tests) are displayed. The significance level is .05.

图 10.12   例 10.11 资料的多重比较检验结果

学 习 小 结

本章知识结构归纳如下:

```
                                          ┌─ 单样本 ─┬─ 单样本t检验
                                          │          └─ Wilcoxon符号秩和检验
                                          │
                                          │          ┌─ 两独立样本t检验
完全随机设计数值变量资料的假设检验 ─┼─ 两样本 ─┼─ 两独立样本校正t检验
                                          │          ├─ 两独立样本Wilcoxon秩和检验
                                          │          └─ 两独立样本几何均数的比较
                                          │
                                          └─ 多样本 ─┬─ 单因素方差分析及多重比较
                                                     └─ H检验及多重比较
```

复习思考题

1. 两独立样本 t 检验与单因素 F 检验在用途上有何区别?

2. 完全随机设计数值变量资料比较的假设检验思路是什么?

3. 方差分析的基本思想是什么?

4. 若方差分析结果 $P \leqslant a$,进一步作多重比较的目的是什么?为何不宜用多次两独立样本 t 检验进行多重比较?

第 11 章　配对设计与随机区组设计数值变量资料的假设检验

　　学习目的:掌握配对 t 检验,符号秩和检验,随机区组设计资料的方差分析及其多重比较和 Friedman M 秩和检验的用途与应用条件;熟悉配对设计和随机区组设计类型;了解 Friedman M 秩和检验进行多重比较的方法。

　　知识要点:配对设计和随机区组设计,配对 t 检验,符号秩和检验,随机区组设计资料的方差分析及其多重比较,Friedman M 秩和检验及其 SPSS 软件实现。

　　配对设计和随机区组设计是常见的医学研究设计类型,本章介绍配对设计和随机区组设计数值变量资料的假设检验方法:配对 t 检验,符号秩和检验,随机区组设计资料的方差分析及其多重比较,Friedman M 秩和检验及其多重比较。

11.1　配对设计数值变量资料的假设检验

　　配对设计是将受试对象按某些重要特征或条件配成对子,再将每对中的两个受试对象按随机分配的原则分别给予不同的处理。配对设计数值变量资料,若满足参数检验条件,即差值服从正态分布,采用配对 t 检验;若差值不服从正态分布,可采用符号秩和检验。

11.1.1　配对 t 检验

　　配对 t 检验(paired t test)也称成对 t 检验,适用于配对设计数值变量资料的假设检验。其基本思想是:配对设计的两组观察对象,若它们分别接受处理的效应相同,则两组的效应指标参数应相等,即 $\mu_1 = \mu_2$,则有 $\mu_1 - \mu_2 = 0$。所以,配对 t 检验实质为检验对子差值的样本均数 $\bar{d}$ 所来自的总体均数 μ_d 是否等于 0。配对 t 检验的应用条件是差值 d 的总体服从正态分布,检验统计量计算公式为

$$t = \frac{|\bar{d} - \mu_d|}{s_{\bar{d}}} = \frac{|\bar{d} - 0|}{s_d / \sqrt{n}} = \frac{|\bar{d}|}{s_d / \sqrt{n}}, \qquad \nu = n - 1 \tag{11.1}$$

式中,$\bar{d}$ 为差值均数,$s_{\bar{d}}$ 为差值标准误,s_d 为差值标准差,n 为对子数。

　　【例 11.1】　某研究者采集了 12 只健康成年 SD 大鼠的新鲜血液样品(无溶血及脂血),分

别采用 A、B 两种检测系统检测血浆纤维蛋白原含量,结果见表 11.1。问:A、B 两种检测系统血浆纤维蛋白原的检测结果是否相同?

表 11.1 两种检测系统血浆纤维蛋白原检测结果(g/L)

编号 (1)	A 系统 (2)	B 系统 (3)	差值 d (4)=(3)-(2)
1	2.73	6.37	3.64
2	4.51	2.33	−2.18
3	4.03	3.07	−0.96
4	3.85	0.72	−3.13
5	0.80	1.18	0.38
6	0.99	5.64	4.65
7	3.94	5.15	1.21
8	7.92	4.89	−3.03
9	4.21	3.89	−0.32
10	3.94	2.31	−1.63
11	3.90	6.53	2.63
12	2.22	3.39	1.17

分析思路:本例为配对设计数值变量资料的比较问题,首先考虑配对 t 检验。正态性检验结果:$W=0.955$,$P=0.713>0.05$,提示差值服从正态分布,满足配对 t 检验的条件。

1) 建立假设,确定检验水准。

$H_0:\mu_d=0$,即两种检测系统血浆纤维蛋白原的检测结果相同

$H_1:\mu_d\neq0$,即两种检测系统血浆纤维蛋白原的检测结果不同

$\alpha=0.05$

2) 计算检验统计量。

本例,$n=12$,$\bar{d}=0.2025\ \text{g/L}$,$s_d=2.5528\ \text{g/L}$,代入式(11.1),得

$$t=\frac{|\bar{d}|}{s_d/\sqrt{n}}=\frac{0.2025}{2.5528/\sqrt{12}}=0.275,\qquad \nu=n-1=12-1=11$$

3) 确定 P 值,作出推断结论。

查 t 界值表(附表7),得 $t_{0.05/2,11}=2.201>t=0.275$,故 $P>0.05$,按 $\alpha=0.05$ 检验水准,不拒绝 H_0,差异无统计学意义,尚不能认为两种检测系统检测的血浆纤维蛋白原结果不同。

11.1.2 符号秩和检验

配对设计数值变量资料,若差值不服从正态分布,可采用 Wilcoxon 符号秩和检验。Wilcoxon 符号秩和检验可检验配对设计资料的差值总体中位数是否等于 0,或检验完全随机设计单样本资料的总体中位数是否等于指定值,二者设计思想基本相同,只是差值的计算稍有不同。其基本思想是:若 H_0 成立,差值的总体中位数等于 0(即 $M_d=0$),差值出现正号与负号的机会均等,理论上正负秩和 T_+ 与 T_- 应相等,差别只是随机因素造成的;若正与负秩以及 T_+

与 T_- 相差悬殊,则 H_0 成立的可能性很小。

【例 11.2】　为比较两种针刺方法对女性肩周炎患者的快速镇痛效果。某中医师选取 30 例女性肩周炎患者,并根据她们的年龄及病情相似两两配对,然后将每对患者随机分为试验组和对照组,试验组用耳针沿皮透穴刺法(透刺组),对照组用耳穴直刺法(直刺组)。针刺 30 min 后,采用疼痛评分表对疼痛程度评分,结果如表 11.2。问:两种针刺方法对女性肩周炎患者的快速镇痛效果是否相同?

表 11.2　两种针刺方法对女性肩周炎患者的快速镇痛效果评分

编号 (1)	直刺组 (2)	透刺组 (3)	差值 d (4)=(3)−(2)	秩次 (5)
1	5	9	4	3
2	8	11	3	2
3	19	10	−9	−11.5
4	18	10	−8	−9.5
5	18	7	−11	−15
6	17	7	−10	−13.5
7	15	10	−5	−5
8	20	14	−6	−7
9	16	11	−5	−5
10	17	10	−7	−8
11	20	10	−10	−13.5
12	17	9	−8	−9.5
13	12	14	2	1
14	18	9	−9	−11.5
15	15	10	−5	−5

分析思路:本例为配对设计数值变量资料的比较问题,首先考虑采用配对 t 检验。正态性检验结果:$W=0.842$,$P=0.013<0.05$,提示差值不服从正态分布,不满足配对 t 检验的条件,此时宜采用符号秩和检验。

1)建立假设,确定检验水准。

　　$H_0:M_d=0$,即差值的总体中位数为 0

　　$H_1:M_d\neq0$,即差值的总体中位数不为 0

　　$\alpha=0.05$

2)计算检验统计量。

计算各对子的差值 d,见表 11.2(4)。按差值的绝对值由小到大编秩次,计算正负秩和 T_+ 与 T_-。本例,$T_+=6$,$T_-=114$。检验统计量取较小的秩和,本例 $T=T_+=6$。

3)确定 P 值,作出推断结论。

① 查表法:当 $5<n\leqslant50$ 时,查配对 T 界值表(符号秩和检验用,附表 12),得出 P 值。本例,$n=15$,T 界值为 $25\sim95$,检验统计量 $T=6$,在 $25\sim95$ 范围外,$P<0.05$,按 $\alpha=0.05$ 水准,

拒绝 H_0,接受 H_1,可认为两种针刺方法对女性肩周炎患者的快速镇痛效果不同。

② 正态近似法:当 $n>50$ 时,可以采用正态分布近似法,其计算公式见第 10 章式(10.4)和式(10.5)。

11.2 随机区组设计数值变量资料的假设检验

随机区组设计也称配伍组设计,是配对设计的扩展,是将受试对象先按一定条件(例如,人按性别、年龄、病情等;动物按窝别、雌雄、体重等)配成若干个区组(block),然后再将每个区组内的受试对象随机分配到各处理组中。随机区组设计数值变量资料若满足正态性且方差齐,可采用随机区组设计资料的方差分析;否则可采用 Friedman M 秩和检验。

11.2.1 随机区组设计资料的方差分析及多重比较

1. 随机区组设计资料的方差分析

随机区组设计资料的方差分析也称双因素方差分析(two-way ANOVA),如例 11.3,随机区组设计资料的变异除了总变异、处理组间的变异和随机误差外,还包括区组间的变异。根据方差分析的基本思想,随机区组设计资料的方差分析将总变异中的总离均差平方和分解为三部分,即处理组间变异、区组间变异和随机误差,总自由度作相应的分解,即 $SS_总=SS_{处理}+SS_{区组}+SS_{误差}$,$\nu_总=\nu_{处理}+\nu_{区组}+\nu_{误差}$。

【例 11.3】 研究不同剂量华蟾素对裸鼠肝癌移植瘤的抑瘤效果,8 窝不同种系的裸鼠,每窝 4 只,随机分配到对照组和华蟾素三个不同剂量组,对照组腹腔注射生理盐水(0.2 ml/只),华蟾素低、中、高三个剂量组分别腹腔注射 2.5、5.0、7.5(单位:ml/kg)华蟾素注射液(用生理盐水稀释至 0.2 ml/只),每日给药一次,用药 21 天后处死各组小鼠,剥离瘤体、称重,结果见表 11.3。问:不同剂量华蟾素对裸鼠肝癌移植瘤的生长抑制作用是否相同?

表 11.3 各组裸鼠肝癌移植瘤重量(g)

区组	华蟾素剂量(ml/kg)			对照组	合计
	低剂量组	中剂量组	高剂量组		
A	9.32	7.25	4.13	11.46	32.16
B	8.24	6.41	4.85	12.33	31.83
C	6.08	6.34	5.01	11.09	28.52
D	9.15	5.47	5.24	12.01	31.87
E	7.26	7.84	3.84	10.51	29.45
F	9.35	5.32	3.76	10.60	29.03
G	7.66	7.24	3.84	12.05	30.79
H	9.55	6.12	3.26	14.00	32.93
合计	66.61	51.99	33.93	94.05	246.58

分析思路: 本例为随机区组设计数值变量资料的比较问题,首先考虑采用随机区组设计资料的方差分析。正态性检验结果:对照组 $W=0.914$,$P=0.384$,低剂量组 $W=0.888$,$P=0.222$,中剂量组 $W=0.945$,$P=0.664$,高剂量组 $W=0.915$,$P=0.392$,均有 $P>0.05$,提示各组数据均满足正态性。方差齐性检验结果:$F=0.918$,$P=0.445$,$P>0.05$,提示各组资料的总体方差齐。资料满足随机区组设计资料方差分析的条件。

1) 建立假设、确定检验水准。

处理因素: $H_{处理0}:\mu_{对照组}=\mu_{低剂量组}=\mu_{中剂量组}=\mu_{高剂量组}$

$H_{处理1}:\mu_{对照组},\mu_{低剂量组},\mu_{中剂量组},\mu_{高剂量组}$ 不等或不全相等

区组因素: $H_{区组0}:\mu_1=\mu_2=\cdots=\mu_8$

$H_{区组1}:\mu_1,\mu_2,\cdots,\mu_8$ 不等或不全相等

$\alpha=0.05$

2) 计算检验统计量。

先计算四种变异与自由度,再计算两个检验统计量 F。

① 总变异与自由度:总变异反映所有观测值之间的变异,计算公式为

$$SS_{总}=\sum_{i=1}^{k}\sum_{j=1}^{b}x_{ij}^2-c,\quad c=\left(\sum_{i=1}^{k}\sum_{j=1}^{b}x_{ij}\right)^2/N,\quad \nu_{总}=N-1 \tag{11.2}$$

式中,N 为总例数,k 为处理组数,b 为区组数,c 为校正数。本例

$$c=\left(\sum_{i=1}^{k}\sum_{j=1}^{b}x_{ij}\right)^2/N=\frac{246.58^2}{32}=1900.053$$

$$SS_{总}=\sum_{i=1}^{k}\sum_{j=1}^{b}x_{ij}^2-c=2170.869-1900.053=270.816$$

$$\nu_{总}=N-1=b\times k-1=8\times 4-1=31$$

② 处理组间变异与自由度:处理组间变异反映处理因素不同水平的作用和随机误差产生的变异。计算公式为

$$SS_{处理}=\frac{1}{b}\sum_{i=1}^{k}\left(\sum_{j=1}^{b}x_{ij}\right)^2-c,\quad \nu_{处理}=k-1 \tag{11.3}$$

式中,N、k、b 与 c 含义同式(11.2)。本例

$$SS_{处理}=\frac{1}{b}\sum_{i=1}^{k}\left(\sum_{j=1}^{b}x_{ij}\right)^2-c=\frac{66.61^2+51.99^2+33.93^2+94.05^2}{8}-1900.053=242.0094$$

$$\nu_{处理}=k-1=3$$

③ 区组间变异与自由度:区组间变异反映区组因素不同水平的作用和随机误差产生的变异。计算公式为

$$SS_{区组}=\frac{1}{k}\sum_{j=1}^{b}\left(\sum_{i=1}^{k}x_{ij}\right)^2-c,\quad \nu_{区组}=b-1 \tag{11.4}$$

式中,N、k、b 与 c 含义同式(11.2)。本例

$$SS_{区组} = \frac{1}{k}\sum_{j=1}^{b}\left(\sum_{i=1}^{k}x_{ij}\right)^2 - c$$

$$= \frac{32.16^2 + 31.83^2 + 28.52^2 + 31.87^2 + 29.45^2 + 29.03^2 + 30.79^2 + 32.93^2}{4} - 1900.053$$

$$= 4.685$$

$$\nu_{区组} = b - 1 = 8 - 1 = 7$$

④ 误差变异与自由度：误差变异反映由随机误差产生的变异。计算公式为

$$SS_{误差} = SS_{总} - SS_{处理} - SS_{区组}, \quad \nu_{误差} = \nu_{总} - \nu_{处理} - \nu_{区组} \tag{11.5}$$

本例

$$SS_{误差} = SS_{总} - SS_{处理} - SS_{区组} = 270.816 - 242.0094 - 4.685537 = 24.12101$$

$$\nu_{误差} = \nu_{总} - \nu_{处理} - \nu_{区组} = 21$$

⑤ 处理组间均方、区组间均方、误差均方以及检验统计量 F 的计算：计算公式见第 10 章式(10.20)和式(10.21)。本例方差分析结果(SPSS 软件分析结果)见表 11.4。

表 11.4　方差分析结果表

变异来源	SS	ν	MS	F	P
总变异	270.816	31			
处理组	242.009	3	80.670	70.232	<0.001
区组	4.686	7	0.669	0.583	0.762
误差	24.121	21	1.149		

3) 确定 P 值，作出推论。

处理因素：$F = 80.670$，$P < 0.001$，按 $\alpha = 0.05$ 检验水准，拒绝 H_0，接受 H_1，可认为不同处理组间裸鼠肝癌移植瘤重量有差别；区组因素：$F = 0.583$，$P = 0.762$，$P > 0.05$，按 $\alpha = 0.05$ 检验水准，不拒绝 H_0，尚不能认为各区组裸鼠肝癌移植瘤重量有差别。

2. 多重比较

随机区组设计数值变量资料经方差分析，若结论为拒绝 H_0，接受 H_1，表明多个总体均数不等或不全相等，但并不清楚各组间具体的差异情况，此时需要进一步作多重比较。比较方法详见第 10 章 10.3 节，这里不再赘述。

【例 11.4】 采用 SNK 检验对例 11.3 各处理组间的差异作两两比较。

1) 建立假设，确定检验水准。

A 与 B 表示任两对比组

$H_0: \mu_A = \mu_B$，A 与 B 两个对比组的总体均数相等

$H_1: \mu_A \neq \mu_B$，A 与 B 两个对比组的总体均数不相等

$\alpha = 0.05$

2) 计算检验统计量 q 值。

先将四个样本均数从大到小排序并编秩次，见表 11.5。再计算两两比较的 q 值，结果见

表 11.6。本例共 4 组,进行两两比较需比较 $C_k^2 = \dfrac{k(k-1)}{2} = \dfrac{4 \times (4-1)}{2} = 6$(次)。

表 11.5　各样本均数秩次表

组别	对照组	低剂量组	中剂量组	高剂量组
均数	11.756	8.326	6.499	4.241
秩次(R)	1	2	3	4

表 11.6　q 检验两两比较结果

对比组 (A 与 B)	均数差值 ($\bar{x}_A - \bar{x}_B$)	组数 (a)	q 值	P 值
1 与 2	3.430	2	11.861	<0.01
1 与 3	5.258	3	18.181	<0.01
1 与 4	7.515	4	25.987	<0.01
2 与 3	1.828	2	6.320	<0.01
2 与 4	4.085	3	14.126	<0.01
3 与 4	2.258	2	7.807	<0.01

3) 确定 P 值,作出推断结论。

本例对比组 1 与 2 即对照组与低剂量组比较时,$q=11.861$,$a=2$,$\nu=\nu_{误差}=21$;由 q 界值表(附表 14)得 $3.89 < q_{0.01(21,2)} < 4.02$,$q > q_{0.01(21,2)}$,则 $P < 0.01$,按 $\alpha = 0.05$ 检验水准,拒绝 H_0,接受 H_1,对照组与低剂量组裸鼠肝癌移植瘤的重量不等,低剂量组低于对照组。检验结果见表 11.6,各组之间的差异均有统计学意义。

10.2.2　Friedman M 秩和检验及多重比较

随机区组设计数值变量资料若不满足方差分析的条件(正态性和方差齐),可以采用 Friedman M 秩和检验,也称 Friedman 秩和检验或 M 检验。

1. Friedman M 秩和检验

Friedman M 秩和检验可推断多组数值变量资料或有序分类变量资料的总体分布是否相同。其基本思想是:将各区组内的观测值按从小到大的顺序编秩次,若各处理组的效应相同,即各处理组的总体分布相同,其秩次的分布应该是随机的,各区组内的秩次 $1,2,\cdots,k$ 应以相等的概率出现在各处理组(列)中,各处理组的秩和大致相等。若各处理组的秩和 $R_1, R_2, \cdots, R_k$ 相差很大,则 H_0 成立的可能性较小。

【例 11.5】 探讨黄芪各拆分组分(多糖、黄酮和皂苷)对糖尿病小鼠血糖的影响。取 10 窝糖尿病小鼠,每窝 4 只,将每窝小鼠随机分配到对照组、黄芪多糖组、黄芪黄酮组和黄芪皂苷组;对照组给予生理盐水,黄芪多糖组、黄芪黄酮组和黄芪皂苷组分别给予黄芪多糖、黄芪黄酮和黄芪皂苷,用药一段时间后,检测各组小鼠的血糖(mmol/L)水平,结果列于表 11.7。问:黄芪各拆分组分对糖尿病小鼠血糖的影响是否相同?

表 11.7　各组糖尿病小鼠的血糖水平(mmol/L)

窝别	对照组		黄芪多糖组		黄芪黄酮组		黄芪皂苷组	
	结果	秩次	结果	秩次	结果	秩次	结果	秩次
1	32.3	4	20.3	1	22.3	2	23.3	3
2	34.5	4	21.5	1	22.5	2	24.5	3
3	26.4	4	16.4	1	20.4	2	22.4	3
4	25.3	4	20.1	1	24.1	2	25.1	3
5	23.9	4	20.9	1.5	22.9	3	20.9	1.5
6	25.6	4	18.6	1	21.6	2.5	21.6	2.5
7	20.8	2	20.8	2	20.8	2	22.8	4
8	24.7	4	21.7	2	20.7	1	23.7	3
9	22.8	3.5	17.8	1	22.8	3.5	21.8	2
10	25.7	4	20.7	2	20.6	1	24.7	3
合计	—	37.5	—	13.5	—	21	—	28

　　分析思路:本例为随机区组设计数值变量资料的比较问题,首先考虑采用随机区组设计资料的方差分析。正态性检验结果:对照组 $W=0.872,P=0.105$,黄芪多糖组 $W=0.879,P=0.127$,黄芪黄酮组 $W=0.919,P=0.348$,黄芪皂苷组 $W=0.960,P=0.781$,均有 $P>0.05$,提示各组数据均满足正态性。方差齐性检验结果:$F=3.177,P=0.036,P<0.05$,提示方差不齐。资料不满足随机区组设计资料方差分析的条件,故选用 Friedman M 秩和检验。

　　1) 建立假设,确定检验水准。

　　　　H_0:四组的血糖总体分布相同

　　　　H_1:四组的血糖总体分布不同或不全相同

　　　　$\alpha=0.05$

　　2) 计算检验统计量。

　　先编秩(以区组为单位,将区组内的观测值按从小到大的顺序进行编秩,若遇数据相同则取平均秩次),再求秩和(以处理组为单位计算各处理组的秩和)。本例 $R_1=37.5,R_2=13.5,R_3=21,R_4=28$。最后,计算检验统计量:

$$M = \sum (R_i - \bar{R})^2, \quad \bar{R} = \frac{\sum R_i}{k} \tag{11.6}$$

式中,R_i 为各处理组的秩和,k 为处理组数。本例

$$\bar{R} = \frac{\sum R_i}{k} = \frac{37.5 + 13.5 + 21 + 28}{4} = 25$$

$$M = \sum (R_i - \bar{R})^2 = (37.5 - 25)^2 + (13.5 - 25)^2 + (21 - 25)^2 + (28 - 25)^2 = 313.5$$

3) 确定 P 值,作出推断结论。

① 当区组数 $b \leq 15$,处理组数 $k \leq 15$ 时,查 M 界值表(附表 17)。本例,$M_{0.05(4,10)} = 131$, $M > M_{0.05(4,10)}$,$P < 0.05$。按 $\alpha = 0.05$ 水准,拒绝 H_0,接受 H_1,可以认为四组的血糖总体分布不同或不全相同。

② 当处理数 k 或区组数 b 较大,超出 M 界值表范围时,采用近似 χ^2 分布法。

$$\chi_r^2 = \frac{12}{bk(k+1)} \sum R_i^2 - 3b(k+1), \qquad \nu = k - 1 \tag{11.7}$$

当各区组中相同的秩次较多时,需进行校正,计算公式为

$$\chi_c^2 = \frac{\chi^2}{c}, \quad c = 1 - \sum (t_j^3 - t_j)/bk(k^2 - 1) \tag{11.8}$$

式中,t_j 为第 j 个相同秩次的个数,k 为处理组数,b 为区组数。

注意:比较多个区组总体分布是否相同时,采用 Friedman M 秩和检验,编秩时按每一处理组内数据从小到大顺序进行编秩,分别求各区组的秩和进行检验。

2. 多重比较

Friedman M 检验结果若拒绝 H_0,接受 H_1,认为多个总体分布不同或不全相同时,可采用 SNK 检验进一步作多重比较。

【例 11.6】 对例 11.5 进行随机区组设计多个样本两两比较的 SNK 检验。

1) 建立假设,确定检验水准。

　　H_0:任意两对比组的总体分布位置相同

　　H_1:任意两对比组的总体分布位置不同

　　$\alpha = 0.05$

2) 计算检验统计量。

① 各组秩和由小到大排列,见表 11.8。

表 11.8　各组血糖水平秩和排列表

	1	2	3	4
秩和	13.5	21	28	37.5
各组	黄芪多糖组	黄芪黄酮组	黄酮皂苷组	对照组

② 计算检验统计量,计算公式为

$$q = \frac{|R_i - R_j|}{\sqrt{bMS_{误差}}}, \qquad \nu = (k-1)(b-1) \tag{11.9}$$

$$MS_{误差} = \frac{\dfrac{bk(k+1)(2k+1)}{6} - \dfrac{1}{b}\sum R_i^2 - \dfrac{1}{12}\sum(t_j{}^3 - t_j)}{(b-1)(k-1)} \tag{11.10}$$

式(11.9)中,R_i 和 R_j 分别为两对比组的秩和;式(11.10)中,k 为处理数,b 为区组数,R_i 为各组的秩和,t_j 为第 j 个相同秩次的个数。

本例,$\sum R_i^2 = 37.5^2 + 13.5^2 + 21^2 + 28^2 = 2813.5$,$k = 4$,$b = 10$,$\sum (t_j^3 - t_j) = 2^3 -$

$2+2^3-2+3^3-3+2^3-2=42$，则

$$MS_{误差}=\frac{\dfrac{bk(k+1)(2k+1)}{6}-\dfrac{1}{b}\sum R_i^2-\dfrac{1}{12}\sum(t_j^3-t_j)}{(b-1)(k-1)}=0.56111$$

SNK 检验结果见表 11.9，其中，a 为组数，$\nu=(k-1)(b-1)=27$，根据 a 和 ν，查 q 界值表（附表 14），得出相应 P 值。

表 11.9　各组血糖水平两两比较表

对比组	$\lvert R_i-R_j\rvert$	组数(a)	q 值	P 值
黄芪多糖组与黄芪黄酮组	7.5	2	3.166	<0.05
黄芪多糖组与黄芪皂苷组	14.5	3	6.121	<0.01
黄芪多糖组与对照组	24.0	4	10.132	<0.01
黄芪黄酮组与黄芪皂苷组	7.0	2	2.955	<0.05
黄芪黄酮组与对照组	16.5	3	6.966	<0.01
黄芪皂苷组与对照组	9.5	2	4.011	<0.05

3）确定 P 值，作出推断结论。

见表 11.9，各组的总体分布位置均不同，可以认为任意两组间血糖水平均有差别。

电脑实验　配对设计与随机区组设计数值变量资料的假设检验

【实验 11.1】　采用配对 t 检验对例 11.1 进行分析。

1. 建立 SPSS 数据集

以"A 系统""B 系统"为变量名，建立 2 列 12 行的数据集"例 11.1.sav"，如图 11.1。

A系统	B系统
2.73	6.37
4.51	2.33
…	…
3.90	6.53
2.22	3.39

图 11.1　例 11.1 的数据集

2. 操作步骤

1）求差值：Transform→ Compute Variable，在 Target Variable 框中输入"d"，在 Numeric Expression 框中输入"B 系统-A 系统"→OK。

2）正态性检验：Analyze→ Descriptive Statistics→ Explore，将变量"d"移入 Dependent List(因变量)框内，→ Plots，选中 Normality plots with tests→Continue→OK。

3）配对 t 检验：Analyze→ Compare Means→ Paired－Sample T Test，→将"A 系统""B 系统"分别移入 Paired Variables 框中→OK。

3. 结果解读

正态性检验结果：$W=0.955$，$P=0.713$，$P>0.05$，提示差值服从正态分布，满足配对 t 检验的条件。配对 t 检验结果如图 11.2 所示，$t=-0.275$，$P=0.789>0.05$，两种检测系统检测的血浆纤维蛋白原结果差别无统计学意义，尚不能认为两种检测系统检测的血浆纤维蛋白原结果不同。

Paired Samples Test

		Paired Differences							
					95% Confidence Interval of the Difference				
		Mean	Std. Deviation	Std. Error Mean	Lower	Upper	t	df	Sig. (2-tailed)
Pair 1	A系统 - B系统	-.2025000	2.5528135	.7369338	-1.8244803	1.4194803	-.275	11	.789

图 11.2　配对 t 检验结果

【实验 11.2】 采用符号秩和检验对例 11.2 进行分析。

1. 建立 SPSS 数据集

以"直刺组""透刺组"为变量名,建立 2 列 15 行的数据集"例 11.2. sav",如图 11.3。

直刺组	透刺组
5	9
8	11
...	...
18	9
15	10

图 11.3　例 11.2 的数据集

2. 操作步骤

1) 求差值并对差值进行正态性检验:方法同实验 11.1。

2) 符号秩和检验:Analyze→ Nonparametric tests → Legacy dialogs→2 Related Samples→将"直刺组""透刺组"分别移入 Test Pair(s)框中,"Test Type"中选中 Wilcoxon→OK。

3. 结果解读

Test Statistics[a]

	透刺组 - 直刺组
Z	-3.071[b]
Asymp. Sig. (2-tailed)	.002

a. Wilcoxon Signed Ranks Test

b. Based on positive ranks.

图 11.4　符号秩和检验结果

正态性检验结果:$W = 0.842$,$P = 0.013$,$P < 0.05$,提示差值不服从正态分布,不满足配对 t 检验的条件,宜采用符号秩和检验。秩和检验结果如图 11.4 所示,$z = -3.071$,$P = 0.002 < 0.05$,差异具有统计学意义,可以认为两种针刺方法的快速镇痛效果不同。与直刺组相比,透刺组的疼痛程度评分显著降低,提示透刺组对女性肩周炎患者快速镇痛效果好于直刺组。

【实验 11.3】 采用随机区组设计资料的方差分析及多重比较对例 11.3 进行分析。

1. 建立 SPSS 数据集

以"处理组(1=对照组,2=低剂量组,3=中剂量组,4=高剂量组)""区组"和"瘤重"为变量名,建立 3 列 32 行的数据集"例 11.3. sav",如图 11.5。

处理组	区组	瘤重
1	1	11.46
1	2	12.33
...	...	...
4	7	3.84
4	8	3.26

图 11.5　例 11.3 的数据集

2. 操作步骤

1) 正态性和方差齐性检验:Analyze → Descriptive Statistics→ Explore,将"瘤重"移入 Dependent框内,将"处理组"移入 Factor List 框内 →Plots,选中 Normality plots with test,在 Spread vs. Level with Levene Test 选中 Untransformed→Continue→OK。

2) 随机区组设计资料的方差分析及多重比较:Analyze→General Linear Model→Univa-

riate,"瘤重"→移入 Dependent 框中,"处理组""区组"→移入 Fixed Factor(s)框中,→Model,选中 Custom,将"处理组""区组"→移入 Model 框→Continue→Post Hoc,将 Factor(s)框内的"处理组"→移入 Post Hoc Test for 框中→选中 S−N−K→Continue→Options,选中 Descriptive Statistics→Continue→OK。

3. 结果解读

1) 正态性检验结果:对照组 $W=0.914$,$P=0.384$,低剂量组 $W=0.888$,$P=0.222$,中剂量组 $W=0.945$,$P=0.664$,高剂量组 $W=0.915$,$P=0.392$,提示各组数据均满足正态性。

2) 方差齐性检验结果:选取 based on Mean 的结果,即 $F=0.918$,$P=0.445$,提示方差齐。

3) 随机区组设计资料的方差分析结果如图 11.6 所示,"处理组"$F=80.670$,$P<0.001$,可以认为不同处理组间裸鼠肝癌移植瘤重量有差别;"区组"$F=0.583$,$P=0.762$,$P>0.05$,尚不能认为各区组裸鼠肝癌移植瘤重量有差别。

Tests of Between-Subjects Effects

Dependent Variable: 瘤重

Source	Type III Sum of Squares	df	Mean Square	F	Sig.
Corrected Model	246.695[a]	10	24.669	21.478	.000
Intercept	1900.053	1	1900.053	1654.206	.000
处理组	242.009	3	80.670	70.232	.000
区组	4.686	7	.669	.583	.762
Error	24.121	21	1.149		
Total	2170.869	32			
Corrected Total	270.816	31			

a. R Squared = .911 (Adjusted R Squared = .869)

图 11.6　方差分析结果

4) 多重比较结果如图 11.7 所示,各组的均数分别为 4.2413、6.4988、8.3263、11.7563。SNK 检验结果将无统计学意义的对比组列在同一列中,有统计学意义则置于不同的列。本题所有组别的均数均不在一列,提示各组的总体均数均不相等。

瘤重

Student-Newman-Keuls[a,b]

处理组	N	Subset 1	2	3	4
高剂量组	8	4.2413			
中剂量组	8		6.4988		
低剂量组	8			8.3263	
对照组	8				11.7563
Sig.		1.000	1.000	1.000	1.000

Means for groups in homogeneous subsets are displayed.
Based on observed means.
The error term is Mean Square(Error) = 1.149.

a. Uses Harmonic Mean Sample Size = 8.000.

b. Alpha = .05.

图 11.7　多重比较结果

与对照组相比,华蟾素低、中、高剂量组瘤重明显降低($P<0.001$),且剂量越高,瘤重降低越明显,提示不同剂量华蟾素对裸鼠肝癌移植瘤的生长具有显著抑制作用,存在明显剂量反应关系。不同裸鼠种系移植瘤的生长抑制作用差异无统计学意义($P=0.762$)。

【实验 11.4】 采用 Friedman M 秩和检验对例 11.5 进行分析。

1. 建立 SPSS 数据集

以"对照组""黄芪多糖组""黄芪黄酮组"和"黄芪皂苷组"为变量名,建立 4 列 10 行的数据集"例 11.5. sav",如图 11.8。

对照组	黄芪多糖组	黄芪黄酮组	黄芪皂苷组
32.3	20.3	22.3	23.3
34.5	21.5	22.5	24.5
...	...	...	...
22.8	17.8	22.8	21.8
25.7	20.7	20.6	24.7

图 11.8　例 11.5 的数据集

2. 操作步骤

1) 正态性和方差齐性检验:Analyze→Descriptive Statistics→Explore,将"对照组""黄芪多糖组""黄芪黄酮组"和"黄芪皂苷组"移入 Dependent 框内,单击 Plots,选中 Normality plots with test,在 Spread vs. Level with Levene Test 选中 Untransformed →Continue→OK。

2) Friedman M 秩和检验:Analyze→ Nonparametric tests→ Legacy Dialogs →K Related Samples→将"对照组""黄芪多糖组""黄芪黄酮组"和"黄芪皂苷组"移入 Test Variable list 框中,"Test type"中选中 Friedman →OK。

3. 结果解读

正态性检验结果:对照组 $W=0.872,P=0.105$,黄芪多糖组 $W=0.879,P=0.127$,黄芪黄酮组 $W=0.919,P=0.348$,黄芪皂苷组 $W=0.960,P=0.781$。方差齐性检验结果:$F=3.177,P=0.036$,提示各组数据满足正态性,但方差不齐。Friedman M 秩和检验结果如图 11.9,$\chi^2=20.226,P<0.001$,提示四组的血糖总体分布不同或不全相同。

【实验 11.5】 采用 SNK 检验对对例 11.5 进行多重比较。

1. 建立 SPSS 数据集

以"处理组(1=对照组,2=黄芪多糖组,3=黄芪黄酮组,4=黄芪皂苷组)""区组"和"血糖"为变量名,建立 3 列 40 行的数据集"例 11.6. sav",如图 11.10 所示。

Test Statistics[a]

N	10
Chi-Square	20.226
df	3
Asymp. Sig.	.000

a. Friedman Test

图 11.9　随机区组设计资料的秩和检验结果

处理组	区组	血糖
1	1	32.3
1	2	34.5
...	...	...
4	9	21.8
4	10	24.7

图 11.10　例 10.6 的数据集

2. 操作步骤

1) 对每一区组数据进行秩转换:Transform→Rank Cases,将"血糖"移入 Variable 框中,将"区组"移入 By 框中→OK,运行后产生新变量"R 血糖"。

2）对秩变量进行方差分析：操作步骤同随机区组设计的方差分析：Analyze →General Linear Model→Univariate，变量"R 血糖"→移入 Dependent Variable 框内，"处理组""区组"→移入 Fixed Factor(s)框内。→Model，选中 Custom，"处理组""区组"→分别移入 Model 框→Continue；→Post Hoc→将"处理组"→移入 Post Hoc Test for 框，选中 S-N-K，→Continue→OK。

3. 结果解读

如图 11.11 所示，对照组、黄芪多糖组、黄芪黄酮组和黄芪皂苷组平均秩次分别为 3.75、1.35、2.00 和 2.80，各组的平均秩次均不在一列，提示各组的总体分布位置均不同。

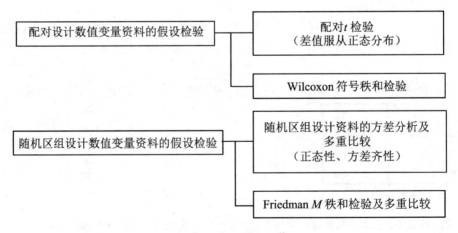

图 11.11　随机区组设计资料的秩和检验多重比较结果

与对照组相比，黄芪多糖组、黄芪黄酮组和黄芪皂苷组血糖均显著降低，差异有统计学意义（$P<0.05$），血糖水平从低到高依次为：黄芪多糖组＜黄芪黄酮组＜黄芪皂苷组＜对照组，提示黄芪各拆分组分具有降血糖作用。

◖学 习 小 结◗

本章知识结构归纳如下：

配对设计数值变量资料的假设检验	→	配对 t 检验（差值服从正态分布）
	→	Wilcoxon 符号秩和检验
随机区组设计数值变量资料的假设检验	→	随机区组设计资料的方差分析及多重比较（正态性、方差齐性）
	→	Friedman M 秩和检验及多重比较

◖复习思考题◗

1. 采用两种方法检测 16 名患者的血尿素氮水平，结果列于表 11.10，试分析两种方法的检测结果有无差别？

表 11.10　16 名患者血尿素氮水平(mmol/L)的两种检测结果

患者编号	方法一	方法二	患者编号	方法一	方法二
1	6.4	5.6	9	10.0	8.5
2	8.1	7.9	10	11.0	9.1
3	9.0	8.5	11	8.7	8.5
4	10.4	11.2	12	10.8	9.1
5	10.6	8.4	13	9.3	9.0
6	8.8	8.5	14	11.0	8.5
7	10.9	9.1	15	11.5	9.1
8	9.4	9.0	16	11.6	8.4

2. 根据窝别、体重、雌雄及健康状况等条件取大鼠 24 只,先将条件相同的两两配成一对,然后将每对中的两只大鼠随机分配到实验组和对照组,对照组给予正常饮食,实验组给予改良饮料,饲养一段时间后,测量两组大鼠体重(g),结果列于表 11.11,比较两组大鼠体重有无差别。

表 11.11　两组大鼠体重(g)

对子编号	对照组	实验组	对子编号	对照组	实验组
1	308	256	7	326	298
2	298	322	8	315	276
3	356	300	9	317	274
4	369	316	10	289	222
5	307	264	11	336	308
6	299	232	12	305	266

3. 研究 A、B、C、D 四种饲料对大鼠体重的影响,10 窝大鼠,每窝 4 只,每只大鼠随机喂养一种饲料,4 周后,大鼠体重(g)结果列于表 11.12。分析不同饲料对大鼠体重的影响是否相同。

表 11.12　各组大鼠体重(g)

区组	A	B	C	D
1	280	347	248	246
2	270	275	280	281
3	251	278	347	249
4	308	345	392	377
5	380	347	348	346
6	370	375	380	381
7	351	378	347	349
8	298	245	352	277
9	351	378	347	349
10	301	328	307	319

4. 案例分析：为比较两种检查方法的检查时间，某医生选取急性闭合性腹部损伤怀疑脾破裂的外伤患者 76 例，对每例患者均先行超声检查，再进行腹部 CT 平扫，结果超声检查时间为 (13.84 ± 1.89) min，CT 检查时间为 (31.14 ± 3.64) min。对资料进行正态性和方差齐性检验，发现资料符合正态性和方差齐性，随即采用两独立样本 t 检验分析。结果显示：两种方法检查时间差异有统计学意义 $(P<0.001)$，认为在急性外伤性脾破裂的诊断中，超声检查时间明显短于 CT 检查时间。

该医生采用的统计分析方法是否正确？请进行分析并给出理由。

第 12 章　析因设计与重复测量设计数值变量资料的方差分析

学习目的:掌握析因设计与重复测量设计资料方差分析的主要用途;熟悉 2×2 析因设计数值变量资料方差分析以及重复测量设计数值变量资料方差分析 SPSS 软件操作与结果解读,了解析因设计与重复测量设计的原理。

知识要点:析因设计方差分析的用途、资料整理格式、交互作用及软件实现;重复测量设计方差分析的用途、资料整理格式、分析条件及软件实现。

前面介绍的单因素方差分析和随机区组设计资料的方差分析,主要用于分析一个处理因素的作用。医学科研中,也常存在多个研究因素的情况,而且因素之间还可能存在交互作用。目前研究交互作用的实验设计主要包括析因设计、正交设计以及均匀设计,其中析因设计相对简单。方差分析的一般条件为独立、正态和方差齐性,但是当受试对象的试验效应被重复检测时,不同检测时间点之间的试验效应已不符合独立性的要求;重复测量设计资料的方差分析就是专门分析重复测量资料的方法。本章介绍 2×2 析因设计资料的方差分析以及重复测量资料的方差分析。

12.1　析因设计数值变量资料的方差分析

析因设计(factorial design)是一种将多个处理因素的各水平进行全面组合的多因素交叉分组设计。它不仅可以分析每个处理因素对观测结果的影响,而且还能揭示处理因素之间有无交互效应。析因设计的数值变量资料常在一般线性模型下进行方差分析,分析时也要求资料满足独立性、正态性和方差齐性。

12.1.1　析因设计资料方差分析的变异分解与原理

析因设计的 3 个相关基本概念:单独效应、主效应与交互效应。单独效应(simple effects)是指其他因素水平固定时,同一因素不同水平之间的差异,譬如单因素方差分析不同组之间的试验效应差异。主效应(main effects)是指某因素各单独效应的平均效应,即某一因素各水平之间的平均差别。交互效应(interaction effects)是指某因素的单独效应随着另一因素的水平变化而变化,此时称这两个因素存在交互作用。

两个或多个因素如果存在交互作用,表示各因素不是各自独立的,而是一个因素的水平有改变时,另一个或几个因素的效应也相应有所改变;反之,若不存在交互作用,表示各因素具有独立性,一个因素的水平发生改变时不影响其他因素的效应。

2×2析因设计是指有两个研究因素,每个因素各有2个水平,共有4种组合,即构成4个单元(组)。2×3×4析因设计则表示有三个研究因素,这三个因素分别有2个、3个和4个水平,共构成24组。

析因设计比单因素设计能提供更多的试验信息,尤其能反映各因素,各水平组合后的协同作用和拮抗作用,在医学上可用于筛选最佳治疗方案、药物配方等研究。但是分组愈多则实验实施难度愈大,需要的研究对象也愈多。因此析因设计多用于研究因素或者水平数不多的情况,若研究因素较多,可采用正交设计或者均匀设计(有兴趣的读者可参看相关统计学专著),本节介绍2×2析因设计资料的方差分析。

析因设计的变异分割为四个部分,即A、B两因素的主效应,A、B两因素的交互效应和误差;相应离均差平方和与自由度的分解公式为

$$SS_总 = SS_A + SS_B + SS_{A×B} + SS_{误差}, \qquad \nu_总 = \nu_A + \nu_B + \nu_{A×B} + \nu_{误差} \qquad (12.1)$$

12.1.2 析因设计方差分析的基本步骤

【例12.1】 某研究者为研究两种药物A、B对红细胞增加数(10^{12}/L)的影响,以健康成年SD大鼠为受试对象,采用2×2析因设计开展实验,获得实验效应数据列于表12.1。问:A、B两种药物对实验鼠红细胞增加有无作用? A、B因素之间有无交互作用?

表12.1 药物A、B联合应用对红细胞增加数的影响

A 药用		A 药不用	
B 药用	B 药不用	B 药用	B 药不用
2.1	1.3	0.9	0.8
2.2	1.2	1.1	0.9
2.0	1.1	1.0	0.7
1.9	1.3	1.0	0.6
2.3	1.2	1.1	0.5

分析思路:本例研究因素为药物(含A药和B药两个水平),每种药物各设2个水平(用和不用),受试对象为SD大鼠,实验效应指标(红细胞增加量)为数值变量资料。研究者采用了研究交互作用的析因设计,所以用2×2析因设计的方差分析。

1) 建立假设,确定检验水准。

处理因素A:$H_0: \mu_1 = \mu_2$,即A药的两个水平对红细胞的增加作用相同

$H_1: \mu_1 \neq \mu_2$,即A药的两个水平对红细胞的增加作用不同

处理因素B:$H_0: \mu_1 = \mu_2$,即B药的两个水平对红细胞的增加作用相同

$H_1:\mu_1\neq\mu_2$，即 B 药的两个水平对红细胞的增加作用不同

A× B 交互作用：$H_0:\mu_{A\times B}=0$，即 A 药与 B 药对红细胞的增加无交互作用

$H_1:\mu_{A\times B}\neq0$，即 A 药与 B 药对红细胞的增加有交互作用

$\alpha=0.05$

2）计算检验统计量。

2×2 析因设计资料方差分析的计算公式列于表 12.2。

表 12.2　析因设计方差分析计算公式表

变异来源	SS	ν	MS	F
总变异	$SS_{总}=\sum x^2-c$	$IJn-1$		
处理组				
A	$SS_A=\dfrac{1}{nJ}\sum A_i^2-c$	$I-1$	$MS_A=SS_A/\nu_A$	$F_A=MS_A/MS_{误差}$
B	$SS_B=\dfrac{1}{nI}\sum B_i^2-c$	$J-1$	$MS_B=SS_B/\nu_B$	$F_B=MS_B/MS_{误差}$
A×B	$SS_{A\times B}=\dfrac{1}{n}\sum T_i^2-c-SS_A-SS_B$	$(I-1)(J-1)$	$MS_{A\times B}=SS_{A\times B}/\nu_{A\times B}$	$F_{A\times B}=MS_{A\times B}/MS_{误差}$
误差	$SS_E=\sum x^2-\dfrac{1}{n}\sum T_i^2$	$IJn-IJ$	$MS_{误差}=SS_{误差}/\nu_{误差}$	

注：$c=\left(\sum x\right)^2/N$，$I$ 为 A 因素水平数，J 为 B 因素水平数，n 为每个单元的样本数。

3）确定 P 值，作出推断结论。

按照表 12.2 的公式计算得到方差分析结果，见表 12.3。根据 $\alpha=0.05$ 的检验水准，$F_A=200.000$，$P<0.05$，拒绝 H_0，接受 H_1，差异有统计学意义，可认为 A 药对红细胞的含量有影响；$F_B=112.500$，$P<0.05$，提示 B 药对红细胞的含量也有影响；$F_{A\times B}=24.500$，$P<0.05$，提示 A、B 两药对红细胞含量的影响存在交互作用。上述药物对红细胞含量的影响方向以及二者的交互作用方向均需要结合均值进行判定，请参见本章电脑实验部分。

表 12.3　方差分析结果

变异来源	SS	ν	MS	F 值	P 值
总变异	5.648	19			
处理组	5.392	3			
A 药	3.200	1	3.200	200.000	<0.05
B 药	1.800	1	1.800	112.500	<0.05
A×B	0.392	1	0.392	24.500	<0.05
误差	0.256	16	0.016		

12.2 重复测量设计数值变量资料的方差分析

重复测量资料是指对同一批受试对象的同一观测指标在不同时间点上进行多次测量所得的资料。不同资料类型的重复测量数据分析方法不尽相同。由于数值变量资料的重复测量更为常用,所以本节着重介绍这部分内容。

12.2.1 重复测量设计资料方差分析的变异分割与原理

重复测量设计(repeated measure design)资料的方差分析一般需要考虑两个因素,即处理因素和时间因素。总变异包括两部分,即受试对象间的变异(处理因素、个体间误差)和受试对象内的变异(时间因素、处理因素和时间因素的交互作用、个体内误差)。各种变异的关系如下:

$$SS_{总} = SS_{受试对象间} + SS_{受试对象内}$$
$$= (SS_{处理} + SS_{个体间误差}) + (SS_{时间} + SS_{处理×时间} + SS_{个体内误差}) \tag{12.2}$$

$$\nu_{总} = \nu_{受试对象间} + \nu_{受试对象内}$$
$$= (\nu_{处理} + \nu_{个体间误差}) + (\nu_{时间} + \nu_{处理×时间} + \nu_{个体内误差}) \tag{12.3}$$

各因素的均方 MS 等于其 SS 与自由度 ν 的商,统计量 F 的计算公式为

$$F_{处理} = MS_{处理} / MS_{个体间误差} \tag{12.4}$$

$$F_{时间} = MS_{时间} / MS_{个体内误差} \tag{12.5}$$

$$F_{处理×时间} = MS_{处理×时间} / MS_{个体内误差} \tag{12.6}$$

结合相应的 ν 查 F 界值表(附表8),确定 P 值,即可作出推断结论。

进行重复测量资料方差分析时,资料应满足三个条件:① 各处理组满足正态性:处理因素各水平的样本个体之间是相互独立的随机样本,且其总体符合正态分布;② 各处理组总体方差相等:相互比较的各处理水平的总体方差相等;③ 球形对称性:球形对称是指各时间点组成的协方差阵具有球形性特征,即所有两两时点变量值之间的差值对应的方差相等,计算复杂,一般借助软件实现。

12.2.2 重复测量设计资料方差分析的步骤

【**例12.2**】某研究者将20名高血压患者随机分为两组,每组各10名,采用同种中药治疗,一组服用胶囊,另一组服用片剂(给药剂量相同)。分别于服药后1、2、3、4小时测定血药浓度,结果列于表12.4。试比较不同剂型服用后血药浓度有无差别,不同测量时间点间的血药浓度是否相同,药物剂型与测量时间对血药浓度是否存在交互作用?

表 12.4 同一药物不同剂型在不同时间的血药浓度测定值(μmol/L)

受试对象	组别	测定时间			
		服药 1 h	服药 2 h	服药 3 h	服药 4 h
1	1	22.5	26.2	23.9	24.5
2	1	22.3	23.4	23.4	24.5
3	1	21.6	24.1	22.4	23.8
4	1	18.3	18.6	18.9	19.4
5	1	19.2	20.8	21.5	22.3
6	1	23.6	24.3	24.6	25.2
7	1	17.6	19.2	18.1	18.5
8	1	19.5	19.4	19.2	19.6
9	1	16.4	18.5	18.7	19.5
10	1	21.6	21.2	21.2	21.6
11	2	19.5	22.6	26.3	29.5
12	2	23.8	27.6	32.5	36.8
13	2	21.3	22.5	26.5	28.6
14	2	18.5	19.4	23.4	25.6
15	2	19.6	24.1	24.8	27.0
16	2	22.5	25.1	27.1	35.9
17	2	17.4	23.1	21.6	24.8
18	2	19.6	23.3	24.6	26.8
19	2	22.4	25.6	28.9	30.7
20	2	15.3	16.8	19.4	24.6

分析思路：本例处理因素为中药剂型（片剂、胶囊），受试对象为高血压患者，效应指标为血药浓度（μmol/L），属于数值变量资料；20 名高血压患者随机分成两组，所以两组相互独立，每组受试对象分别于服药后 1、2、3、4 小时测定血药浓度，为重复测量设计；故本例考虑采用重复测量设计数值变量资料的方差分析。

1）建立假设检验，确定检验水准。

处理因素：H_0：两组患者血药浓度总体均数相等

$\qquad\qquad H_1$：两组患者血药浓度总体均数不等

时间因素：H_0：各时间点患者血药浓度总体均数相等

$\qquad\qquad H_1$：各时间点患者血药浓度总体均数不等或不全相等

交互作用：H_0：中药剂型与测量时间无交互作用

$\qquad\qquad H_1$：中药剂型与测量时间之间有交互作用

检验水准：$\alpha = 0.05$

2）计算检验统计量。

总变异：

$$SS_{\text{总}} = \sum x^2 - \left(\sum x\right)^2 / N = 1318.987, \qquad \nu_{\text{总}} = N - 1 = 80 - 1 = 79$$

受试对象间变异：

$$SS_{\text{受试对象间}} = \frac{1}{p} \sum_{i=1}^{g} \sum_{k=1}^{p} \left(\sum_{j=1}^{n} x_{ijk}\right)^2 - \left(\sum x\right)^2 / N = 791.239$$

$$\nu_{\text{受试对象间}} = gn - 1 = 2 \times 10 - 1 = 19$$

$$SS_{\text{处理}} = \frac{1}{pn} \sum_{i=1}^{g} \left(\sum_{j=1}^{p} \sum_{k=1}^{n} x_{ijk}\right)^2 - \left(\sum x\right)^2 / N = 199.396$$

$$\nu_{\text{处理}} = g - 1 = 2 - 1 = 1$$

$$SS_{\text{个体间误差}} = SS_{\text{受试对象间}} - SS_{\text{处理}} = 591.843$$

$$\nu_{\text{个体间误差}} = \nu_{\text{受试对象间}} - \nu_{\text{处理}} = 19 - 1 = 18$$

受试对象内变异：

$$SS_{\text{受试对象内}} = SS_{\text{总}} - SS_{\text{受试对象间}} = 527.747$$

$$\nu_{\text{受试对象内}} = \nu_{\text{总}} - \nu_{\text{受试对象间}} = 79 - 19 = 60$$

$$SS_{\text{时间}} = \frac{1}{gn} \sum_{j=1}^{p} \left(\sum_{i=1}^{g} \sum_{k=1}^{n} x_{ijk}\right)^2 - \left(\sum x\right)^2 / N = 295.873$$

$$\nu_{\text{时间}} = p - 1 = 4 - 1 = 3$$

$$SS_{\text{处理} \times \text{时间}} = \frac{1}{n} \sum_{i=1}^{g} \sum_{j=1}^{p} \left(\sum_{k=1}^{n} X_{ijk}\right)^2 - \left(\sum x\right)^2 / N - SS_{\text{处理}} - SS_{\text{时间}} = 159.546$$

$$\nu_{\text{处理} \times \text{时间}} = gp - 1 - \nu_{\text{处理}} - \nu_{\text{时间}} = 2 \times 4 - 1 - 1 - 3 = 3$$

$$SS_{\text{个体内误差}} = SS_{\text{受试对象内}} - SS_{\text{时间}} - SS_{\text{处理} \times \text{时间}} = 72.328$$

$$\nu_{\text{个体内误差}} = \nu_{\text{受试对象内}} - \nu_{\text{时间}} - \nu_{\text{处理} \times \text{时间}} = 60 - 3 - 3 = 54$$

上述式中 i 为组数，g 为组数的水平数；j 为重复测量因素，p 为重复测量的水平数；k 为受试对象编号，n 为受试对象总数。

例12.2资料的重复测量设计方差分析结果见表12.5。

表12.5　重复测量设计资料的方差分析结果

变异来源	SS	ν	MS	F 值	P 值
总变异	1318.986	79			
受试对象间	791.239	19			
处理	199.396	1	199.396	6.064	0.024
个体间误差	591.843	18	32.88		
受试对象内	527.747	60			
时间	295.873	3	98.624	73.633	0.000
处理×时间	159.546	3	53.182	39.706	0.000
个体内误差	72.328	54	1.339		

3）确定 P 值，作出推断结论。

按 $\alpha=0.05$ 检验水准，$F_{处理}=6.064$，$P=0.024<0.05$，拒绝 H_0，接受 H_1，可认为两组患者血药浓度总体均数不相等。$F_{时间}=73.633$，$P=0.000<0.05$，拒绝 H_0，接受 H_1，提示时间对血药浓度有影响；$F_{处理\times时间}=39.706$，$P=0.000<0.05$，拒绝 H_0，接受 H_1，可认为处理因素与时间存在交互作用。具体作用与交互方向需结合各组均值进行判定，请见电脑实验部分。

电脑实验 析因设计与重复测量设计数值变量资料的假设检验

【实验 12.1】 对例 12.1 进行 2×2 析因设计资料的方差分析。

1. 建立 SPSS 数据集

以"A 药"（0＝不用，1＝用）、"B 药"（0＝不用，1＝用）和"RBC"为变量名，建立 3 列 20 行的数据"例 12.1.sav"，如图 12.1。

A药	B药	RBC
1	1	2.1
1	1	2.2
1	1	2.0
...	...	...
0	0	.6
0	0	.5

图 12.1 例 12.1 的数据集

2. 操作步骤

Analyze→ General Linear Model→ Univariate，将"RBC"移入 Dependent Variable 框内，将"A 药""B 药"送入 Fixed Factors 框内；点击 Model 按钮，默认 Full Factors→Continue；点击 Plots 按钮，将"A 药"放入 Horizontal Axis 框中，将"B 药"选入 Separate Lines 框中→Add→Continue；点击 Options 按钮，将"A 药""B 药"及"A * B"选入 Display Means for 框中，勾选 Descriptive Statistics、Homogeneity tests→Continue→OK。

3. 结果解读

描述性分析结果如图 12.2 所示。析因设计方差分析结果如图 12.3 所示：$F_A=200.000$，$P=0.000<0.05$，结合图 12.2 中的均值，表明 A 药可能有升高红细胞的作用；$F_B=112.500$，$P=0.000<0.05$，也提示 B 药有升高红细胞的作用；$F_{A\times B}=24.500$，$P=0.000<0.05$，提示 A 药与 B 药之间存在交互作用。结合均值与交互作用图（图 12.4）可知，A 药与 B 药之间存在正向交互作用。

Descriptive Statistics

Dependent Variable: RBC

A药物	B药物	Mean	Std. Deviation	N
不用	不用	.700	.1581	5
	用	1.020	.0837	5
	Total	.860	.2066	10
用	不用	1.220	.0837	5
	用	2.100	.1581	5
	Total	1.660	.4789	10
Total	不用	.960	.2989	10
	用	1.560	.5816	10
	Total	1.260	.5452	20

图 12.2 各组的统计描述结果

Tests of Between-Subjects Effects

Dependent Variable: RBC

Source	Type III Sum of Squares	df	Mean Square	F	Sig.
Corrected Model	5.392ᵃ	3	1.797	112.333	.000
	31.752	1	31.752	1984.500	.000
A药	3.200	1	3.200	200.000	.000
B药	1.800	1	1.800	112.500	.000
A药 * B药	.392	1	.392	24.500	.000
Error	.256	16	.016		
Total	37.400	20			
Corrected Total	5.648	19			

a. R Squared = .955 (Adjusted R Squared = .946)

图 12.3　析因设计方差分析结果

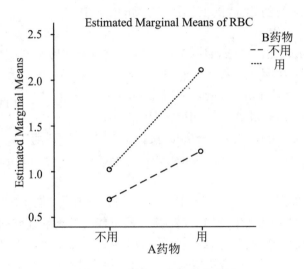

图 12.4　A 药与 B 药交互作用图

【**实验 12.2**】　对例 12.2 进行重复测量设计资料的方差分析。

1. 建立 SPSS 数据集

以"group"（1＝片剂，2＝胶囊）、"time1""time2""time3""time4"为变量名，建立 5 列 20 行的数据集"例 12.2.sav"，如图 12.5。

group	time1	time2	time3	time4
1	22.5	26.2	23.9	24.5
1	22.3	23.4	23.4	24.5
1	21.6	24.1	22.4	23.8
...	...	...	...	...
2	19.6	23.3	24.6	26.8
2	22.4	25.6	28.9	30.7
2	15.3	16.8	19.4	24.6

图 12.5　例 12.2 的数据集

2. 操作步骤

Analyze→General Linear Model→ Repeated measures，将 Factors 改为"time"；在 Number of Levels 框中输入"4"→ Add →Define；将"time1""time2""time3"和"time4"依次放入 Within-Subjects Variables（time）框中，将"group"放入 Between-Subjects Factor（s）框中；点击 Model 按钮→选中 Custom，将"time"放入 Witnin-Subjects Model 框，将"group"放入 Between-Subjects Model

框→Continue;点击 Options 按钮,将"time""group"放入 Display Means For 框→选择 Descriptive Statistics,Homogeneity Tests→ Continue → OK。

3. 结果解读

球形对称性检验结果如图 12.6 所示,$P=0.151>0.05$,提示资料符合球形性。

Mauchly's Test of Sphericity^a

Measure: MEASURE_1

Within Subjects Effect	Mauchly's W	Approx. Chi-Square	df	Sig.	Greenhouse-Geisser	Huynh-Feldt	Lower-bound
					Epsilon^b		
time	.616	8.102	5	.151	.752	.913	.333

Tests the null hypothesis that the error covariance matrix of the orthonormalized transformed dependent variables is proportional to an identity matrix.

a. Design: Intercept + group
   Within Subjects Design: factor1

b. May be used to adjust the degrees of freedom for the averaged tests of significance. Corrected tests are displayed in the Tests of Within-Subjects Effects table.

图 12.6　球形对称性检验结果

主体内效应检验优先选择 Sphericity Assumed 检验的结果,$F=73.633,P=0.000<0.05$,可认为不同时间点的血药浓度不等或不全相等,如图 12.7 所示。时间与处理因素的交互作用,$F=39.706,P=0.000<0.05$,说明处理因素(中药剂型)与时间因素存在交互作用。不同组之间 $F=6.064,P=0.024$,说明不同剂型的血药浓度不相等,如图 12.8 所示。

Tests of Within-Subjects Effects

Measure: MEASURE_1

Source		Type III Sum of Squares	df	Mean Square	F	Sig.
time	Sphericity Assumed	295.873	3	98.624	73.633	.000
	Greenhouse-Geisser	295.873	2.256	131.142	73.633	.000
	Huynh-Feldt	295.873	2.739	108.022	73.633	.000
	Lower-bound	295.873	1.000	295.873	73.633	.000
time* group	Sphericity Assumed	159.546	3	53.182	39.706	.000
	Greenhouse-Geisser	159.546	2.256	70.717	39.706	.000
	Huynh-Feldt	159.546	2.739	58.249	39.706	.000
	Lower-bound	159.546	1.000	159.546	39.706	.000
Error(time)	Sphericity Assumed	72.328	54	1.339		
	Greenhouse-Geisser	72.328	40.610	1.781		
	Huynh-Feldt	72.328	49.302	1.467		
	Lower-bound	72.328	18.000	4.018		

图 12.7　受试对象内变异分解分析结果

Tests of Between-Subjects Effects

Measure: MEASURE_1

Transformed Variable: Average

Source	Type III Sum of Squares	df	Mean Square	F	Sig.
Intercept	41610.003	1	41610.003	1265.504	.000
group	199.396	1	199.396	6.064	.024
Error	591.843	18	32.880		

图 12.8　受试对象间变异分解分析结果

学习小结

本章知识结构归纳如下：

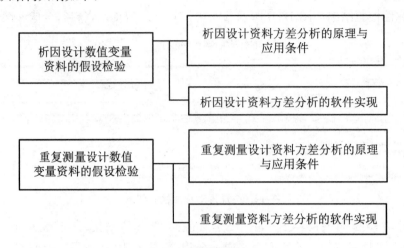

复习思考题

1. 比较随机区组设计与重复测量设计方差分析各自的设计要点。

2. 将手术要求基本相同的 15 名患者随机分为 3 组，分别采用 A、B、C 三种麻醉诱导方法，在 T_0（诱导前）、T_1、T_2、T_3、T_4 五个时点测量患者的收缩压，数据见表 12.6。试进行方差分析。

表 12.6 三种诱导法不同时的收缩压(mmHg)

诱导法	患者	T_0	T_1	T_2	T_3	T_4	诱导法	患者	T_0	T_1	T_2	T_3	T_4
A	1	120	108	112	120	117	B	9	117	115	111	123	131
A	2	118	109	115	126	123	B	10	118	114	116	123	133
A	3	119	112	119	124	118	C	11	131	119	118	135	129
A	4	121	112	119	126	120	C	12	129	128	121	148	132
A	5	127	121	127	133	126	C	13	123	123	120	143	136
B	6	121	120	118	131	137	C	14	123	121	116	145	126
B	7	122	121	119	129	133	C	15	125	124	118	142	130
B	8	128	129	126	135	142							

3. 用 A、B 两种疗法治疗高胆固醇患者，并考虑是否患糖尿病对结果的影响，故把高胆固醇患者分成高胆固醇合并糖尿病组和单纯高胆固醇组，每一种病情组又随机分为两组：一组用 A 疗法，一组用 B 疗法；一个疗程后，测量患者的总胆固醇下降幅度，数据见表 12.7，试对该资料作统计分析。

表 12.7　不同病情不同疗法治疗高胆固醇患者的总胆固醇下降值(mmol/L)

病情	A疗法				B疗法			
单纯高胆固醇组	0.8	0.7	1.2	1.1	1.4	1.2	0.8	1.2
	1.4	0.3	1.0	1.4	0.9	1.4	1.1	1.1
高胆固醇合并糖尿病组	0.7	0.8	0.6	0.3	0.0	0.4	0.5	0.6
	0.7	1.1	1.0	0.8	0.4	0.2	0.1	0.4

第13章　无序分类变量资料的假设检验

学习目的:掌握普通四格表、配对四格表及 $R \times C$ 表的假设检验方法;熟悉 χ^2 检验的基本思想、应用条件与注意事项;了解 Fisher 确切概率法和 Kappa 检验的应用。

知识要点: χ^2 检验的基本思想、常见类型、应用条件与注意事项,Fisher 确切概率法和 Kappa 检验, χ^2 检验的 SPSS 软件实现过程。

与数值变量资料不同,分类变量资料是将研究对象按照其某种属性或类别进行归类计数所得到的资料;根据属性或类别的不同又分为无序分类变量资料和有序分类变量资料两种类型。本章将介绍几种常见设计类型的无序分类变量资料的假设检验方法。

13.1　完全随机设计无序分类变量资料的 χ^2 检验

13.1.1　χ^2 检验概述

χ^2 检验(chi-square test)是以 χ^2 分布为基础的一种假设检验方法,由英国统计学家 Karl Pearson(1857~1936)于 1900 年提出,用途非常广泛,常用于列联表(contingency table)资料的假设检验。

对于完全随机设计的无序分类变量资料, χ^2 检验可用于两个(或多个)样本率(或构成比)差异是否有统计学意义的检验。根据列联表(将观测资料按两个或两个以上属性分类时所列出的频数表)中行数(R)和列数(C)的不同,可分为 2×2 表(即普通四格表)资料的 χ^2 检验和 $R \times C$ 表资料的 χ^2 检验。

χ^2 检验的基本原理:根据不同设计类型和分析目的,比较样本实际频数 A(actual frequency)和理论频数 T(theoretical frequency)的差异,选择适宜的公式计算检验统计量 χ^2 值,并在一定的检验水准 α 下与相应的 χ^2 界值($\chi^2_{\alpha,\nu}$)进行比较,从而得到推断结论。

χ^2 检验的基本公式为

$$\chi^2 = \sum \frac{(A-T)^2}{T}, \quad \nu = (R-1)(C-1) \tag{13.1}$$

式中,A 为实际频数,T 为理论频数。在检验假设 H_0 成立时

$$T_{RC} = n_R n_C / n \tag{13.2}$$

式中，T_{RC} 为第 R 行、C 列格子的理论频数；n_R 为第 R 行的合计数；n_C 为第 C 列的合计数；n 为总例数；R 为行数，C 为列数。

由式(13.1)可见，χ^2 检验实质上是检验实际频数 A 与理论频数 T 的分布是否吻合及吻合的程度。χ^2 值越小，说明实际频数与理论频数越接近；$\chi^2 = 0$，表示二者完全吻合；χ^2 值越大，说明二者差异越大。若检验假设 H_0 成立，则实际频数与理论频数的差异不会很大，χ^2 值也较小；反之，若 H_0 不成立，则实际频数与理论频数的差异会比较大，χ^2 值也较大。

同时，式(13.1)也表明：χ^2 值的大小还与 $\dfrac{(A-T)^2}{T}$ 数目的多少(确切地说是自由度 ν)有关。ν 越大，则 χ^2 值也越大，所以应考虑 ν 对 χ^2 值的影响，以如实反映 A 与 T 的吻合程度。χ^2 检验的自由度 ν 与列联表的行数和列数有关，而非样本量 n。χ^2 检验时，查 χ^2 界值表(附表9)：若 $\chi^2 \geq \chi^2_{\alpha,\nu}$，则 $P \leq \alpha$，拒绝 H_0；若 $\chi^2 < \chi^2_{\alpha,\nu}$，则 $P > \alpha$，不拒绝 H_0。

13.1.2　完全随机设计 2×2 表资料的 χ^2 检验

完全随机设计 2×2 表资料，主要适用于两个样本率或两个二分类构成比的比较。由于基本数据只占据 2 行 2 列，即 4 个格子；所以也称完全随机设计四格表资料，或普通四格表资料、成组四格表资料，其基本形式列于表 13.1。

表 13.1　完全随机设计的 2×2 表格式

组别	属性1	属性2	合计
甲组	$a(T_{11})$	$b(T_{12})$	$n_1 = a+b$(固定值)
乙组	$c(T_{21})$	$d(T_{22})$	$n_2 = c+d$(固定值)
合计	$m_1 = a+c$	$m_2 = b+d$	$n = a+b+c+d$

χ^2 检验时需要根据样本量 n 及理论频数 T 的大小，选择适宜的检验统计量计算公式：

1) 当总样本量 $n \geq 40$，且所有格子的 $T \geq 5$ 时，用 Pearson χ^2 检验，包括基本公式法和专用公式法。

2) 当总样本量 $n \geq 40$，且有格子的 $1 \leq T < 5$ 时，用 Yates 校正 χ^2 检验，包括基本公式校正法和专用公式校正法。

3) 当总样本量 $n < 40$ 或 $T < 1$ 或 $P \approx \alpha$ 时，用 Fisher 确切概率法直接计算概率 P 值。

最小理论频数 T_{RC} 的判断：R 行 C 列的列联表中，最小行合计和最小列合计交叉处的格子理论频数最小。注意，采用 Fisher 确切概率法时，只计算概率，没有检验统计量的计算。

1. Pearson χ^2 检验

先介绍基本公式法，计算公式见式(13.1)和式(13.2)。

【例 13.1】　为比较两种药物治疗慢性胃炎的效果，将 200 名病情相似的慢性胃炎患者随机分为两组，分别使用丽珠得乐和铝碳酸镁片进行治疗，4 周后评价其疗效，结果见表 13.2。

问：两种药物治疗慢性胃炎的有效率有无差别？

表 13.2　两种药物治疗慢性胃炎患者的有效率

组别	n	有效 $[A(T)]$	无效 $[A(T)]$	有效率(%)
丽珠得乐	95	85 (85.5)	10 (9.5)	89.5
铝碳酸镁片	105	95 (94.5)	10 (10.5)	90.5
合计	200	180	20	90.0

分析思路：本例分析目的是判断两种药物的有效率有无差别，采用完全随机设计，二分类变量资料，样本量 $n=200\geqslant40$，且所有格子的 $T\geqslant5$，故采用普通四格表的 χ^2 检验进行分析。

1）建立检验假设，确定检验水准。

$H_0:\pi_1=\pi_2$，即两种药物的有效率相同

$H_1:\pi_1\neq\pi_2$，即两种药物的有效率不同

$\alpha=0.05$

2）计算检验统计量。

首先按照公式(13.2)计算理论频数：

$$T_{12}=\frac{95\times20}{200}=9.5,\quad T_{11}=95-9.5=85.5$$

$$T_{21}=180-85.5=94.5,\quad T_{22}=20-9.5=10.5$$

再按照公式(13.1)计算 Pearson χ^2 值：

$$\chi^2=\sum\frac{(A-T)^2}{T}=\frac{(85-85.5)^2}{85.5}+\frac{(10-9.5)^2}{9.5}+\frac{(95-94.5)^2}{94.5}+\frac{(10-10.5)^2}{10.5}=0.056$$

$$\nu=(R-1)(C-1)=(2-1)\times(2-1)=1$$

3）确定 P 值，作出推断结论。

查 χ^2 界值表（附表 9）可知，$\chi^2<\chi^2_{0.050,1}=3.84, P>0.05$，按 $\alpha=0.05$ 检验水准，不拒绝 H_0，差异无统计学意义，尚不能认为两种药物治疗慢性胃炎的总体有效率不同。

除上述基本公式法外，本例也可采用专用公式法。

对于四格表资料，四个格子的理论频数分别为：T_{11}、T_{12}、T_{21} 和 T_{22}，由公式(13.2)计算得

$$T_{11}=\frac{(a+b)(a+c)}{n}=\frac{(a+b)(a+c)}{a+b+c+d},\quad T_{12}=\frac{(a+b)(b+d)}{n}=\frac{(a+b)(b+d)}{a+b+c+d}$$

$$T_{21}=\frac{(c+d)(a+c)}{n}=\frac{(c+d)(a+c)}{a+b+c+d},\quad T_{22}=\frac{(c+d)(b+d)}{n}=\frac{(c+d)(b+d)}{a+b+c+d}$$

将四格表的实际频数 a、b、c、d 与相应的理论频数 T_{11}、T_{12}、T_{21} 和 T_{22} 代入公式(13.1)，得到四格表资料 χ^2 检验的专用公式(13.3)，从而省去了计算理论频数的步骤，简化了计算过程。

$$\chi^2=\frac{(ad-bc)^2\cdot n}{(a+b)(c+d)(a+c)(b+d)} \tag{13.3}$$

对例 13.1，用四格表专用公式计算得

$$\chi^2=\frac{(85\times10-10\times95)^2\times200}{95\times105\times180\times20}=0.056$$

χ^2 结果与基本公式计算结果一致。

本例的 SPSS 软件操作详见实验 13.1,读取结果时选择 Pearson χ^2 值。

2. 校正 χ^2 检验

χ^2 分布是一种连续型分布,而分类变量资料中的实际频数 A 是不连续的,计算的 χ^2 值是离散型分布,在确定 P 值时往往存在偏差,特别是自由度为 1 的四格表资料,当 n 或 T 较小时,会导致 χ^2 值较大,易出现 P 值偏小的假阳性结论。为纠正此类偏差,英国统计学家 Yates 于 1934 年提出 χ^2 校正公式,对 χ^2 值进行连续性校正,校正后的 χ^2 值记作 χ_c^2。

校正基本公式:

$$\chi_c^2 = \sum \frac{(|A-T|-0.5)^2}{T} \tag{13.4}$$

校正专用公式:

$$\chi_c^2 = \frac{(|ad-bc|-n/2)^2 \cdot n}{(a+b)(c+d)(a+c)(b+d)} \tag{13.5}$$

【例 13.2】 为比较某中药和某西药治疗感冒的效果,将 92 名病情相似的感冒患者随机分为两组,分别服药 5 天,观测两组患者感冒的治愈情况,结果见表 13.3。问:两种药物的治愈率是否有差别?

表 13.3 两种药物治疗感冒患者的治愈率

组别	n	治愈[$A(T)$]	未愈[$A(T)$]	治愈率(%)
中药	62	56 (51.89)	6 (10.11)	90.32
西药	30	21 (25.11)	9 (4.89)	70.00
合计	92	77	15	83.70

分析思路: 本例分析目的是判断两种药物的治愈率有无差别,采用完全随机设计,二分类变量资料,样本量 $n=92>40$,但有 1 个格子的 $1<T<5$,故采用校正 χ^2 检验进行分析。

1) 建立检验假设,确定检验水准。

　　$H_0:\pi_1=\pi_2$,即两种药物的治愈率相同

　　$H_1:\pi_1\neq\pi_2$,即两种药物的治愈率不同

　　$\alpha=0.05$。

2) 计算检验统计量。

按照式(13.4)或式(13.5)计算校正 χ_c^2 值:

$$\chi_c^2 = \frac{(|56-51.89|-0.5)^2}{51.86} + \frac{(|6-10.11|-0.5)^2}{10.11}$$
$$+ \frac{(|21-25.11|-0.5)^2}{25.11} + \frac{(|9-4.89|-0.5)^2}{4.89}$$
$$= 4.720$$

或者

$$\chi_c^2 = \frac{(|ad-bc|-n/2)^2}{(a+b)(c+d)(a+c)(b+d)} = \frac{(|56 \times 9 - 6 \times 21|-46)^2}{62 \times 30 \times 77 \times 15} = 4.720$$

$$\nu = (R-1)(C-1) = (2-1) \times (2-1) = 1$$

3）确定 P 值，作出推断结论。

查附表 9 得，$\chi^2 > \chi_{0.050,1}^2 = 3.84$，$P < 0.05$，按 $\alpha = 0.05$ 检验水准，拒绝 H_0，接受 H_1，差异有统计学意义，可认为两种药物治疗感冒的治愈率不同；结合样本治愈率，可认为中药的治愈率（90.32%）高于西药（70.00%）。

本资料若不校正时，$\chi^2 = 6.119$，对应的 P 值更小。

本例的 SPSS 软件操作详见实验 13.2，读取 Continuity Correction χ^2 值。

3. Fisher 确切概率法

对于完全随机设计 2×2 表资料，当总样本量 $n < 40$ 或 $T < 1$ 或 $P \approx \alpha$ 时，需采用四格表资料的 Fisher 确切概率法（Fisher's exact probability）。该法由 R. A. Fisher 于 1934 年提出，是一种直接计算概率的假设检验方法，其理论依据是超几何分布（hypergeometric distribution），并不属于 χ^2 检验的范畴。

下面以普通四格表为例介绍 Fisher 确切概率法的基本思想与检验步骤。

【例 13.3】 将 23 名病情相似的膝骨关节炎患者随机分成两组，分别采用中医与西医疗法进行治疗，结果见表 13.4。问两种疗法的疗效是否有差别？

表 13.4　两种疗法治疗膝骨关节炎患者的有效率

组别	n	有效	无效	有效率（%）
中医疗法	12	9	3	75.00
西医疗法	11	3	8	27.27
合计	23	12	11	52.17

Fisher 确切概率法的基本思想：首先，在四格表边缘合计数固定不变的条件下，直接计算表内 4 个实际频数变动时各种组合的概率 P_i；然后，根据研究目的计算单侧或双侧的累计概率 P；最后，将 P 值与检验水准 α 比较，作出是否拒绝 H_0 的结论。

1）各组合概率 P_i 的计算：各组合的概率 P_i 服从超几何分布，其和 $\sum P_i = 1$。P_i 的计算公式为

$$P_i = \frac{(a+b)!(b+d)!(d+c)!(c+a)!}{a!b!c!d!n!} \tag{13.6}$$

式中，a、b、c、d 为四格表中的 4 个实际频数，n 为总例数。在四格表边缘合计数固定不变的情况下，表内 4 个实际频数变动的组合数为"边缘合计数中的最小值 +1"。! 为阶乘符号，0! =1。

2）累计概率 P 的计算：根据研究目的的不同，选择单侧或者双侧检验。单、双侧检验的累计概率 P 计算不同。记现有样本四格表的概率为 P^*。

① 单侧检验：以满足 $P_i \leqslant P^*$，且 $\pi_1 < \pi_2$ 条件的所有四格表组合的累计概率为左侧概率，

记为 P_L;以满足 $P_i \leqslant P^*$,且 $\pi_1 > \pi_2$ 条件的所有四格表组合的累计概率为右侧概率,记为 P_R。若备择假设 H_1 为 $\pi_1 > \pi_2$,则 $P_{单侧} = P_R$;若备择假设 H_1 为 $\pi_1 < \pi_2$,则 $P_{单侧} = P_L$。

② 双侧检验:计算满足 $P_i \leqslant P^*$ 条件下的各种四格表组合的累计概率。若四格表的边缘合计数 $a+b = c+d$ 或 $a+c = b+d$ 时,四格表内各种组合的序列呈对称分布,此时只需计算满足条件的单侧累计概率,然后再乘以 2 即可。

本例分析目的是判断两种疗法的有效率有无差别,采用完全随机设计,二分类变量资料,样本量 $n = 23 < 40$,故采用 Fisher 确切概率法。其基本步骤与一般假设检验的步骤相似,现以例 13.3 说明如下:

1) 建立检验假设,确定检验水准。

$\qquad H_0:\pi_1 = \pi_2, H_1:\pi_1 \neq \pi_2;\alpha = 0.05$。

2) 计算概率 P_i:在四格表边缘合计数固定不变时,表内 4 个实际频数变动的组合数共有 $11+1 = 12$ 种。根据式(13.6),可计算各组合成立的概率 P_i,结果见表 13.5。本例实际观察到的四格表的概率为:$P^* = \dfrac{12!\ 11!\ 12!\ 11!}{9!\ 3!\ 3!\ 8!\ 23!} = 0.0268$。

表 13.5　各种组合的四格表计算的概率

i	四格表组合				P_i
	a	b	c	d	
1	1	11	11	0	0.0000
2	2	10	10	1	0.0005
3	3	9	9	2	0.0089
4	4	8	8	3	0.0604
5	5	7	7	4	0.1933
6	6	6	6	5	0.3157
7	7	5	5	6	0.2706
8	8	4	4	7	0.1208
9*	9	3	3	8	0.0268
10	10	2	2	9	0.0027
11	11	1	1	10	0.0001
12	12	0	0	11	0.0000

3) 确定累计概率 P 值,作出推断结论:本例欲推断中医疗法和西医疗法的疗效是否有差别,所以采用双侧检验,需计算满足 $P_i \leqslant P^*$ 条件下的各种四格表组合的累计概率。累计概率 P 值为

$$P = P_1 + P_2 + P_3 + P_9 + P_{10} + P_{11} + P_{12} = 0.0390$$

$P = 0.0390 < 0.05$,按 $\alpha = 0.05$ 检验水准,拒绝 H_0,接受 H_1,差异有统计学意义,可以认为两种疗法的疗效不同,中医疗法的疗效优于西医疗法。

若研究目的是推断中医疗法疗效是否优于西医疗法,并有证据表明中医疗法疗效不会低于西医疗法,则采用单侧检验,备择假设 H_1 为 $\pi_1 > \pi_2$,则累计概率 $P = P_{单侧} = P_R$。

$$P = P_9 + P_{10} + P_{11} + P_{12} = 0.0296$$

P 值比双侧检验的小,更易拒绝 H_0。注意:检验用单侧还是双侧,应根据研究目的在分析前确定,为达到某种主观愿望而临时做出单双侧选择是不可取的。

本例的 SPSS 软件操作详见实验 13.3,读取确切概率法的检验结果。

Fisher 确切概率法应用时需注意以下问题:

1) 除四格表资料外,对样本量 n 或理论频数 T 过小(如 $n<40$ 或 $T<1$,或超过 1/5 的格子 $1 \leqslant T<5$),或经 χ^2 检验后所得的 $P \approx \alpha$ 的 $R \times C$ 表资料同样适用。

2) 该法不属于 χ^2 检验范畴,但可作为对 χ^2 检验的有益补充。

3) Fisher 确切概率法不计算检验统计量,直接计算 P 值。

4) 在应用时要根据研究目的选取单、双侧。

13.1.3 完全随机设计 $R \times C$ 表资料的 χ^2 检验及多重比较

完全随机设计 $R \times C$ 表资料的 χ^2 检验也称为成组设计 $R \times C$ 表资料的 χ^2 检验,主要适用于多个样本率、两个或多个样本构成比的比较。按其基本数据形式可分为三种情况:① 多个样本率的比较(如例 13.4)时,有 R 行 2 列,称为 $R \times 2$ 表;② 两个样本构成比($\geqslant 3$ 个分类)的比较(如例 13.5)时,有 2 行 C 列,称为 $2 \times C$ 表;③ 多个样本构成比的比较(如例 13.6)时,有 R 行 C 列,称为 $R \times C$ 表。

进行 χ^2 检验时,需先计算理论频数 T,当 $1 \leqslant T<5$ 的格子数不超过基本格子数($R \times C$ 个)的 1/5 时,可采用 Pearson χ^2 检验基本公式(13.1),也可用列联表的专用公式计算。即

$$\chi^2 = n\left(\sum \frac{A^2}{n_R n_C} - 1\right), \qquad \nu = (R-1)(C-1) \tag{13.7}$$

式中,n 为总例数,A 为各格子的实际频数,n_R、n_C 分别为 A 所对应的行合计数和列合计数。式(13.7)也适用于 2×2 表资料,且与基本公式等价。

1. $R \times C$ 表资料的 χ^2 检验

【例 13.4】 某中医师将 240 名周围性面神经炎患者随机分成三组,分别采用西药、针灸和中药进行治疗,结果见表 13.6。问:三种疗法的疗效是否有差别?

表 13.6 三种疗法治疗周围性面神经炎患者疗效比较

组别	n	有效	无效	有效率(%)
西药	81	45	36	55.56
针灸	79	65	14	82.28
中药	80	75	5	93.75
合计	240	185	55	77.08

分析思路:本例分析目的是判断三种疗法的疗效有无差别,资料采用完全随机设计,且为二分类变量,为 3 个样本率比较的 3×2 表资料,样本量 $n=240>40$,且所有格子 $T>5$,故采用 $R \times C$ 表资料的 χ^2 检验。

1) 建立检验假设,确定检验水准。

H_0:三种疗法的有效率相等

H_1:三种疗法的有效率不等或不全相等

$\alpha=0.05$

2) 计算检验统计量。

按照公式(13.7)计算 χ^2 值:

$$\chi^2 = n\left(\sum \frac{A^2}{n_R n_C} - 1\right) = 240 \times \left(\frac{45^2}{81 \times 185} + \frac{36^2}{81 \times 55} + \cdots + \frac{5^2}{80 \times 55} - 1\right) = 35.037$$

$$\nu = (R-1)(C-1) = (3-1) \times (2-1) = 2$$

3) 确定 P 值,作出推断结论。

查附表 9 得,$\chi^2 > \chi^2_{0.05,2} = 5.99$,$P < 0.05$,按 $\alpha = 0.05$ 检验水准,拒绝 H_0,接受 H_1,差异有统计学意义,提示三种疗法治疗周围性面神经炎的总体有效率不等或不全相等。

本例 SPSS 软件操作详见实验 13.4,读取结果时选择 Pearson χ^2 值。

【例 13.5】　某研究者调查了甲、乙两地居民的 MN 血型分布,结果见表 13.7。问:两地居民 MN 血型的构成比是否有差别?

表 13.7　甲、乙两地居民的 MN 血型构成

组别	M	N	MN	合计
甲地	85	93	197	375
乙地	186	169	48	403
合计	271	262	245	778

分析思路:本例分析目的是判断两地居民血型构成比有无差别,资料采用完全随机设计,且为无序三分类变量,为两个样本构成比比较的 2×3 表资料,样本量 $n=778 \geq 40$,且所有格子 $T > 5$,故采用 $R \times C$ 表资料的 χ^2 检验。

1) 建立检验假设,确定检验水准。

H_0:两地居民 MN 血型的总体构成比相同

H_1:两地居民 MN 血型的总体构成比不同

$\alpha = 0.05$

2) 计算检验统计量。

按照公式(13.7)计算 χ^2 值:

$$\chi^2 = 778 \times \left(\frac{85^2}{375 \times 271} + \frac{93^2}{375 \times 262} + \cdots + \frac{48^2}{403 \times 245} - 1\right) = 149.490$$

$$\nu = (R-1)(C-1) = (3-1) \times (2-1) = 2$$

3) 确定 P 值,作出推断结论。

查附表 9 得,$\chi^2 > \chi^2_{0.050,2} = 5.99$,$P < 0.05$,按 $\alpha = 0.05$ 检验水准,拒绝 H_0,接受 H_1,差异有统计学意义,提示两地居民 MN 血型的总体构成比不同。本例的 SPSS 软件操作见实验

13.5,读取结果时选择 Pearson χ^2 值。

【例13.6】 某研究者调查了甲、乙、丙三所院校学生的专业分布,结果见表13.8。问:三所院校学生专业的构成比是否有差别?

表13.8 甲、乙、丙三所院校学生的专业构成

学校	理科	工科	文科	合计
甲校	224	301	296	821
乙校	416	287	167	870
丙校	397	233	481	1111
合计	1037	821	944	2802

分析思路: 本例分析目的是判断三所院校专业构成比有无差别,资料采用完全随机设计,且为无序三分类变量,为3个样本构成比比较的 3×3 表资料,样本量 $n>40$,且所有格子 $T>5$,故采用 $R\times C$ 表资料的 χ^2 检验。

1) 建立检验假设,确定检验水准。

　　　H_0:三所院校学生专业的总体构成比相同

　　　H_1:三所院校学生专业的总体构成比不同或不全相同

　　　$\alpha=0.05$

2) 计算检验统计量。

按照公式(13.7)计算 χ^2 值:

$$\chi^2 = 2802\times\left(\frac{224^2}{821\times1037}+\frac{301^2}{821\times821}+\cdots+\frac{481^2}{1111\times944}-1\right)=180.485$$

$$\nu=(R-1)(C-1)=(3-1)\times(3-1)=4$$

3) 确定 P 值,作出推断结论。

查附表9得,$\chi^2>\chi^2_{0.050,4}=9.49$,$P<0.05$,按 $\alpha=0.05$ 检验水准,拒绝 H_0,接受 H_1,差异有统计学意义,提示三所院校学生专业的总体构成比不同或不全相同。本例的 SPSS 软件操作见实验13.6,读取结果时选择 Pearson χ^2 值。

2. $R\times C$ 表资料 χ^2 检验的注意事项

1) χ^2 检验要求资料的理论频数不宜过小。一般认为,$R\times C$ 表资料中各格子的理论频数 T 不应小于1,并且 $1\leqslant T<5$ 的格子数不宜超过总格子数的 $1/5$。若出现不满足上述情况,可通过以下方法解决:① 增大样本量,以达到增大理论频数的目的;② 根据专业知识,考虑删除理论频数太小的行或列,或者将其与邻近的行或列合并,但这样做会损失信息,损害样本的随机性;③ 改用双向无序 $R\times C$ 表资料的 Fisher 确切概率法(可借助统计软件计算)。

2) 多个样本率或构成比比较。若所得的推论为不拒绝 H_0,则假设检验结束;若所得的推论为拒绝 H_0,只能认为各总体率(或构成比)之间总的来说有差别,但不表示它们彼此之间都有差别,或某两者之间有差别。要进一步推断哪些组间有差别,需进一步作多重比较。

3) 有序 $R\times C$ 表资料不宜用 χ^2 检验。因为 $R\times C$ 表资料的 χ^2 检验与分类变量的顺序无

关,当有序变量 $R \times C$ 表资料中的分类顺序固定不变时,无论将任何两行(或两列)频数互换,所得 χ^2 值皆不变。因此实际应用时,对于 $R \times C$ 表资料要根据变量的类型和研究目的选择合适的假设检验方法。本节介绍的 χ^2 检验主要适用于无序分类变量资料的比较。

3. 多重比较

$R \times C$ 资料经 χ^2 检验后,若拒绝 H_0,只能认为各总体率(或构成比)之间总的来说有差别,往往需要作多重比较以推断哪些组间有差别。此时若直接用 χ^2 分割法把资料整理成多个独立的 2×2 表或 $2 \times C$ 表进行分析,将增加结论犯 I 类错误的概率 α。为保证检验假设中 I 类错误的概率 α 不变,必须重新规定检验水准;此时,可采用 Bonferroni 法对检验水准进行调整,依据分析目的的不同,常分为两种情况。

(1) 多个处理组间的两两比较

若分析目的为 k 个处理组间任意两个组间有无差别的比较,根据排列组合的规律,须进行 C_k^2 次独立的 2×2 表或 $2 \times C$ 表 χ^2 检验,则调整后的检验水准 α' 为

$$\alpha' = \frac{\alpha}{C_k^2} = \frac{2\alpha}{k(k-1)} \tag{13.8}$$

式中,k 为处理组的个数。

【例 13.7】 对例 13.4 的资料进行两两比较。

分析思路:本例分析目的是比较 3 种疗法中任意 2 种的效果是否相同,采用完全随机设计,且为二分类变量资料,应进行 $C_3^2 = 3 \times (3-1)/2 = 3$ 次两两比较。

1) 建立检验假设,确定检验水准。

　　H_0:任意两种疗法的总体有效率相等

　　H_1:任意两种疗法的总体有效率不等

　　$\alpha = 0.05$

2) 计算检验统计量。

按照式(13.8)计算检验水准 $\alpha' = 0.05/3 = 0.0167$,再采用式(13.1)计算各分割四格表的 χ^2 值(见表 13.9)。

表 13.9　三种疗法有效率两两比较

对比组	有效	无效	合计	χ^2 值	P 值
西药	45	36	81		
针灸	65	4	69	13.293	<0.001
合计	110	40	150		
西药	45	36	81		
中药	75	5	80	30.934	<0.001
合计	120	41	161		
针灸	65	14	79		
中药	75	5	80	4.970	0.026
合计	140	19	159		

3) 确定 P 值,作出推断结论。

按 $\alpha'=0.0167$ 检验水准,西药组与针灸组、西药组与中药组之间的差异均有统计学意义,而针灸组与中药组间的差异无统计学意义;可以认为西药组与针灸组、西药组与中药组之间的有效率不同,但尚不能认为针灸疗法和中药疗法的有效率不同。

本例的 SPSS 软件操作见实验 13.7,读取结果时选择 Pearson χ^2 值。

（2）多个实验组与同一对照组的比较

若分析目的为 $k-1$ 个实验组与同一个对照组作比较,而各实验组间不需比较,则调整后的检验水准 α' 为

$$\alpha' = \frac{\alpha}{(k-1)} \tag{13.9}$$

式中,k 为处理组的个数。

【例 13.8】 仍以例 13.4 的资料为例,若以西药组为对照,针灸组和中药组为试验组,试分析两试验组与对照组相比,治疗周围性面神经炎的有效率是否有差别?

分析思路:本例分析目的是比较两种试验法(中药、针灸)治疗周围性面神经炎的有效率是否与对照法(西药)相同,采用完全随机设计,且为二分类变量资料,应进行 $3-1=2$ 次两两比较。

1) 建立检验假设,确定检验水准。

    H_0:各试验组与对照组的总体有效率相等

    H_1:各试验组与对照组的总体有效率不等

    $\alpha=0.05$

2) 计算检验统计量。

按照式 13.9 计算检验水准 $\alpha'=0.05/2=0.025$,再采用式(13.1)计算各分割四格表的 χ^2 值(见表 13.9)。

3) 确定 P 值,作出推断结论。

按 $\alpha'=0.025$ 检验水准,针灸组与西药组、中药组与西药组之间的差异均有统计学意义,可以认为针灸组、中药组与西药组之间的有效率不同。

本例的 SPSS 软件操作见实验 13.8,读取结果时选择 Pearson χ^2 值。

13.2 配对设计无序分类变量资料的假设检验

13.2.1 配对设计分类变量资料概述

配对设计的分类资料:若观察结果均有 R 个相同的类别,资料可整理成 $R \times R$ 表,如表 13.10 所示。这种表格的行数和列数相等成方形,故又称方表。

表 13.10 中,分类变量 1 和分类变量 2 都有 R 个可能的取值,当 $R=2$ 时即为配对 2×2 表,也称配对四格表,如表 13.11(假定分类变量 1 和分类变量 2 都只有阳性、阴性两种类别)。

表 13.10　配对设计资料的 $R \times R$ 列联表

变量 1	变量 2				合计
	1	2	⋯	R	
1	A_{11}	A_{12}	⋯	A_{1R}	n_1
2	A_{21}	A_{22}	⋯	A_{2R}	n_2
⋯	⋯	⋯	⋯	⋯	⋯
R	A_{R1}	A_{R2}	⋯	A_{RR}	n_R
合计	m_1	m_2	⋯	m_R	n（固定值）

表 13.11　配对设计资料的 2×2 列联表

变量 1	变量 2		合计
	阳性	阴性	
阳性	a	b	$n_1 = a + b$
阴性	c	d	$n_2 = c + d$
合计	$m_1 = a + c$	$m_2 = b + d$	n（固定值）

表 13.11 与表 13.1 都是四格表,区别主要在设计类型上,表 13.1 中的资料来自完全随机设计,是两个独立样本,行合计是事先固定的(即各组的样本量);而表 13.11 中的资料来自配对设计,只有样本量 n 是固定不变的,行合计和列合计却是事先不确定的。

13.2.2　配对设计无序分类变量资料的假设检验

配对设计无序分类变量资料的假设检验,若研究目的为分析两变量的分布是否存在差别,应采用优势性检验(McNemar 检验或 Bowker 检验);若为分析两变量间的关联情况(包括是否有关联,关联程度及一致性),则选择独立性检验(Pearson χ^2 检验)、关联度分析(Pearson 列联系数 r)及一致性检验(Kappa 检验)。

1. 优势性检验

配对设计 2×2 表资料的优势性检验也称差别性检验,常用 McNemar 检验,该方法由 McNemar 于 1947 年提出,可分析两个变量的分布是否有差别。

【**例 13.9**】　分别用甲、乙两种方法检测 60 名乙肝患者的 HBsAg,结果见表 13.12。问:两种方法的 HBsAg 检测结果是否相同?

由表 13.12 可以看出,a 是两种方法的检测结果均为阳性的频数,d 是两种方法检测结果均为阴性的频数,而 b、c 是两种方法的检测结果不一致的频数;两种方法的检测结果差别就反映在 b 与 c 上,因此要比较两种方法的检测结果有无差别,只要对频数 b 与 c 是否有差别作 χ^2 检验即可。

表 13.12　两种方法检测 60 名乙肝患者 HBsAg 的结果

甲法	乙法		合计
	阳性	阴性	
阳性	28(a)	12(b)	40(n_1)
阴性	7(c)	13(d)	20(n_2)
合计	35(m_1)	25(m_2)	60(n)

在假设两种方法的检测结果无差别的条件下，b 与 c 两个格子的理论频数都应是 $(b+c)/2$，当 $b+c \geq 40$ 时，χ^2 统计量的计算公式为

$$\chi^2 = \sum \frac{(A-T)^2}{T} = \frac{\left(b-\frac{b+c}{2}\right)^2}{\frac{b+c}{2}} + \frac{\left(c-\frac{b+c}{2}\right)^2}{\frac{b+c}{2}} = \frac{(b-c)^2}{b+c}$$

即

$$\chi^2 = \frac{(b-c)^2}{b+c}, \quad \nu = 1 \tag{13.10}$$

若 $b+c < 40$，需对式(13.10)进行连续性校正，即

$$\chi^2 = \frac{(|b-c|-1)^2}{b+c}, \quad \nu = 1 \tag{13.11}$$

现结合例 13.9，给出配对设计 2×2 表资料优势性检验的方法。

分析思路： 本例分析目的是比较两种方法的检测结果是否相同，采用配对设计，且为二分类变量资料，故采用配对 2×2 表资料的 McNemar 检验；由于 $b+c = 19 < 40$，故采用校正公式计算 χ^2 值。

1) 建立检验假设，确定检验水准。

　　H_0：两种方法的检测结果相同

　　H_1：两种方法的检测结果不同

　　$\alpha = 0.05$

2) 计算检验统计量。

$$\chi^2 = \frac{(|b-c|-1)^2}{b+c} = \frac{(|12-7|-1)^2}{12+7} = 0.842, \quad \nu = 1$$

3) 确定 P 值，作出推断结论。

查附表 9 得，$\chi^2 < \chi^2_{0.050,1} = 3.84$，$P > 0.05$，按 $\alpha = 0.05$ 检验水准，不拒绝 H_0，差异无统计学意义，尚不能认为两种方法的检测结果不同。

本例的 SPSS 软件操作见实验 13.9，读取结果时选择 McNemar 检验。

配对设计多分类无序变量 $R \times R$ 表资料的优势性检验采用 Bowker 检验(Bowker test)。Bowker 检验又称为方表检验(test of square table)或对称检验(test of symmetry)，是 McNemar 检验的扩展，属于非参数检验方法。该方法由 A. H. Bowker 于 1948 年提出，其基

本思想是检验方表主对角线上下对称格子中的频数是否相等。当检验假设 H_0 成立时,其统计量 w 值近似服从 χ^2 分布。

应用 SPSS 统计软件可以在 McNemar 选项中方便、快捷地实现 Bowker 检验,输出结果为"McNemar-Bowker 检验"。

Bowker 检验的 w 统计量计算公式为

$$w = \sum (A_{ji} - A_{ij})^2 / (A_{ji} + A_{ij}), \quad \nu = k(k-1)/2 \tag{13.12}$$

式中,A_{ji} 和 A_{ij} 为 $R \times R$ 表中非一致对角线单元格上的实际频数,k 为表的行数或列数。

2. 独立性检验

独立性检验主要用来判断两个变量之间是否存在关联,检验假设 H_0 为两个变量之间无关联,即两个变量相互独立。

注意:配对设计 2×2 表资料独立性检验所用的 χ^2 检验公式、理论频数和自由度计算公式与完全随机设计 2×2 表资料 χ^2 检验完全相同,2×2 表资料的专用公式也同样适用。但是这两类问题的研究目的、设计方案、数据结构和结果解释都不相同。

类似的,配对设计 $R \times R$ 表资料独立性检验所用的 χ^2 检验公式、理论频数和自由度计算公式与完全随机设计 $R \times C$ 表资料 χ^2 检验亦完全相同,$R \times C$ 表资料的专用公式也同样适用。但是这两类问题的研究目的、设计方案、数据结构和结果解释都不相同。

现结合例 13.9,给出配对设计 2×2 表资料独立性检验的方法。

分析思路:本例分析目的是比较两种方法的检测结果是否存在关联,采用配对设计,且为二分类变量资料,故采用配对 2×2 表资料的独立性检验。

1)建立检验假设,确定检验水准

　　H_0:两种方法的检测结果之间相互独立

　　H_1:两种方法的检测结果之间相互关联

　　$\alpha = 0.05$

2)计算检验统计量。

按照式(13.3)计算 χ^2 值:

$$\chi^2 = \frac{(ad - bc)^2 \cdot n}{(a+b)(c+d)(a+c)(b+d)} = \frac{(28 \times 13 - 12 \times 7)^2 \times 60}{40 \times 20 \times 35 \times 25} = 6.720$$

$$\nu = 1$$

3)确定 P 值,作出推断结论。

查附表 9 得,$\chi^2 > \chi^2_{0.050,1} = 3.84, P < 0.05$,按 $\alpha = 0.05$ 检验水准,拒绝 H_0,接受 H_1,差异有统计学意义,可认为两种方法的检测结果存在关联。

两种方法检测结果间关系的密切程度可用 Pearson 列联系数(contingency coefficient,简称列联系数,用 r 表示)来度量。列联系数越接近于 0,说明两变量间关联程度越低,越接近于 1,说明关联程度越高。Pearson 列联系数 r 计算公式为

$$r = \sqrt{\frac{\chi^2}{\chi^2 + n}} \tag{13.13}$$

式中，χ^2 为 Pearson χ^2 值，n 为列联表总例数，即样本量。本例中 Pearson 列联系数

$$r = \sqrt{\frac{\chi^2}{\chi^2 + n}} = \sqrt{\frac{6.720}{6.720 + 60}} = 0.317$$

说明两种方法的检测结果间关联程度为低度相关。

理论上也应对列联系数是否为 0 进行假设检验，但此检验等价于对两变量独立性的 χ^2 检验。

本资料 SPSS 软件操作详见实验 13.9，读取结果时选择 Pearson χ^2 检验和 Pearson 列联系数来度量。

3. 一致性检验

一致性检验（intraobserver agreement test）也称为 Kappa 检验（Kappa test），可分析对同一批研究对象使用两种检测方法或同一方法两次检测结果间的一致性，常用于量表的信度分析、诊断试验或筛检试验的评价。Kappa 检验适用于方表资料，不仅可推断两种方法（或两次结果）一致的部分是否由于偶然因素造成，还可给出一个反映一致性大小的度量值。

Kappa 检验的统计量为 Kappa 值，也称为 Kappa 指数，其计算指标有：

（1）观察一致率

观察一致率 P_0 即实际一致率。

$$P_0 = \frac{观察一致率}{总检查数} = \frac{\sum\limits_{i=1}^{R} A_{ii}}{n} \tag{13.14}$$

（2）偶然一致率

偶然一致率 P_c 即机遇一致率，是由于偶然因素所造成的一致率，也称为期望一致率。

$$P_c = \frac{机遇一致率}{总检查数} = \frac{\sum\limits_{i=1}^{R} T_{ii}}{n} = \frac{\sum\limits_{i=1}^{R} n_{Ri} n_{ci}/n}{n} = \frac{\sum\limits_{i=1}^{R} n_{Ri} n_{ci}}{n^2} \tag{13.15}$$

（3）Kappa 值

$$Kappa = \frac{P_0 - P_c}{1 - P_c} \tag{13.16}$$

Kappa 指数取值范围是 $-1 \sim 1$。若观察一致率大于机遇一致率，则 Kappa 值在 $0 \sim 1$ 之间，Kappa 值越大，说明一致性越好；相反，如果观察一致率小于机遇一致率，则 Kappa 值在 $-1 \sim 0$ 之间。当两结果完全一致时（$P_0 = 1$），Kappa 值为 1；当 Kappa 值为 0 时，说明观察一致性完全由机遇因素造成；当 Kappa 值为 -1 时，说明两结果完全不一致。若 Kappa 值在 $0 \sim 1$ 之间，Landis 和 Koch 建议使用表 13.13 的 Kappa 统计量接受范围，作为实际研究中的参考标准。

表 13.13　**Kappa 值的大小等级解释**

Kappa 值	一致性程度	Kappa 值	一致性程度
<0.02	差(poor)	0.40～	中等(moderate)
0.02～	轻微(slight)	0.60～	好(substantial)
0.20～	尚可(fair)	0.80～1	几乎完全一致(almost perfect)

（4）Kappa 指数的假设检验

根据实际资料计算的 Kappa 指数是否来自 Kappa 指数为 0 的总体，可用 z 检验。

$$z = \frac{Kappa}{s_k} \tag{13.17}$$

式中，s_k 为样本 Kappa 指数的标准误，计算公式为

$$s_k = \frac{1}{(1-P_c)\sqrt{n}} \sqrt{P_c + P_c^2 \frac{\sum\limits_{i=1}^{R} n_{Ri} n_{Ci}(n_{Ri} + n_{Ci})}{n^3}} \tag{13.18}$$

【**例 13.10**】　甲、乙两名医生分别对 150 名慢性肾衰患者进行辨证分型，结果见表 13.14。试分析两名医生辨证分型的结果是否一致。

表 13.14　**两名医生对 150 名慢性肾衰患者辨证分型结果**

甲医生	乙医生			合计
	脾肾气虚	气阴两虚	肝肾阴虚	
脾肾气虚	19	8	3	30
气阴两虚	2	20	2	24
肝肾阴虚	4	4	88	96
合计	25	32	93	150

分析思路：本例旨在比较两名医生对同一组患者辨证分型结果的一致性，采用配对设计，且为三分类无序变量资料，故采用方表资料的一致性检验。

1）建立检验假设，确定检验水准。

H_0：两名医生的辨证分型结果不一致，即一致性是由随机因素造成的

H_1：两名医生的辨证分型结果一致

$\alpha = 0.05$

2）计算检验统计量。

$$P_0 = \frac{\sum\limits_{i=1}^{R} A_{ii}}{n} = \frac{19+20+88}{150} = 0.8467$$

$$P_c = \frac{\sum\limits_{i=1}^{R} T_{ii}}{n} = \frac{\sum\limits_{i=1}^{R} n_{Ri} n_{ci}}{n^2} = \frac{30 \times 25 + 24 \times 32 + 96 \times 93}{150^2} = 0.4643$$

$$Kappa = \frac{P_0 - P_c}{1 - P_c} = \frac{0.8467 - 0.4643}{1 - 0.4643} = 0.7138$$

$$s_k = \frac{1}{(1 - P_c)\sqrt{n}} \sqrt{P_c + P_c^2 - \frac{\sum\limits_{i=1}^{R} n_{Ri} n_{Ci}(N_{Ri} + n_{Ci})}{n^3}} = 0.060$$

$$z = \frac{Kappa}{s_k} = \frac{0.7138}{0.060} = 11.90$$

3）确定 P 值,作出推断结论。

$z = 11.90 > z_{0.05} = 1.96, P < 0.05$,按 $\alpha = 0.05$ 检验水准,拒绝 H_0,接受 H_1,差异有统计学意义,可认为两名医生的辨证分型结果存在一致性。结合 Kappa 值大小,可以认为两名医生辨证分型的结果一致性好。

本资料 SPSS 软件操作详见实验 13.10,读取结果时选择 Kappa 值及其 z 检验结果。

电脑实验 无序分类变量资料的假设检验

【实验 13.1】 对例 13.1 进行 χ^2 检验。

1. 建立 SPSS 数据集

以"组别"(1=丽珠得乐,2=铝碳酸镁片)、"疗效"(1=有效,2=无效)和"频数"为变量名,建立 3 列 4 行的数据集"例 13.1.sav",如图 13.1。

2. 操作步骤

1）加权频数:Data→ Weight Cases→"频数"→Weight cases by→ OK。

2）χ^2 检验:Analyze→ Descriptive Statistics→ Crosstabs,将"组别"送入 Row(s),"疗效"送入 Column(s),单击 Statistics 按钮,选中 Chi-square→ Continue,单击 Cells 按钮,选中 Observed、Expected、Row→ Continue→ OK。

3. 结果解读

主要输出结果如图 13.2 所示,因 $n > 40$ 且所有格子 $T > 5$(最小的 $T = 9.5$),故用 Pearson χ^2 检验,$\chi^2 = 0.056, P = 0.813$,按 $\alpha = 0.05$ 检验水准,不拒绝 H_0,差异无统计学意义,尚不能认为两种药物治疗慢性胃炎的总体有效率不同。

组别	疗效	频数
1	1	85
1	2	10
2	1	95
2	2	10

图 13.1 例 13.1 的数据集

Chi-Square Tests

	Value	df	Asymp. Sig. (2-sided)	Exact Sig. (2-sided)	Exact Sig. (1-sided)
Pearson Chi-Square	.056[a]	1	.813		
Continuity Correction[b]	.000	1	1.000		
Likelihood Ratio	.056	1	.814		
Fisher's Exact Test				.819	.499
Linear-by-Linear Association	.055	1	.814		
N of Valid Cases	200				

a. 0 cells (0.0%) have expected count less than 5. The minimum expected count is 9.50.

b. Computed only for a 2x2 table

图 13.2 例 13.1 Pearson χ^2 检验结果

【实验 13.2】 对例 13.2 进行 χ^2 检验。

1. 建立 SPSS 数据集

以"组别"（1＝中药，2＝西药）、"疗效"（1＝治愈，2＝未愈）和"频数"为变量名，建立 3 列 4 行的数据集"例 13.2.sav"，如图 13.3。

2. 操作步骤

同实验 13.1。

3. 结果解读

主要输出结果如图 13.4 所示，因 $n>40$，且有 1 个格子 $1 \leqslant T<5$，故用校正 χ^2 检验，选择 Continuity Correction 的结果：$\chi_c^2 = 4.720$，$P=0.030$，按 $\alpha=0.05$ 检验水准，差异有统计学意义，可以认为两种药物治疗感冒的总体治愈率不同。

组别	疗效	频数
1	1	56
1	2	6
2	1	21
2	2	9

图13.3　例 13.2 的数据集

Chi-Square Tests

	Value	df	Asymp. Sig. (2-sided)	Exact Sig. (2-sided)	Exact Sig. (1-sided)
Pearson Chi-Square	6.119ª	1	.013		
Continuity Correction[b]	4.720	1	.030		
Likelihood Ratio	5.746	1	.017		
Fisher's Exact Test				.032	.017
Linear-by-Linear Association	6.052	1	.014		
N of Valid Cases	92				

a. 1 cells (25.0%) have expected count less than 5. The minimum expected count is 4.89.

b. Computed only for a 2x2 table

图 13.4　例 13.2 的校正 χ^2 检验结果

【实验 13.3】 对例 13.3 进行 χ^2 检验。

1. 建立 SPSS 数据集

以"组别"（1＝中医，2＝西医）、"疗效"（1＝有效，2＝无效）和"频数"为变量名，建立 3 列 4 行的数据集"例 13.3.sav"。

2. 操作步骤

同实验 13.1。

3. 结果解读

主要输出结果如图 13.5 所示，因 $n<40$，故用 Fisher 确切概率法，结果：$P=0.039$，按 $\alpha=0.05$ 检验水准，差异有统计学意义，可以认为两种疗法治疗膝骨关节炎的总体有效率不同。

Chi-Square Tests

	Value	df	Asymp. Sig. (2-sided)	Exact Sig. (2-sided)	Exact Sig. (1-sided)
Pearson Chi-Square	5.239ª	1	.022		
Continuity Correction[b]	3.501	1	.061		
Likelihood Ratio	5.454	1	.020		
Fisher's Exact Test				.039	.030
Linear-by-Linear Association	5.011	1	.025		
N of Valid Cases	23				

a. 0 cells (0.0%) have expected count less than 5. The minimum expected count is 5.26.

b. Computed only for a 2x2 table

图 13.5　例 13.3 的 Fisher 确切概率法结果

【实验 13.4】 对例 13.4 进行 χ^2 检验。

1. 建立 SPSS 数据集

以"组别"(1＝西药,2＝针灸,3＝中药)、"疗效"(1＝有效,2＝无效)和"频数"为变量名,建立 3 列 6 行的数据集"例 13.4. sav"。

2. 操作步骤

同实验 13.1。

3. 结果解读

主要输出结果如图 13.6 所示,因 $n>40$,且所有格子 $T>5$(最小的 $T=18.1$),故用 Pearson χ^2 检验,$\chi^2=35.037$,$P<0.001$,按 $\alpha=0.05$ 检验水准,拒绝 H_0,差异有统计学意义,可以认为三种疗法治疗周围性面神经炎的总体有效率不等或不全相等。

Chi-Square Tests

	Value	df	Asymp. Sig. (2-sided)
Pearson Chi-Square	35.037[a]	2	.000
Likelihood Ratio	35.865	2	.000
Linear-by-Linear Association	33.154	1	.000
N of Valid Cases	240		

a. 0 cells (0.0%) have expected count less than 5. The minimum expected count is 18.10.

图 13.6　例 13.4 的 χ^2 检验结果

【实验 13.5】 对例 13.5 进行 χ^2 检验。

1. 建立 SPSS 数据集

以"组别"(1＝甲地,2＝乙地)、"血型"(1＝M 型,2＝N 型,3＝MN 型)和"频数"为变量名,建立 3 列 6 行的数据集"例 13.5. sav"。

2. 操作步骤

同实验 13.1。

3. 结果解读

主要输出结果如图 13.7 所示,因为 $n>40$,且最小的 $T=118.09>0.05$,故用 Pearson χ^2 检验,$\chi^2=149.490$,$P<0.001$,按 $\alpha=0.05$ 检验水准,拒绝 H_0,差异有统计学意义,可以认为两地居民 MN 血型的总体构成比不同。

Chi-Square Tests

	Value	df	Asymp. Sig. (2-sided)
Pearson Chi-Square	149.490[a]	2	.000
Likelihood Ratio	157.167	2	.000
Linear-by-Linear Association	120.423	1	.000
N of Valid Cases	778		

a. 0 cells (0.0%) have expected count less than 5. The minimum expected count is 118.09.

图 13.7　例 13.5 的 χ^2 检验结果

【实验 13.6】 对例 13.6 进行 χ^2 检验。

1. 建立 SPSS 数据集

以"组别"(1=甲校,2=乙校,3=丙校)、"专业"(1=理科,2=工科,3=文科)和"频数"为变量名,建立 3 列 9 行的数据集"例 13.6.sav"。

2. 操作步骤

同实验 13.1。

3. 结果解读

主要输出结果如图 13.8 所示,因为 $n>40$,且最小的 $T=240.56>0.05$,故用 Pearson χ^2 检验,$\chi^2=180.485$,$P<0.001$,差异有统计学意义,可以认为三所院校学生专业的总体构成比不同或不全相同。

Chi-Square Tests

	Value	df	Asymp. Sig. (2-sided)
Pearson Chi-Square	180.485[a]	4	.000
Likelihood Ratio	189.404	4	.000
Linear-by-Linear Association	.348	1	.555
N of Valid Cases	2802		

a. 0 cells (0.0%) have expected count less than 5. The minimum expected count is 240.56.

图 13.8　例 13.6 的 χ^2 检验结果

【实验 13.7】 对例 13.4 的资料进行两两比较(任意两组间的比较)。

1. 建立 SPSS 数据集

同实验 13.4,数据文件见例 13.4.sav。

2. 操作步骤

以西药组和针灸组的比较为例:

1) 选择数据:Data→ Select cases→ select:if condition is satisfied→ if:组别= 1 or 组别= 2→Continue→ Output:filter out unselected cases→ OK。

2) 加权频数与 χ^2 检验:同例 13.1。

针灸组和中药组的比较、西药组和中药组的比较与西药组和针灸组的比较相似,只是选择的数据有所不同(根据"组别"进行选择即可)。

3. 结果解读

SPSS 主要输出结果如图 13.9~13.11 所示,按 $\alpha'=0.0167$ 水准,西药组与针灸组、西药组与中药组间差异均有统计学意义;而针灸组与中药组间差异无统计学意义。

【实验 13.8】 对例 13.4 的资料进行两两比较(多个试验组与同一对照组的比较)。

1. 建立 SPSS 数据集

同实验 13.4,数据文件见例 13.4.sav。

2. 操作步骤

同实验 13.7,只是选择的数据有所不同(根据"组别"进行选择即可)。

Chi-Square Tests

	Value	df	Asymp. Sig. (2-sided)	Exact Sig. (2-sided)	Exact Sig. (1-sided)
Pearson Chi-Square	13.293[a]	1	.000		
Continuity Correction[b]	12.079	1	.001		
Likelihood Ratio	13.651	1	.000		
Fisher's Exact Test				.000	.000
Linear-by-Linear Association	13.210	1	.000		
N of Valid Cases	160				

a. 0 cells (0.0%) have expected count less than 5. The minimum expected count is 24.69.

b. Computed only for a 2x2 table

图 13.9　例 13.4 西药组与针灸组的比较结果

Chi-Square Tests

	Value	df	Asymp. Sig. (2-sided)	Exact Sig. (2-sided)	Exact Sig. (1-sided)
Pearson Chi-Square	4.971[a]	1	.026		
Continuity Correction[b]	3.941	1	.047		
Likelihood Ratio	5.148	1	.023		
Fisher's Exact Test				.029	.022
Linear-by-Linear Association	4.940	1	.026		
N of Valid Cases	159				

a. 0 cells (0.0%) have expected count less than 5. The minimum expected count is 9.44.

b. Computed only for a 2x2 table

图 13.10　例 13.4 针灸组与中药组的比较结果

Chi-Square Tests

	Value	df	Asymp. Sig. (2-sided)	Exact Sig. (2-sided)	Exact Sig. (1-sided)
Pearson Chi-Square	30.934[a]	1	.000		
Continuity Correction[b]	28.954	1	.000		
Likelihood Ratio	34.007	1	.000		
Fisher's Exact Test				.000	.000
Linear-by-Linear Association	30.742	1	.000		
N of Valid Cases	161				

a. 0 cells (0.0%) have expected count less than 5. The minimum expected count is 20.37.

b. Computed only for a 2x2 table

图 13.11　例 13.4 西药组与中药组的比较结果

3. 结果解读

主要结果如图 13.9 和图 13.11 所示,按 $\alpha'=0.025$ 水准,西药组与针灸组、西药组与中药组间差异均有统计学意义。

【实验 13.9】　对例 13.9 进行统计分析。

1. 建立 SPSS 数据集

以"甲法"(1＝阳性,2＝阴性)、"乙法"(1＝阳性,2＝阴性)和"频数"为变量名,建立 3 列 4 行的数据集"例 13.9.sav",如图 13.12。

2. 操作步骤

1）加权频数：同实验13.1。

2）χ^2检验：Analyze→ Descriptive statistics→ Crosstabs，将"甲法"送入 Row(s)，"乙法"送入 Column(s)，单击 Statistics 按钮，选中 Chi-square、Contingency coefficient、McNemar→ Continue →单击 Cells 按钮，选中 Observed、Expected、Row→ Continue→ OK。

3. 结果解读

主要输出结果如图13.13所示。McNemar Test，$P = 0.359 > 0.05$，差异无统计学意义，尚不能认为两种方法的检测率不同；Pearson $\chi^2 = 6.720$，$P = 0.010 < 0.05$ 提示两种方法的检测结果存在关联，Pearson 列联系数为 0.317，$P = 0.010$（图略）。

甲法	乙法	频数
1	1	28
1	2	12
2	1	7
2	2	13

图13.12 例13.9的数据集

Chi-Square Tests

	Value	df	Asymp. Sig. (2-sided)	Exact Sig. (2-sided)	Exact Sig. (1-sided)
Pearson Chi-Square	6.720a	1	.010		
Continuity Correctionb	5.357	1	.021		
Likelihood Ratio	6.736	1	.009		
Fisher's Exact Test				.013	.010
Linear-by-Linear Association	6.608	1	.010		
McNemar Test				.359c	
N of Valid Cases	60				

a. 0 cells (0.0%) have expected count less than 5. The minimum expected count is 8.33.

b. Computed only for a 2x2 table

c. Binomial distribution used.

图13.13 例13.9的统计分析结果

【**实验13.10**】 对例13.10进行一致性检验。

1. 建立 SPSS 数据集

以"甲医生"（1＝脾肾气虚，2＝气阴两虚，3＝肝肾阴虚）、"乙医生"（1＝脾肾气虚，2＝气阴两虚，3＝肝肾阴虚）和"频数"为变量名，建立3列9行的数据集"例13.10.sav"（格式同实验13.9）。

2. 操作步骤

1）加权频数：同实验13.1。

2）一致性检验：Analyze→ Descriptive Statistics→ Crosstabs，将"甲医生"送入 Row(s)，"乙医生"送入 Column(s)，单击 Statistics 按钮，选中 Kappa→ Continue →OK。

3. 结果解读

主要输出结果如图13.14所示，$Kappa = 0.714$，$P < 0.05$，提示两名医生的辨证分型结果具较好的一致性。

Symmetric Measures

		Value	Asymp. Std. Errora	Approx. Tb	Approx. Sig.
Measure of Agreement	Kappa	.714	.052	11.901	.000
N of Valid Cases		150			

a. Not assuming the null hypothesis.

b. Using the asymptotic standard error assuming the null hypothesis.

图13.14 例13.10的一致性检验结果

学 习 小 结

本章知识结构归纳如下：

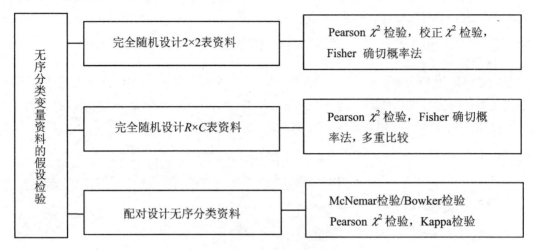

复习思考题

1. 简述 χ^2 检验的基本思想、常见类型及主要用途。

2. 简述列联表资料 χ^2 检验的适用条件及注意事项。

3. 案例分析：欲分析两种疗法的疗效是否有差别，将 29 名某病患者随机分成试验组和对照组，试验组使用新疗法，对照组使用常规疗法，治疗结果见表 13.15。

表 13.15　两种疗法疗效比较

组别	n	有效	无效	有效率（%）
新疗法	15	13	2	86.7
常规疗法	14	10	4	71.4
合计	29	23	6	79.3

经 χ^2 检验，$\chi^2 = 1.025$，$P = 0.311$，故按 $\alpha = 0.05$ 检验水准，拒绝 H_0，两种疗法疗效差别无统计学意义。问：以上分析方法是否正确？为什么？应当如何分析？

第 14 章 有序分类变量资料的假设检验

学习目的:掌握完全随机设计两样本及多样本有序分类变量资料的秩和检验、配对设计及随机区组设计有序分类变量资料的秩和检验方法及结果解释;熟悉非参数检验的概念及其优缺点,完全随机设计、配对设计及随机区组设计资料秩和检验的 SPSS 软件的实现过程;了解完全随机设计、配对设计及随机区组设计资料秩和检验的基本思想。

知识要点:非参数检验的概念及其优缺点,完全随机设计两样本有序分类变量资料的秩和检验、完全随机设计多样本有序分类变量资料的秩和检验、配对设计有序分类变量资料的秩和检验、随机区组设计有序分类变量资料的秩和检验及其 SPSS 软件实现过程。

前面章节已经介绍了数值变量及无序分类变量资料的假设检验方法,如 t 检验、z 检验、方差分析及 χ^2 检验等,此类假设检验方法是以特定的总体分布(如正态分布)为前提,对未知的总体参数(如 μ 或 π)进行统计推断,属于参数检验的范畴。而有序分类变量资料由于不能满足参数检验的前提条件,因此其假设检验不宜采用参数检验,而应寻求非参数统计方法。

非参数检验(nonparametric tests)是统计分析方法的重要组成部分,它与参数检验共同构成统计推断的基本内容。非参数检验分析时对资料无严格的条件限制,方法简便,易于理解,应用范围广泛,可用于有序分类变量资料、总体分布为偏态或分布类型未知的数值变量资料。非参数检验方法较多,如秩和检验、符号检验、Ridit 分析等,其中秩和检验是效率较高且较为常用的一类非参数检验方法。数值变量资料的秩和检验已在前面章节中介绍过,本章主要介绍常见设计类型的有序分类变量资料的秩和检验。

14.1 完全随机设计有序分类变量资料的秩和检验

在第 13 章中,我们介绍了完全随机设计两样本及多个样本无序分类变量资料比较的 χ^2 检验;并提到,由于 χ^2 检验与分类变量的顺序无关,即 χ^2 检验的结果不能反映有序分类变量等级效应强度的差别,因此对于完全随机设计有序分类变量资料两样本及多样本间的比较不宜采用 χ^2 检验,本节所介绍的秩和检验则可以解决有序分类变量资料的比较问题。

14.1.1 完全随机设计两样本有序分类变量资料的秩和检验

完全随机设计两样本有序分类变量资料即单向有序 $2 \times C$ 列联表资料,比较的目的是推断两处理组之间的等级效应是否不同。例如,在临床试验中,欲比较治疗组与对照组的疗效等级(治愈、显效、有效、无效)是否有差异时,不宜用 χ^2 检验,而应用 Wilcoxon 秩和检验。Wilcoxon 秩和检验由 Wilcoxon 于 1945 年提出,用于推断两组独立样本数值变量资料或者有序分类变量资料所来自的两个总体分布是否有差别。完全随机设计两组数值变量资料的 Wilcoxon 秩和检验在第 10 章已介绍过,本节主要介绍完全随机设计两组有序分类变量资料比较。

1. 基本思想

完全随机设计两样本有序分类变量资料比较的 Wilcoxon 秩和检验,其基本思想同完全随机设计两组数值变量资料的 Wilcoxon 秩和检验。

2. 方法步骤

1) 建立假设,确定检验水准。

根据假设检验的目的建立两种假设,即检验假设(H_0:两组总体分布相同)和备择假设(H_1:两组总体分布不同);检验水准 α 通常取 0.05,并根据专业知识判断选择双侧检验或者单侧检验。

2) 编秩,求秩和。

将两样本观测值混合后按从小到大的顺序编秩次,相同观测值在不同组取其平均秩次;然后分别计算出两组秩和 T_1 与 T_2,并有 $T_1+T_2=n(n+1)/2$。

3) 确定检验统计量 T。

通常规定,当 $n_1 \neq n_2$ 时,取较小样本的秩和作为检验统计量 T,若 $n_1 < n_2$,则取 $T=T_1$;当 $n_1 = n_2$ 时,取秩和小者作为检验统计量 T,即 $T=\min(T_1, T_2)$。

4) 确定 P 值,作出推断结论。

① 查表法:当样本量较小时($n_1 \leq 10$,且 $n_2 - n_1 \leq 10$),查 T 界值表(Wilcoxon 秩和检验用,附表 13),若 T 值落在所查界值区间内,则 $P > \alpha$,若 T 值落在所查界值区间外,则 $P \leq \alpha$。

② 正态近似法:当样本量较大时,T 分布逐渐趋近于均数为 $n_1(n+1)/2$,方差为 $n_1 n_2 (n+1)/12$ 的正态分布,此时可作 z 检验。

$$z = \frac{|T - n_1(n+1)/2| - 0.5}{\sqrt{n_1 n_2 (n+1)/12}} \tag{14.1}$$

当"相同观测值"较多时,应计算校正的检验统计量 z_c,计算公式为

$$z_c = z/\sqrt{c}, \quad c = 1 - \sum (t_j^3 - t_j)/(n^3 - n) \tag{14.2}$$

式(14.1)和式(14.2)中,0.5 为连续性校正数,t_j 为第 j 个相同秩次的个数,$n = n_1 + n_2$。

3. 案例

【**例 14.1**】 某化工厂对工人进行体检,其中 20 名非铅作业工人和 32 名铅作业工人尿铅检查结果见表 14.1。问:两类作业工人的尿铅检查结果是否有差别?

表 14.1　两类作业工人尿铅检查结果

尿铅 (1)	人数			秩次范围 (5)	平均秩次 (6)	秩和	
	非铅作业工人 (2)	铅作业工人 (3)	合计 (4)			非铅作业人 (7)＝(2)×(6)	铅作业工人 (8)＝(3)×(6)
一	18	8	26	1～26	13.5	243	108
＋	2	10	12	27～38	32.5	65	325
＋＋	0	7	7	39～45	42.0	0	294
＋＋＋	0	3	3	46～48	47.0	0	141
＋＋＋＋	0	4	4	49～52	50.5	0	202
合计	$n_1=20$	$n_2=32$	52			$T_1=308$	$T_2=1070$

分析思路:本例是典型的两个未知总体分布比较的问题。尿铅检测结果属于有序分类变量资料,设计方案属于成组设计(可按照完全随机设计处理),因此本例可采用 Wilcoxon 秩和检验。其假设检验步骤如下:

1) 建立假设,确定检验水准。

　　H_0:两组工人尿铅检查结果总体分布相同

　　H_1:两组工人尿铅检查结果总体分布不同

　　$\alpha=0.05$

2) 编秩,求秩和。

先计算各等级的合计人数(表 14.1 的第(4)列),再确定秩次范围,求平均秩次,最后以各组不同等级的平均秩次乘以相应的频数(人数)得各组不同等级的秩次值,并相加得到各组的秩和。各等级的秩次与各组的秩和见表 14.1 的第(7)与(8)列。

3) 计算检验统计量。

因为 $n_1=20<n_2=32$,所以检验统计量 $T=T_1=308$。同时,样本量较大,可采用正态近似法;又因本例相同秩次多,故用校正法计算检验统计量。

$$z=\frac{|308-20\times(52+1)|-0.5}{\sqrt{20\times32\times(52+1)/12}}=4.1662$$

$$c=1-\frac{(26^3-26)+(12^3-12)+(7^3-7)+(3^3-3)+(4^3-4)}{52^3-52}=0.8599$$

$$z_c=4.1662/\sqrt{0.8599}=4.493$$

4) 确定 P 值,作出推断结论。

$z_c>1.96$,$P<0.05$,按 $\alpha=0.05$ 检验水准,拒绝 H_0,接受 H_1,可以认为两种作业工人的尿铅总体分布不同;结合样本检测结果,可认为铅作业工人尿铅高于非铅作业工人。

14.1.2 完全随机设计多个样本有序分类变量资料的秩和检验

多组完全随机设计资料的比较：若观察指标是数值变量但不满足方差分析方法的条件，或观察指标为有序分类变量时，可采用 Kruskal-Wallis H 检验（又称 K-W 检验或 H 检验）。H 检验是由 Kraskal 和 Wallis 于 1952 年在 Wilcoxon 秩和检验的基础上扩展而来。完全随机设计多个样本数值变量资料的 H 检验在第 10 章已介绍过，本节主要介绍完全随机设计多个样本有序分类变量资料的 H 检验。

1. 基本思想

Kruskal-Wallis H 检验的基本思想与完全随机设计两样本比较秩和检验的相同。

2. 方法步骤

1）建立假设，确定检验水准。

根据假设检验的目的建立两种假设，即检验假设 H_0：多组样本总体分布相同；备择假设 H_1：多组样本总体分布不同或不全相同；检验水准 α 通常取 0.05，多组比较不再区分双侧检验和单侧检验。

2）编秩，求秩和。

将各样本观测值混合后按从小到大的顺序编秩次，相同观测值在不同组取其平均秩次；然后计算出各组秩和 R_i。

3）计算统计量 H 值。

计算公式为

$$H = \frac{12}{n(n+1)} \sum \frac{R_i^2}{n_i} - 3(n+1) \tag{14.3}$$

式中，n_i 为第 i 组的样本量，R_i 为第 i 组的秩和，n 为 k 个样本的总观察例数。

当出现较多相同秩次时，检验统计量 H 需要校正：

$$H_c = H/c, \qquad c = 1 - \sum (t_j^3 - t_j)/(n^3 - n) \tag{14.4}$$

式中，t_j 是相同秩次的个数，n 为 k 个样本的总观察例数。

4）确定 P 值，作出推断结论。

① 查表法：当组数 $k=3$，且每组例数 $n_i \leq 5$ 时，可查 H 界值表（附表 16），若检验统计量 $H \geq H_\alpha$，则 $P \leq \alpha$，拒绝 H_0，接受 H_1；反之若 $H < H_\alpha$，则 $P > \alpha$，不拒绝 H_0。

② 近似法：当组数 $k>3$，或例数 $n_i>5$ 时，检验统计量 H 近似服从自由度 $\nu=k-1$ 的 χ^2 分布，可查 χ^2 界值表（附表 9）确定 P 值，按所取的检验水准作出推断结论。

3. 案例

【例 14.2】 某临床药理基地为评价不同治疗方案对某类妇科病人的疗效，将 300 例该类病人随机分为五组，即对照组、中药 A 组、中药 B 组、中药 C 组、西药组，疗效分为五个等级，结果列于表 14.2。问：五组病人疗效有无差别？

表 14.2　五种不同治疗方案的疗效比较

疗效分级 (1)	对照组 (2)	中药 A组 (3)	中药 B组 (4)	中药 C组 (5)	西药组 (6)	合计 (7)	秩次范围 (8)	平均秩次 (9)
I	21	19	0	0	0	40	1～40	20.5
II	4	4	41	3	0	52	41～92	66.5
III	0	0	6	11	31	48	93～140	116.5
IV	0	2	3	15	42	62	141～202	171.5
V	0	0	0	21	77	98	203～300	251.5
R_i	696.5	998.5	3940	9335	30180			
n_i	25	25	50	50	150	300		
$\bar{R}_i$	27.86	39.94	78.80	186.70	201.20			

分析思路:本例是典型的多个未知总体疗效比较的问题。疗效分为五级为有序分类变量资料,采用完全随机设计,因此可采用 H 检验。

1) 建立假设,确定检验水准。

H_0:五组病人治疗效果总体分布位置相同

H_1:五组病人治疗效果总体分布位置不同或不全相同

$\alpha = 0.05$

2) 编秩,求秩和。

编秩方法同例 14.1,见表 14.2 第(7)～(9)列。计算各组秩和,见表 14.2 第(2)～(6)列底部。

3) 计算统计量 H。

将数据代入式(14.3)及(14.4),得

$$H = \frac{12}{300 \times (300+1)} \times \left(\frac{696.5^2}{25} + \frac{998.5^2}{25} + \cdots + \frac{30180^2}{150} \right) - 3 \times (300+1) = 184.683$$

$$c = 1 - \frac{\sum (t_j^3 - t_j)}{n^3 - n} = 1 - \frac{(40^3 - 40) + (52^3 - 52) + \cdots + (98^3 - 98)}{300^3 - 300} = 0.94465$$

$$H_c = 184.683/0.94465 = 195.50$$

4) 确定 P 值,作出推断结论。

本例组数 $k = 5 > 3$ 且 $n_i > 5$,则检验统计量 H_c 近似服从自由度 $\nu = k - 1 = 4$ 的 χ^2 分布。查 χ^2 界值表(附表 9)得 $\chi^2_{0.05,4} = 9.49 < H_c = 195.50$,得 $P < 0.05$;按照 $\alpha = 0.05$ 检验水准,拒绝 H_0,接受 H_1,可以认为五组病人的治疗效果不同或不全相同。

14.1.3　完全随机设计多样本有序分类变量资料秩和检验的多重比较

与方差分析类似,用 H 检验推断多个总体是否相同时,当推断结论为拒绝 H_0,接受 H_1

时,只能得出各总体分布位置不同或不全相同的结论,但不能说明任两个总体分布位置均不同。若要对每两个总体分布作出是否相同的推断,需要进一步作组间的多重比较。

现对例 14.2 的资料进行完全随机设计多样本有序分类变量资料秩和检验的多重比较。具体步骤如下:

1) 建立假设,确定检验水准。

H_0:第 i 组与第 j 组所代表的总体分布位置相同

H_1:第 i 组与第 j 组所代表的总体分布位置不同

$\alpha = 0.05$

2) 计算检验统计量并确定 P 值。

设 R_i 和 R_j 分别为比较的第 i 组和第 j 组样本的秩和,其平均秩和分别为 $\bar{R}_i$ 和 $\bar{R}_j$。

① 精确法:样本量较小时,应采用两样本秩和检验的方法,求得检验统计量值后,利用 SPSS 软件的"exact"功能得到相应的 P 值。

② 正态近似法:本法适用于样本量较大时,计算检验统计量。

$$Z_{ij} = \frac{\bar{R}_i - \bar{R}_j}{\sigma_{\bar{R}_i - \bar{R}_j}} = \frac{\bar{R}_i - \bar{R}_j}{\sqrt{\frac{n(n+1)}{12}\left(\frac{1}{n_i} + \frac{1}{n_j}\right)}} \tag{14.5}$$

式中,$n = \sum_{i=1}^{k} n_i$,为 k 个样本的总含量,n_i、n_j 分别为第 i 组和第 j 组的样本量。

当相同数据(观测值)的个数较多时(大于 25%),用校正公式:

$$Z_{ijc} = \frac{Z_{ij}}{\sqrt{c}} \tag{14.6}$$

式中

$$c = 1 - \frac{\sum (t_j^3 - t_j)}{n^3 - n} \tag{14.7}$$

利用 SPSS 统计软件求检验统计量数值 z 所对应的 P 值。

3) 检验水准的调整(Bonferroni 法)。

根据 Bonferroni 法(多个处理组间两两比较检验水准的调整方法),调整后的检验水准 α' 为

$$\alpha' = \frac{\alpha}{C_k^2} = \frac{2\alpha}{k(k-1)} \tag{14.8}$$

式中,k 为处理组的个数。

4) 作出推断结论。

将某两组比较所得 P 值与调整以后的 α' 比较,若 $P \leqslant \alpha'$,则按检验水准 α' 拒绝 H_0;若 $P > \alpha'$,则按检验水准 α' 不拒绝 H_0。

本例为多组间两两比较,为保证第 I 类错误的概率总共不超过 0.05,每次比较的第 I 类错误概率应为 $\alpha' = 2 \times 0.05/5 \times (5-1) = 0.005$。表 14.3 给出了不同对比组间两两比较的结

果。可见,按 $\alpha' = 0.005$ 检验水准,除中药 A 组与对照组、中药 C 组与西药组间差别无统计学意义,其余各组间差别均有统计学意义。

表 14.3　五组样本秩和的两两比较

对比组	$\lvert \bar{R}_i - \bar{R}_j \rvert$	z_{ij}	P 值	检验水平 $\alpha' = 0.005$
中药 A 组与对照组	2.32	0.809	0.419	无
中药 B 组与对照组	32.58	6.993	<0.001	有
中药 C 组与对照组	37.14	7.159	<0.001	有
西药组与对照组	87.50	8.457	<0.001	有
中药 A 组与中药 B 组	26.76	5.723	<0.001	有
中药 A 组与中药 C 组	34.56	6.655	<0.001	有
中药 A 组与西药组	82.65	7.995	<0.001	有
中药 B 组与中药 C 组	42.92	7.819	<0.001	有
中药 B 组与西药组	93.36	10.317	<0.001	有
中药 C 组与西药组	12.21	1.402	0.161	无

注意:本例也可采用 Nemenyi 检验方法进行两两比较,具体方法见本书第 10 章。

14.2　配对设计有序分类变量资料的秩和检验

Wilcoxon 符号秩和检验由 Wilcoxon 于 1945 年提出,用于检验配对资料的差值是否来自中位数为零的总体或检验总体中位数是否等于指定值。完全随机设计单样本数值变量资料的 Wilcoxon 符号秩和检验详见本书第 10 章,配对设计数值变量资料的 Wilcoxon 符号秩和检验详见本书第 11 章,本节介绍配对设计有序分类变量资料的 Wilcoxon 符号秩和检验。

14.2.1　基本思想

配对设计有序分类变量资料的 Wilcoxon 符号秩和检验,主要是检验对子的差值所代表的总体中位数是否为 0。其基本思想同配对设计数值变量资料的 Wilcoxon 符号秩和检验,详见本书第 11 章。

14.2.2　方法步骤

包括建立假设、确定检验水准、编秩、求秩和、计算检验统计量 T 值和确定 P 值、作出推断结论等,详见本书第 11 章。

14.2.3　案例

【例 14.3】　分别用 A、B 两种方法检测 16 只模型鼠的尿蛋白,结果见表 14.4。问:两种方法的尿蛋白检测结果有无差别?

表 14.4 A、B 两种方法检测模型鼠尿蛋白的结果

病例号	原始记录		赋值		差值	秩次
	A 法	B 法	A 法	B 法		
(1)	(2)	(3)	(4)	(5)	(6)	(7)
1	+++	+	3	1	2	12.5
2	+++	+++	3	3	0	—
3	+++	+	3	1	2	12.5
4	+++	++	3	2	1	5.5
5	+	++	1	2	−1	−5.5
6	++	+	2	1	1	5.5
7	+++	++	3	2	1	5.5
8	+++	+	3	1	2	12.5
9	+	++	1	2	−1	−5.5
10	++	+	2	1	1	5.5
11	+	+++	1	3	−2	−12.5
12	+	+	1	1	0	—
13	+++	++	3	2	1	5.5
14	++	+	2	1	1	5.5
15	+++	++	3	2	1	5.5
16	++	+	2	1	1	5.5
—	—	—	—	—	—	$T_+ = 81.5$ $T_- = 23.5$

分析思路:本例为配对设计有序分类变量资料的比较问题,宜采用 Wilcoxon 符号秩和检验进行分析。为便于编秩,对检测结果进行赋值(1=+、2=++、3=+++),见表 14.4 的第 (4)、(5)栏。

1) 建立假设,确定检验水准。

　　$H_0: M_d = 0$,即差值的总体中位数为 0

　　$H_1: M_d \neq 0$,即差值的总体中位数不为 0

　　$\alpha = 0.05$

2) 编秩,求秩和。

秩次与秩和见表第(7)列,$T_+ + T_- = 81.5 + 23.5 = 105$ 与 $14 \times (14+1)/2 = 105$ 相等,编秩正确。

3) 确定检验统计量。

按检验统计量取 $T = \min(T_+, T_-)$,本例 $T = 23.5$。

4) 确定 P 值,作出推断结论。

$n = 14$,$T = 23.5$,查 T 界值表(附表 12)得:双侧 $T_{0.05(14)} = 21 \sim 84$,故 $P > 0.05$,按 $\alpha = 0.05$ 检验水准,不拒绝 H_0,尚不能认为两法尿蛋白的检测结果不同。

14.3 随机区组设计有序分类变量资料的秩和检验

随机区组设计数值变量资料的方差分析,在第 11 章已作了介绍。但若各处理组的观察指标是数值变量资料,但不满足方差分析的前提条件或者观察指标为有序分类变量资料时,不宜作随机区组设计资料的方差分析,可采用 Friedman M 秩和检验。该检验方法是由 M. Friedman 在符号检验的基础上提出来的,常称为 Friedman M 检验,也称 M 检验,目的是推断各处理组样本分别代表的总体分布是否不同。

14.3.1 基本思想

令 x_{ij} 为第 i 区组($i=1,2,\cdots,b$)、第 j 处理组($j=1,2,\cdots,k$)的个体观测值,则数据区组(b 行)与处理组(k 列)可排列,见表 14.5。

表 14.5 随机区组设计的数据模式表

区组	处理组			
	1	2	$\cdots$	k
1	x_{11}	x_{12}	$\cdots$	x_{1k}
2	x_{21}	x_{22}	$\cdots$	x_{2k}
$\vdots$	$\vdots$	$\vdots$	$\vdots$	$\vdots$
b	x_{b1}	x_{b2}	$\cdots$	x_{bk}

将各区组内的观测值按从小到大的顺序进行编秩,若各处理的效应相同(H_0 为真),即各处理组的中位数相等或总体分布相同,则可认为各处理组样本来自同一总体,各区组内秩次 $1,2,\cdots,k$ 应以相等的概率出现在各处理组(列)中,各处理组的秩和应该大致相等;若 H_0 为假,则各处理组的秩和相差较小的可能性低。因此,若各处理样本的秩和 $R_1,R_2,\cdots,R_k$ 相差较大,则有理由认为各处理组的总体分布不同。

14.3.2 方法步骤

1. 建立假设,确定检验水准

H_0:各组总体分布相同,H_1:各组总体分布不同或不全相同;α 常取 0.05。

2. 编秩,求秩和

先将各区组内的观测值按从小到大的顺序进行编秩,再计算各处理组的秩和 $R_1,R_2,\cdots,R_k$。

3. 计算检验统计量 M 值

检验统计量 M 计算公式为

$$M = \sum (R_j - \bar{R})^2, \qquad \bar{R} = \sum R_j/k, \qquad j=1,2,\cdots,k \tag{14.9}$$

式中,k 为处理组数。

4. 确定 P 值,作出推断结论

1) 查表法:当配伍组数 $b \leqslant 15$,处理组数 $k \leqslant 15$ 时,查 M 界值表(附表17)。若 $M \geqslant M_a$,则 $P \leqslant \alpha$,拒绝 H_0 接受 H_1;否则,不拒绝 H_0。

2) 近似 χ^2 分布法:当处理数 k 或区组数 b 较大超出 M 界值表范围时,可以采用近似 χ^2 分布法。

$$\chi_r^2 = \frac{12}{bk(k+1)} \sum_{j=1}^{k} R_j^2 - 3b(k+1), \qquad \nu = k-1 \qquad (14.10)$$

当各区组中相等数据的个数较多时,需用式(14.11)进行校正。

$$\chi_c^2 = \chi^2 / c, \qquad c = 1 - \sum (t_j^3 - t_j) / bk(k^2-1) \qquad (14.11)$$

式中,t_j 为第 $j(j=1,2,\cdots,k)$ 次所含相同秩次的个数。$c < 1$,故校正的 $\chi_c^2 > \chi^2$,对应的 P 值减小。

若相等数据(相同秩次)的个数在各区组中所占比重较大,或所得 P 值在检验水准附近时,χ_c^2 的意义较大。

也可以用 Friedman M 检验进行区组间差异的比较,与处理组间比较不同的是,编秩时是每一处理组内数据从小到大编秩。此时的区组变成了处理组,而处理组则成了区组。

14.3.3 案例

【例 14.4】 欲用学习成绩的等级来评价四种教学方式的效果,按照年龄、性别、学习动机、智力水平等作为配伍条件,将 32 名同学分成 8 个区组,每区组的 4 名学生随机分到四种不同的教学组。经过一段相同时间的学习后,采用统一标准评定学习成绩(优、良、中、差),结果列于表 14.6。试比较四种教学方式对学习成绩的影响有无不同?

表 14.6 4 种不同教学方式下学生的学习成绩

区组	A方式		B方式		C方式		D方式	
	评级	秩次	评级	秩次	评级	秩次	评级	秩次
(1)	(2)	(3)	(4)	(5)	(6)	(7)	(8)	(9)
1	差	1	中	2	良	3	优	4
2	差	1	优	4	中	2	良	3
3	中	2	差	1	优	4	良	3
4	中	2	差	1	良	3	优	4
5	中	2	差	1	良	3.5	良	3.5
6	差	1	良	3	中	2	优	4
7	差	1	中	2	良	3	优	4
8	中	2	差	1	良	3	优	4
R_j	—	12	—	15	—	23.5	—	29.5

分析思路:本例为随机区组设计有序分类变量资料的比较问题,可采用 Friedman M 检验

进行分析。

1）建立假设，确定检验水准。

H_0：四种教学方式下学生的学习成绩总体分布相同

H_1：四种教学方式下学生的学习成绩总体分布不同或不全相同

$\alpha = 0.05$

2）编秩，求秩和。

先对各区组内的学习成绩从低到高编秩，再分别求出各教学方式组的秩和 R_1、R_2、R_3、R_4，见表 14.6 第（3）、（5）、（7）和（9）列。

3）计算检验统计量 M 值。

用式（14.9）计算如下：

$$\bar{R} = \frac{12 + 15 + 23.5 + 29.5}{4} = 20$$

$$M = (12-20)^2 + (15-20)^2 + (23.5-20)^2 + (29.5-20)^2 = 191.5$$

4）确定 P 值，作出推断结论。

① 查表法：本例区组数 $b=8$，处理水平数 $k=4$，均不超过 15；可用查表法；查 M 界值表（附表 17）得，$M_{0.05} = 105 < M = 191.5$，按 $\alpha = 0.05$ 检验水准，拒绝 H_0，接受 H_1，差异有统计学意义，可认为四种教学方式下学生学习成绩的总体分布不同或不全相同。

② χ^2 分布近似法：将相应数值代入式（14.10），得

$$\chi_r^2 = \frac{12}{8 \times 4 \times (4+1)}(12^2 + 15^2 + 23.5^2 + 29.5^2) - 3 \times 8 \times (4+1) = 14.36$$

$$\nu = 4 - 1 = 3$$

查 χ^2 界值表（附表 9）得 $\chi_{0.050,4}^2 = 9.49 < \chi_r^2 = 14.36$，$P < 0.05$，结论同查表法。

14.3.4　随机区组设计有序分类变量资料秩和检验的多重比较

随机区组设计有序分类变量资料，经 M 检验拒绝 H_0 后，同样需要对各处理组间进行多重比较，方法与完全随机设计秩和检验的多重比较类似，只是正态近似法计算检验统计量的公式稍不同，即

$$z_{ij} = \frac{\bar{R}_i - \bar{R}_j}{\sigma_{\bar{R}_i - \bar{R}_j}} = \frac{\bar{R}_i - \bar{R}_j}{\sqrt{\dfrac{k(k+1)}{6b}}} \tag{14.12}$$

例 14.4 中，$k=4$，$b=8$，欲作两两比较，为保证犯第 I 类错误的总概率 $\alpha \leqslant 0.05$，每次比较的检验水准 $\alpha' = (2 \times 0.05)/[4 \times (4-1)] = 0.0083$。表 14.7 给出了不同教学方式间两两比较的结果。可见，按 $\alpha' = 0.0083$，教学方式 A 与 D，B 与 D 间的学生学习成绩差异有统计学意义，其余各组间的差异均无统计学意义。

表 14.7 不同教学方式间的两两比较结果

对比组	z_{ij}	P 值	统计学意义 *
A 法与 B 法	−0.581	0.561	无
A 法与 C 法	−2.227	0.026	无
A 法与 D 法	−3.389	0.001	有
B 法与 C 法	−1.646	0.100	无
B 法与 D 法	−2.808	0.005	有
C 法与 D 法	−1.162	0.245	无

* $\alpha' = 0.0083$

电脑实验 有序分类变量资料的假设检验

【实验 14.1】 对例 14.1 资料进行 Wilcoxon 秩和检验。

1. 建立 SPSS 数据集

以"组别"(1＝非铅作业,2＝铅作业)、"尿铅"(1＝−,2＝＋,3＝＋＋,4＝＋＋＋,5＝＋＋＋＋)和"频数"为变量名,建立 3 列 10 行的数据集"例 14.1.sav",如图 14.1。

2. 操作步骤

1) 加权频数:Data→Weight Cases→激活 Weight Cases by,将"频数"送入 Frequency 框中→OK。

2) Wilcoxon 秩和检验:Analyze→Nonparametric Tests→Legacy Dialogs→2−Independent Samples,将"尿铅"送入 Test Variable List 框中,将"组别"送入 Grouping Variable 框中,点击 Define Groups 按钮,在 Group 1 框内输入"1",在 Group 2 内输入"2"→Continue,在 Test Type 选项下选择 Mann−Whitney U→OK。

组别	尿铅	频数
1	1	18
1	2	2
1	3	0
...	...	...
2	4	3
2	5	4

图 14.1 例 14.1 的数据集

3. 结果解读

图 14.2 为描述性分析结果,给出了两组的样本量、平均秩次与秩和;图 14.3 为秩和检验结果,$z = -4.503$,$P < 0.001$,差异有统计学意义,可以认为铅作业工人尿铅高于非铅作业工人。

Ranks

	组别	N	Mean Rank	Sum of Ranks
尿铅	非铅作业	20	15.40	308.00
	铅作业	32	33.44	1070.00
	Total	52		

图 14.2 描述性分析结果

Test Statistics[a]

	尿铅
Mann-Whitney U	98.000
Wilcoxon W	308.000
Z	-4.503
Asymp. Sig. (2-tailed)	.000

a. Grouping Variable: 组别

图 14.3 秩和检验结果

【实验 14.2】 对例 14.2 资料进行 Kruskal-Wallis 秩和检验。

1. 建立 SPSS 数据集

以"组别"(1＝对照,2＝中药 A,3＝中药 B,4＝中药 C,5＝西药)、"疗效"(用 1～5 表示 Ⅰ～Ⅴ级)和"频数"为变量名,建立 3 列 25 行的数据集"例 14.2.sav",如图 14.4。

2. 操作步骤

1) 加权频数:同实验 14.1。

2) Kruskal-Wallis 秩和检验:Analyze→Nonparametric Tests→Legacy Dialogs→K-Independent Samples,将"疗效"送入 Test Variable 框中,将"组别"送入 Grouping Variable 框中,点击 Define Groups 按钮,在 Minimum 框内输入"1",在 Maximum 框内输入"5"→Continue,在 Test Type 选项下选择 Kruskal-Wallis H,→OK。

组别	疗效	频数
1	1	21
1	2	4
1	2	0
…	…	…
5	4	42
5	5	77

图 14.4　例 14.2 的数据集

3. 结果解读

结果给出了各组的样本量和平均秩次,以及 Kruskal-Wallis 秩和检验结果如图 14.5 所示,$\chi^2 = 195.504$,$P < 0.001$,差异有高度统计学意义,可以认为五种方案的治疗效果不同或不全相同。

【实验 14.3】 对例 14.3 资料进行 Wilcoxon 符号秩和检验。

1. 建立 SPSS 数据集

以"病例""A 法"(1＝＋,2＝＋＋,3＝＋＋＋)和"B 法"(1＝＋,2＝＋＋,3＝＋＋＋)为变量名,建立 3 列 16 行的数据集"例 14.3.sav",如图 14.6。

Test Statistics[a,b]

	疗效
Chi-Square	195.504
df	4
Asymp. Sig.	.000

a. Kruskal Wallis Test
b. Grouping Variable: 组别

图 14.5　例 14.2 的秩和检验结果

病例	A法	B法
1	3	1
2	3	3
3	3	1
…	…	…
15	3	2
16	2	1

图 14.6　例 14.3 的数据集

2. 操作步骤

Analyze→Nonparametric Tests→Legacy Dialogs→2－Related Samples,将"A 法""B 法"同时选中,并送入 Test Pairs 框中,在 Test Type 选项下选择 Wilcoxon→OK。

3. 结果解读

由图 14.7 可见,本例 $T_+ = 23.5$　$T_- = 81.5$,参加编秩的对子数 $n = 16 - 2 = 14$;图 14.8 为 Wilcoxon 符号秩和检验结果,$z = -1.904$,$P = 0.057$,差异无统计学意义,尚不能认为两法的尿蛋白检测结果不同。

199

Ranks

		N	Mean Rank	Sum of Ranks
B法 - A法	Negative Ranks	11[a]	7.41	81.50
	Positive Ranks	3[b]	7.83	23.50
	Ties	2[c]		
	Total	16		

a. B法 < A法
b. B法 > A法
c. B法 = A法

图 14.7   描述性分析结果

Test Statistics[a]

	B法 - A法
Z	-1.904[b]
Asymp. Sig. (2-tailed)	.057

a. Wilcoxon Signed Ranks Test
b. Based on positive ranks.

图 14.8   秩和检验结果

【**实验 14.4**】 对例 14.4 资料进行 Friedman M 检验。

1. 建立 SPSS 数据集

以"A 法""B 法""C 法""D 法"为变量名(各变量均有 1＝差、2＝中、3＝良、4＝优),建立 4 列 8 行数据集"例 14.4.sav",如图 14.9。

2. 操作步骤

Analyze→Nonparametric Tests→Legacy Dialogs→K-Related Samples,将"A 法""B 法" "C 法"和"D 法"同时选中并送入 Test Variable 框中,在 Test Type 选项下选择 Friedman →OK。

3. 结果解读

结果给出了各组的平均秩次以及 Friedman 秩和检验结果,如图 14.10 所示,$\chi^2＝14.544$, $P＝0.002$,差异有高度统计学意义,可认为不同教学方式对学生的学习成绩影响不同。

A法	B法	C法	D法
1	2	3	4
1	4	2	3
2	1	4	3
2	1	3	4
2	1	3	3
1	3	2	4
1	2	3	4
2	1	3	4

图 14.9   例 14.4 的数据集

Test Statistics[a]

N	8
Chi-Square	14.544
df	3
Asymp. Sig.	.002

a. Friedman Test

图 14.10   秩和检验结果

学习小结

本章知识结构归纳如下:

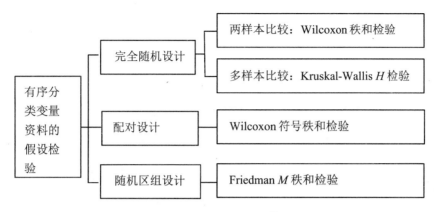

复习思考题

1. 参数检验与非参数检验的区别是什么? 它们各自有哪些优缺点?

2. 两组或多组等级资料的比较,为什么不宜用卡方检验?

3. 简述配对设计有序分类变量资料与配对设计数值变量资料的异同点及其假设检验方法的选用思路。

4. 案例分析:某医生将 170 例冠心病心绞痛患者随机分成两组:一组 80 例用消心痛治疗,另一组 90 例用消心痛加通心络胶囊治疗,疗程均为 2 个月。结果消心痛组显效 20 例,有效 37 例,无效 23 例,消心痛加通心络胶囊组显效 58 例,有效 27 例,无效 5 例,见表 14.8。

表 14.8　通心络胶囊治疗冠心病心绞痛患者疗效比较

组别	显效	有效	无效	合计
消心痛组	20	37	23	80
消心痛+通心络胶囊组	58	27	5	90

为比较两组的临床疗效是否有差别,某医生采用了 χ^2 检验,结果为 $\chi^2 = 31.166, P < 0.001$,认为两组治疗冠心病心绞痛的临床疗效有差别。请问:

(1) 你认为该数据资料属于哪种类型的资料?

(2) 你认为该医生采用的假设检验方法是否正确? 为什么?

(3) 你认为应该如何正确分析该资料?

第15章 双变量相关与回归分析

学习目的：掌握相关与回归的概念、直线相关与回归方程的建立及检验；熟悉相关系数的意义、直线相关与回归的区别与联系；了解直线回归方程的应用及其 SPSS 软件实现过程。

知识要点：相关与回归的概念，Pearson 相关系数、Spearman 相关系数与回归系数 β 的意义与检验方法，直线相关与回归的区别与联系，直线回归方程的应用与 SPSS 软件实现过程。

医学研究中，通常使用 t 检验、方差分析、卡方检验等对不同处理组间的差异性进行检验。在实际应用中，除了这种差异性检验外，常常还需要分析变量之间的关系，例如，体重与肺活量、体温与脉搏之间的关系等，对于这种变量间的非确定性关系，常使用相关与回归（correlation and regression）等统计方法进行分析。本章主要介绍两变量之间的相关与回归分析方法。

15.1 直 线 相 关

直线相关（linear correlation），又称为简单相关（simple correlation），是相关与回归分析中最简单、最基本的双变量关联程度分析方法。

15.1.1 概念

直线相关是研究两变量之间是否存在线性关系以及线性关系方向性与密切程度的一种统计分析方法，一般无自变量与因变量之分。通常可用于分析两个连续随机变量间的相关性问题。由于变量间的相关性也有可能是受第三方因素的影响，所以相关分析只是变量间关系的表象分析，存在相关关系并不等于因果关系。

判断两个变量 x 与 y 之间的相关关系，最直观、最简便的方法是绘制散点图（scatter plot）。绘制方法为：将研究数据 (x_i, y_i)，$(i=1, 2, \cdots, n)$ 置于直角坐标系中，其中一个变量取值为 x，另一个变量取值为 y，据此标出相对应的点。图15.1为几种典型的散点图。

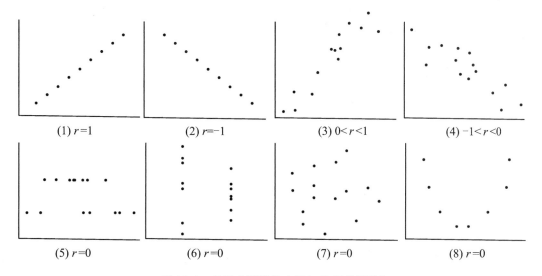

图 15.1　几种典型的散点图(r 为相关系数)

15.1.2　线性相关系数的计算与假设检验

1. 线性相关系数的概念与计算

相关系数(coefficient of correlation)又称为 Pearson 积矩相关系数,可以定量描述两个数值变量间线性关系的相关方向以及密切程度。总体相关系数用 ρ 表示,样本相关系数用 r 表示。r 值为正表示正相关,r 值为负表示负相关,r 为 0 则表示无线性相关关系。$|r|$ 越接近于 1,表示变量间的线性相关程度越强;$|r|$ 越接近于 0,表示变量间的线性相关程度越弱;$|r|$ 等于 1,表示完全正相关(或完全负相关)。需要注意,$r=0$ 时,只表示变量间不存在线性相关关系,并不代表二者之间没有任何关系,也有可能是一种非线性关系。

相关系数没有度量衡单位,取值范围为 $-1 \leqslant \rho(r) \leqslant 1$。样本相关系数的计算公式为

$$r = \frac{\sum (x_i - \bar{x})(y_i - \bar{y})}{\sqrt{\sum (x - \bar{x})^2}\sqrt{\sum (y - \bar{y})^2}} = \frac{l_{xy}}{\sqrt{l_{xx} l_{yy}}} \tag{15.1}$$

$$l_{xy} = \sum (x - \bar{x})(y - \bar{y}) = \sum xy - \left(\sum x\right)\left(\sum y\right)/n \tag{15.2}$$

$$l_{xx} = \sum (x - \bar{x})^2 = \sum x^2 - \sum x^2/n \tag{15.3}$$

$$l_{yy} = \sum (y - \bar{y})^2 = \sum y^2 - \sum y^2/n \tag{15.4}$$

式中,l_{xy} 代表 x 与 y 的离均差积和,l_{xx} 表示 x 的离均差平方和,l_{yy} 表示 y 的离均差平方和。

2. 线性相关系数的假设检验

通常用于分析的数据多来自某个未知总体的样本,计算获得的样本相关系数只是一个样本统计量,由于抽样误差的存在,因此对于总体中线性相关系数 ρ 是否为 0 进行判断时,还需要作假设检验。具体步骤如下:

1) 建立假设,确定检验水准。

　　H_0:总体相关系数 $\rho = 0$

H_1:总体相关系数 $\rho \neq 0$

$\alpha = 0.05$

2)确定检验方法。

变量 x 与 y 均服从正态分布时,可用 t 检验或查表法。

t 检验:经证明,若 H_0 为真,则统计量服从 $\nu = n-2$ 的 t 分布。

$$t = \frac{r-0}{s_r} = \frac{r}{\sqrt{\dfrac{1-r^2}{n-2}}} \tag{15.5}$$

查表法:将式(15.5)等价变形后可得

$$r = \frac{t}{\sqrt{n-2+t^2}} \tag{15.6}$$

因此,t 分布下的临界值 $t_{\alpha/2(n-2)}$ 可相应转换为 r 分布的临界值 $r_{\alpha(n-2)}$,则形成了相关系数临界值表(r 界值表,附表18)。统计量 $|r|$ 绝对值越大,所对应的概率值 P 越小;反之,所对应的概率值 P 越大。

3)根据 P 值结果,作出推断结论。

若 $P > 0.05$,则不拒绝原假设 H_0,即尚不能认为两变量之间存在线性相关关系;若 $P \leqslant 0.05$,则拒绝原假设 H_0,即可以认为两变量之间存在线性相关关系。

15.1.3　线性相关分析的步骤

线性相关分析要求双变量都应服从正态分布,并且变量间存在线性趋势。

【例 15.1】　某研究者以 15 名寒湿痹阻证的类风湿关节炎为研究对象,研究其血沉指标与关节高频超声检测的腱鞘炎评分之间的相关性,结果见表 15.1,试分析二者之间是否存在线性相关关系?

表 15.1　15 名寒湿痹阻证类风湿关节炎患者的血沉值和腱鞘炎评分

患者	血沉值 x（mm/h）	腱鞘炎评分 y（分）	$x_i y_i$	x_i^2	y_i^2
1	30.21	5	151.05	912.64	25
2	26.35	6	158.10	694.32	36
3	41.29	5	206.45	1704.86	25
4	55.39	7	387.73	3068.05	49
5	45.17	6	271.02	2040.33	36
6	22.34	6	134.04	499.08	36
7	29.08	6	174.48	845.65	36
8	70.98	9	638.82	5038.16	81
9	71.94	8	575.52	5175.36	64
10	80.13	8	641.04	6420.82	64

续表

患者	血沉值 x （mm/h）	腱鞘炎评分 y （分）	$x_i y_i$	x_i^2	y_i^2
11	10.87	4	43.48	118.16	16
12	11.37	4	45.48	129.28	16
13	23.42	5	117.10	548.50	25
14	32.45	7	227.15	1053.00	49
15	51.36	7	359.52	2637.85	49
合计	602.35	93	4130.98	30886.06	607

具体分析步骤如下：

1. 进行正态性检验

$P_{血沉}=0.319，P_{腱鞘炎评分}=0.560$，按照 $\alpha=0.05$ 水准，不拒绝 H_0，可认为两组数据均服从正态分布。

2. 判断线性趋势

以血沉值为 x 轴，腱鞘炎评分为 y 轴绘制散点图（图 15.2），可见变量间存在线性趋势。

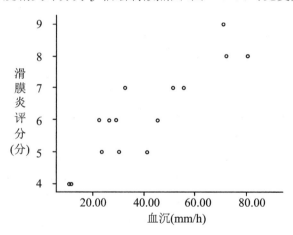

图 15.2　血沉值和腱鞘炎评分散点图

3. 计算样本相关系数 r

将表 15.1 的中相应的数据分别代入公式（15.2）、（15.3）、（15.4）得

$$l_{xy}=\sum(x-\bar{x})(y-\bar{y})=\sum xy-\left(\sum x\right)\left(\sum y\right)/n=4130.98-\frac{602.35\times 93}{15}=396.41$$

$$l_{xx}=\sum(x-\bar{x})^2=\sum x^2-\sum x^2/n=30886.06-\frac{602.35^2}{15}=6697.69$$

$$l_{yy}=\sum(y-\bar{y})^2=\sum y^2-\sum y^2/n=607-\frac{93^2}{15}=30.40$$

将数据代入公式（15.1）得

$$r = \frac{\sum (x_i - \bar{x})(y_i - \bar{y})}{\sqrt{\sum (x - \bar{x})^2}\sqrt{\sum (y - \bar{y})^2}} = \frac{l_{xy}}{\sqrt{l_{xx} l_{yy}}} = \frac{396.41}{\sqrt{6697.69 \times 30.40}} = 0.879$$

4. 对总体相关系数 ρ 进行假设检验

1）建立假设，确定检验水准。

$H_0: \rho = 0$（即血沉值和腱鞘炎间无线性相关关系）

$H_1: \rho \neq 0$（即血沉值和腱鞘炎间有线性相关关系）

$\alpha = 0.05$

2）确定检验方法，作出推断结论。

① t 检验：利用式（15.5）计算 t 统计量。

$$t = \frac{r - 0}{s_r} = \frac{r}{\sqrt{\frac{1 - r^2}{n - 2}}} = \frac{0.879}{\sqrt{\frac{1 - 0.879^2}{15 - 2}}} = 6.76, \quad \nu = 15 - 2 = 13$$

$\nu = 13$，查 t 界值表（附表 7），$t_{0.05/2,13} = 2.160 < |t| = 6.76$，故 $P < 0.05$，按照 $\alpha = 0.05$ 检验水准，拒绝 H_0，接受 H_1，提示寒湿痹阻证的类风湿关节炎患者血沉值和腱鞘炎间存在线性相关关系。

② 查表法：$\nu = 15 - 2 = 13$，$r_{0.05(13)} = 0.514$，$r = 0.879 > r_{0.05(13)}$，故 $P < 0.05$，拒绝 H_0，结论与 t 检验一致。

15.1.4 线性相关分析注意事项

1）纳入分析的两个变量应有实际意义，不能把任意两种毫无关联的现象勉强进行相关分析。例如，当样本量足够大的时候，体重与家庭人均用水量之间的线性相关关系也会呈现具有统计学意义的结果，但这种结果在专业上是很难说有任何实际意义。

2）纳入分析的两个变量均应服从正态分布。如果不满足正态性，则需考虑对资料数据进行转换，如果转换后依然无法满足正态分布，则可考虑采用秩相关分析。

3）并非任何有相关的两变量之间都存在线性相关，因此，首先需利用散点图判断此二者之间是否存在线性关系，显示有线性趋势后，再进行线性相关分析。

4）线性相关分析要求两个变量都是随机变量，否则不宜作线性相关分析。例如，研究不同温度下大鼠的肺动脉张力，人为对温度进行了选定，然后观察每种温度下大鼠的反应；此时的观测值并非随机样本，计算所得的线性相关系数也会因温度的选定标准不同而发生改变。

5）作相关分析之前，需检查数据中的异常值，异常值特别是离群值会对判断变量间是否存在线性相关产生较大影响。

6）两变量间呈现线性相关关系并不意味着是因果关系，也可能只是一种伴随关系。但如果事物之间存在因果关系，那么二者必然存在相关关系。

15.2 等 级 相 关

若待分析的数值变量资料不满足双变量正态性或者总体分布类型未知，或者待分析的资料为有序分类变量资料时，则宜采用等级相关分析。等级相关分析主要有斯皮尔曼(Spearman)法和肯德尔(Kendall's tau-u)法两种。本节主要介绍 Spearman 等级相关。

15.2.1　Spearman 等级相关

Spearman 等级相关也称秩相关(rank correlation)，只适用于分析两个变量间是否在等级上相关。其基本原理是将原始数据转换为秩次，将 n 对观测值 $x_i,y_i(i=1,2,\cdots,n)$ 分别从小到大进行排序编秩，P_x 代表 x_i 的秩次，Q_y 代表 y_i 的秩次，P_x 和 Q_y 的取值范围从 1 到 n。对于同一对数据，P_x 和 Q_y 可能相等，也可能不等，因此选取每对观测值的秩次之差 $d_i=P_x-Q_y$ 来说明 x 与 y 两变量秩次排列是否一致。由于 d_i 可取正值、负值或 0，$\sum d_i$ 的值就无法真实反映 P_x 和 Q_y 之间差值的大小，故需选取 $\sum d_i^2=\sum(P_x-Q_y)^2$ 来反映 P_x 和 Q_y 差值大小的总体情况。

在 n 一定时，$\sum d_i^2=0$，说明 x,y 的秩次完全相等，称为完全正相关；$\sum d_i^2$ 取最大值时，$\sum d_i^2=\sum(P_x-Q_y)^2=\sum[(n+1-i)-i]^2=n(n^2-1)/3$，说明 x,y 两变量的秩次顺序截然相反，称为完全负相关。$\sum d_i^2$ 的取值在 0 到其最大值之间的范围内，反映了变量 x 与 y 之间的相关程度。

15.2.2　等级相关系数

与前述 Pearson 积矩相关系数类似，Spearman 等级相关系数用 ρ_s 和 r_s 表示，计算公式为

$$r_s=1-\frac{6\sum d^2}{n(n^2-1)} \tag{15.7}$$

$-1\leqslant r_s\leqslant 1$，$r_s$ 取正值时表示两变量间呈等级正相关，r_s 取负值时表示两变量间呈等级负相关，r_s 取 0 时表示两变量间无等级相关。

样本 r_s 仅只是总体 ρ_s 的估计值，因此，需要对 ρ_s 是否等于 0 作假设检验。具体方法：当 $n\leqslant 50$ 时，可借助 Spearman 等级相关系数 r_s 界值表(附表 19)作出推断结论；当 $n>50$ 时，可采用 t 检验进行假设检验，计算公式为

$$t_{rs}=\frac{r_s}{\sqrt{1-r_s^2}/\sqrt{n-2}} \tag{15.8}$$

计算 r_s 时，还可用 P_x 和 Q_y 直接对 Pearson 积矩相关系数计算公式中的 x 与 y 进行代换，即用秩次作为积差进行相关计算，此时得到的 r_s 不需要进行校正，计算公式为

$$r_s=\frac{\sum(P_{xi}-\bar{P}_x)(Q_{yi}-\bar{Q}_y)}{\sqrt{\sum(P_{xi}-\bar{P}_x)^2}\sqrt{\sum(Q_{yi}-\bar{Q}_y)^2}} \tag{15.9}$$

【例 15.2】　某研究者检测了 15 名肝肾两虚型肥胖患者的体质指数 BMI 及其心功能级别，结果见表 15.2，试对二者进行相关分析。

表 15.2　肝肾两虚型肥胖患者的体质指数 BMI 与其心功能级别

编号	BMI*		心功能级别		d	d^2
	x	P_x	y	Q_y		
1	40.86	13	3	9.5	3.5	12.25
2	35.12	7	3	9.5	−2.5	6.25
3	27.33	4	2	4	0	0
4	41.58	14	4	14.5	−0.5	0.25
5	27.65	5	2	4	1	1
6	25.47	1	3	9.5	−8.5	72.25
7	39.45	11	3	9.5	1.5	2.25
8	30.06	6	1	1.5	4.5	20.25
9	38.39	9	3	9.5	−0.5	0.25
10	41.91	15	4	14.5	0.5	0.25
11	26.26	3	1	1.5	1.5	2.25
12	38.39	10	3	9.5	0.5	0.25
13	39.63	12	3	9.5	2.5	6.25
14	36.21	8	3	9.5	−1.5	2.25
15	25.65	2	2	4	−2	4
合计	—	—	—	—	—	130

*BMI＝体重(kg)/身高(m)^2

1. 分析思路

本研究旨在评价肝肾两虚型肥胖患者的 BMI 与其心功能级别之间的相关关系。BMI 属于定量资料，经正态性检验，不服从正态分布，而心功能级别属于等级资料，不满足线性相关的应用条件，因此考虑使用 Spearman 等级相关。

2. 基本步骤

1) 建立假设检验，确定检验水准。

$H_0: \rho_s = 0$，$H_1: \rho_s \neq 0$，$\alpha = 0.05$。

2) 确定检验方法，计算统计量。

代入式(15.7)，计算检验统计量

$$r_s = 1 - \frac{6\sum d^2}{n(n^2-1)} = 1 - \frac{6 \times 130}{15 \times (15^2-1)} = 0.768, \quad \nu = 15 - 2 = 13$$

因为变量 y 中相同秩次过多，因此应采用校正公式计算：

$$T_x = 0$$

$$T_y = \sum (t^3 - t)/12 = \big[(2^3 - 2) + (3^3 - 3) + (8^3 - 8) + (2^3 - 2) \big]/12 = 45$$

$$r'_s = \frac{\big[(n^3 - n)/6 \big] - (T_x + T_y) - \sum d^2}{\sqrt{\big[(n^3 - n)/6 - 2T_x \big]}\ \sqrt{\big[(n^3 - n)/6 - 2T_y \big]}}$$

$$= \frac{\big[(15^3 - 15)/6 \big] - 45 - 130}{\sqrt{(15^3 - 15)/6}\ \sqrt{\big[(15^3 - 15)/6 - 2 \times 45 \big]}} = 0.751$$

或直接使用秩次作为积差,利用式(15.9)进行相关计算:

$$r_s = \frac{\sum (P_{xi} - \bar{P}_x)(Q_{yi} - \bar{Q}_y)}{\sqrt{\sum (P_{xi} - \bar{P}_x)^2}\ \sqrt{\sum (Q_{yi} - \bar{Q}_y)^2}} = \frac{192.5}{\sqrt{280} \times \sqrt{235}} = 0.751$$

3) 确定 P 值,作出推断结论。

查 r_s 界值表(附表19),$r_{0.05(13)} = 0.560 < |r| = 0.751$,按照 $\alpha = 0.05$ 检验水准,拒绝 H_0,提示肝肾两虚型肥胖患者的体质指数 BMI 与其心功能级别之间存在正相关关系。

15.2.3　等级相关注意事项

1) 等级相关属于非参数检验方法,其信息利用率常低于参数分析方法。如果资料满足线性相关分析的条件,宜优先采用 Pearson 积矩相关系数衡量其相关性。

2) 当变量 x 与 y 中出现较多相同秩次时,应对相关系数进行校正,以免产生错误结论。

15.3　直线回归

在实际的医学研究中,很多情况下某些变量未知或不易测得,需要通过一些可测、易测的变量对其进行估计,例如,利用孕妇宫底高度预测腹中胎儿体重,或用身高与体重预测肺活量等;有时需要研究某因素对某现象的影响情况,例如,凝血酶浓度对于凝血时间的影响等。此时,就需要采用回归分析(regression analysis),该法可以研究一个变量是如何随另一个变量的改变而变化的,即分析某客观事物与某现象间的数量依存关系。

15.3.1　概念

直线回归(linear regression)又称为简单线性回归(simple linear regression),是研究两定量变量间线性依存关系的方法,是回归分析中最基本、最简单的一种。在进行直线回归分析时,将依赖变量 x 而变化的被估计或被预测的变量 y 称为反应变量(response variable)或因变量(dependent variable),将制约变量 y 发生变化的变量 x 称为解释变量(explanatory variable)或自变量(independent variable)。通常,将自变量 x 视为影响因素,其可以是随机变量,也可以是人为控制与选择的;而因变量 y 必须是随机变量,不可人为设定,且必须满足正态分布。例如,在血压与饮食的关系中,血压就是因变量 y,而饮食因素就是自变量 x。一般来说,如果随着自变量 x 的变化,因变量 y 呈直线趋势的增加或减少,且具有专业意义,则称变量 x 与变量 y 之间呈直线回归关系。

15.3.2 应用条件

因变量 y 应满足线性(linear)、独立性(independent)、正态性(normality)和等方差性(equal variance),简称 LINE 条件。

1)线性:是指因变量 y 与自变量 x 之间呈线性变化趋势,可以借助 x 与 y 的散点图判断。

2)独立性:是指任意两个观测值相互独立,每个观察个体的取值不会受到其他个体的影响,可以通过专业知识与经验进行判断。

3)正态性:是指在给定 x 值时,其所对应 y 值的总体分布满足正态性,可以通过残差分析进行判定。

4)等方差性:是指在自变量 x 的取值范围内,无论 x 取何值,因变量 y 值的总体变异应相同,即 y 的方差相等。可以通过绘制标准化残差图进行判定。

15.3.3 线性回归方程的建立与检验

【例 15.3】 有研究者对Ⅱ型糖尿病阴阳两虚型患者进行生活方式干预,为了掌握其运动后的能量消耗情况,以便评估患者的生理机能,现测得体重标化后的最大氧耗量(VO_{2max})与运动持续时间,见表 15.3。试进行直线回归分析。

表 15.3 Ⅱ型糖尿病阴阳两虚型患者的体重标化后的最大氧耗量与运动持续时间

序号	运动时间 x^*	$VO_{2max}(y)^\#$	x^2	y^2	xy
1	603	45.00	363609	2025.00	27135.00
2	640	48.20	409600	2323.24	30848.00
3	605	42.50	366025	1806.25	25712.50
⋮	⋮	⋮	⋮	⋮	⋮
20	706	41.50	498436	1722.25	29299.00
合计	12148	765.10	7516854	30050.93	472300.20

*:单位:s,#:单位:ml/(kg·min)

将运动持续时间作为自变量 x,最大耗氧量作为因变量 y,在直角坐标系中做散点图。如图 15.3 所示,最大耗氧量 y 随着运动持续时间 x 增加而增大,且呈现出线性趋势。

1. 直线回归方程的建立

若因变量 y 与自变量 x 之间存在直线依存关系,可采用简单线性回归模型对其进行定量描述。回归方程的一般表达式为

$$\mu_{y|x} = \alpha + \beta x \qquad (15.10)$$

式中,α 为回归模型的常数项,表示 x 取值为 0 时根据方程所估计出的 y 值的平均水平。β 为回归模型的总体回归系数(regression coefficient),其统计学意义为 x 每增加(或减少)一个单位,y 的均数 $\mu_{y|x}$ 将改变 β 个单位。

在实际应用中,总体是未知的,研究者只能利用样本数据做直线回归分析,算得 α、β 的估计值 a、b,此时得到样本的直线回归方程:

$$\hat{y} = a + bx \tag{15.11}$$

式中,$\hat{y}$ 表示与 x 相对应的实际观测值 y 的总体均数 $\mu_{y|x}$ 的点估计值,b 为样本回归系数。

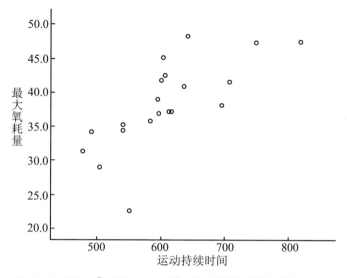

图 15.3　VO$_{2max}$[ml/(kg·min)]与运动持续时间(s)的散点图

2. 回归参数的估计

先以 x 为横坐标,$\hat{y}$ 为纵坐标,将样本量为 n 的资料作散点图。然后从中筛选出一条使所有散点与其距离"最近"即估计值 $\hat{y}$ 与实测值 y 之间的误差最小的直线。在数学上,常通过最小二乘法(least squares fit)原理求解 a 和 b,其计算公式为

$$b = \frac{\sum (x_i - \bar{x})(y_i - \bar{y})}{\sum (x_i - \bar{x})^2} = \frac{l_{x_i y_i}}{l_{x_i x_i}} (i = 1, 2, 3, \cdots, n) \tag{15.12}$$

式中,$l_{x_i y_i}$ 为 x 与 y 的离均差交叉乘积和,简称离均差积和,计算公式为

$$l_{x_i y_i} = \sum (x_i - \bar{x})(y_i - \bar{y}) = \sum x_i y_i - \frac{(\sum x_i)(\sum y_i)}{n} \tag{15.13}$$

$$a = \bar{y} - b\bar{x} \tag{15.14}$$

现以例 15.3 的数据,求 Ⅱ 型糖尿病阴阳两虚型患者的最大氧耗量 y 与运动持续时间 x 的直线回归方程。

1) 对原始数据及散点图进行分析:因变量 y 属随机取值变量,因变量 y 与自变量 x 之间呈现线性趋势,可作直线回归分析。

2) 求 x、y 的均数 $\bar{x}$、$\bar{y}$,离均差平方和 $l_{x_i x_i}$ 与 $l_{y_i y_i}$ 与离均差积和 $l_{x_i y_i}$:

$$\bar{x} = \frac{\sum x_i}{n} = \frac{12148}{20} = 607.40$$

$$\bar{y} = \frac{\sum y_i}{n} = \frac{765.10}{20} = 38.26$$

$$l_{x_i x_i} = \sum x_i^2 - \frac{\left(\sum x_i\right)^2}{n} = 7516854 - \frac{12148^2}{20} = 138158.8$$

$$l_{y_i y_i} = \sum y_i^2 - \frac{\left(\sum y_i\right)^2}{n} = 30050.93 - \frac{765.10^2}{20} = 782.0295$$

$$l_{x_i y_i} = \sum x_i y_i - \frac{\left(\sum x_i\right)\left(\sum y_i\right)}{n} = 472300.20 - \frac{12148 \times 765.10}{20} = 7578.46$$

3）求样本回归系数 b 和常数项 a：

$$b = \frac{l_{x_i y_i}}{l_{x_i x_i}} = \frac{7578.46}{138158.80} = 0.0549$$

$$a = \bar{y} - b\bar{x} = 38.26 - 0.0549 \times 607.40 = 4.9137$$

4）列出直线回归方程：

$$\hat{y} = 4.9137 + 0.0549x$$

3. 回归方程的假设检验

（1）回归模型的假设检验

用样本资料建立的直线回归方程是否能反映总体上两个变量之间的直线回归关系，即直线回归方程在总体中是否成立，需要进行直线回归方程的假设检验。回归方程的假设检验常采用方差分析。

方差分析的基本思想是将因变量 y 的总变异 $SS_{总}$ 分解为 $SS_{回归}$ 和 $SS_{剩余}$，然后利用 F 检验来判断回归方程是否成立。

总离均差平方和可分解为

$$SS_{总} = SS_{回归} + SS_{剩余} \tag{15.15}$$

总自由度分解为

$$\nu_{总} = \nu_{回归} + \nu_{剩余} \tag{15.16}$$

其中

$$\nu_{总} = n-1, \qquad \nu_{回归} = 1, \qquad \nu_{剩余} = n-2$$

式中，$SS_{总}$ 反映因变量 y 的总变异，称为 y 的总离均差平方和；$SS_{回归}$ 反映在 y 的总变异中由于 x 与 y 的线性关系对 y 变异的影响，也就是在 y 的总变异中可以用 x 解释的部分，$SS_{回归}$ 越大说明回归效果越好；$SS_{剩余}$ 反映除了 x 与 y 的线性关系之外的一切其他因素对 y 变异的影响，即在 y 的总变异中无法用 x 与 y 的回归关系解释的部分，$SS_{剩余}$ 越小，各实测点离回归直线越近，直线回归的估计误差越小。检验假设为

H_0：总体回归方程不成立，H_1：总体回归方程成立，$\alpha = 0.05$。

$$F = \frac{MS_{回归}}{MS_{剩余}} = \frac{SS_{回归}/\nu_{回归}}{SS_{剩余}/\nu_{剩余}}, \qquad \nu_{回归} = 1, \qquad \nu_{剩余} = n-2 \tag{15.17}$$

假设总体回归方程不成立，即自变量 x 与因变量 y 之间的回归关系对因变量 y 的变异没有任何贡献，那么 $MS_{回归}$ 与 $MS_{剩余}$ 反映的都为随机误差，二者应相近；反之，如果总体回归方程成立，那么 $MS_{回归}$ 就不仅代表随机误差，$MS_{回归}$ 必然远大于 $MS_{剩余}$。根据计算出的检验统计量 F 值与 F 界值相比较，得到 P 值，按所取检验水准 α 作出统计推断。

例 15.3 回归方程的方差分析过程如下：

$$SS_{回归} = \sum (\hat{y} - \bar{y})^2 = l_{xy}^2 / l_{xx} = 7578.46^2 / 138158.80 = 415.7032$$

$$SS_{剩余} = SS_{总} - SS_{回归} = 782.0295 - 415.70 = 366.3263$$

$$F = \frac{MS_{回归}}{MS_{剩余}} = \frac{SS_{回归} / \nu_{回归}}{SS_{剩余} / \nu_{剩余}} = \frac{415.7032/1}{366.3263/18} = 20.43$$

$$\nu_{回归} = 1, \quad \nu_{剩余} = n - 2 = 20 - 2 = 18$$

查 F 界值表(附表 8)，得 $F_{0.05(1,18)} = 4.41 < |F| = 20.426$，故 $P < 0.05$，按照 $\alpha = 0.05$ 水准，拒绝 H_0，接受 H_1，可认为最大氧耗量与运动持续时间之间存在直线回归关系。

将上述分析结果列成方差分析表，见表 15.4。

表 15.4 方差分析结果表

变异来源	SS	自由度	MS	F 值	P 值
总变异	782.030	19			
回归	415.703	1	415.703	20.426	<0.05
剩余	366.326	18	20.352		

(2) 回归系数 β 的假设检验

样本回归系数 b 是总体回归系数 β 的估计值，由于抽样误差的存在，即使计算所得的 b 不等于 0，也并不代表总体中自变量 x 与因变量 y 之间存在直线回归关系，因此需要对 β 是否为零作假设检验。回归系数的假设检验通常采用 t 检验。

$$t = \frac{b-0}{s_b}, \quad \nu_{剩余} = n - 2 \tag{15.18}$$

$$s_b = \frac{s_{y,x}}{\sqrt{\sum (x - \bar{x})^2}} = \frac{S_{y,x}}{\sqrt{l_{xx}}}, \quad s_{y,x} = \sqrt{\frac{\sum (y - \hat{y})^2}{n-2}} = \sqrt{\frac{SS_{剩余}}{n-2}} \tag{15.19}$$

式中，$s_{y,x}$ 为剩余标准差(standard deviation of residuals)也称为标准估计误差(standard error of estimate)，表示在直线回归中，实测值 y 与由直线回归方程计算所得的估计值 $\hat{y}$ 之间的误差；s_b 为回归系数的标准误。经证明可得，当 H_0 成立时，t 统计量服从自由度为 $n-2$ 的 t 分布。现检验根据例 15.3 得到的直线回归方程是否成立。

$H_0: \beta = 0$，最大氧耗量与运动持续时间之间不存在直线回归关系

$H_1: \beta \neq 0$，最大氧耗量与运动持续时间之间存在直线回归关系

$\alpha = 0.05$

$$s_{y,x} = \sqrt{\frac{\sum (y - \hat{y})^2}{n-2}} = \sqrt{\frac{SS_{剩余}}{n-2}} = \sqrt{\frac{366.3263}{18}}$$

$$s_b = \frac{s_{y,x}}{\sqrt{\sum (x - \bar{x})^2}} = \frac{s_{y,x}}{\sqrt{l_{xx}}} = \sqrt{366.3263/18} \Big/ \sqrt{138158.80}$$

$$t = \frac{b-0}{s_b} = \frac{7578.46/138158.80}{\sqrt{366.3263/18} \Big/ \sqrt{138158.80}} = 4.520, \quad \nu_{剩余} = n - 2 = 18$$

查 t 界值表(附表7),得 $P<0.05$,按照 $\alpha=0.05$ 水准,拒绝 H_0,结论同上。

需要注意的是:在直线回归方程中,由于只有一个自变量 x,所以对回归模型进行的假设检验与对 β 进行的假设检验等价,且 $t=\sqrt{F}$;本例中,$\sqrt{F}=\sqrt{20.426}=4.520=t$。但在多重线性回归分析中回归模型的方差分析与(偏)回归系数的 t 检验之间是有区别的。

另外,两变量都为正态分布的随机变量时,如果同时进行线性相关分析和直线回归分析,对总体相关系数 ρ 进行假设检验时得到的 t_r 与对总体回归系数 β 进行假设检验时所得到的 t_b 相等。

本例中,$r=0.729$,作总体相关系数的 t 检验,得

$$t_r = \frac{r-0}{s_r} = \frac{r}{\sqrt{\dfrac{1-r^2}{n-2}}} = \frac{0.729}{\sqrt{\dfrac{1-0.729^2}{18}}} = 4.520 = t_b$$

15.3.4　决定系数

决定系数(coefficient of determination)为回归的离均差平方和与总的离均差平方和之比,计算公式为

$$R^2 = \frac{SS_{回归}}{SS_{总}} = \frac{l_{xy}^2 / l_{xx}}{l_{yy}} = \frac{l_{xy}^2}{l_{xx}l_{yy}} \tag{15.20}$$

R^2 无度量衡单位,取值在 0 到 1 之间,数值大小反映了回归关系对总变异的贡献程度,即总变异中能够用回归关系来解释的百分比。R^2 越大,说明模型对于数据的拟合程度越好,即利用此直线回归方程进行预测时越有意义。

15.3.5　残差分析

残差是指实际观测值 y_i 与通过直线回归方程计算所得的 $\hat{y}_i$ 之间的差值,用 e_i 表示,其计算公式为

$$e_i = y_i - \hat{y}_i \tag{15.21}$$

其大小反映了直线回归方程对于数据拟合程度的优劣。残差分析(residual analysis)是通过残差分布对数据与直线回归方程之间的拟合情况进行评估,可判断实际资料是否符合直线回归方程的假设,以及识别离群值。利用例 15.3 计算所得到的残差见表 15.5。

表 15.5　例 15.3 数据的残差

序号	运动时间(x,s)	$VO_{2Max}(y,$ ml/$(kg \cdot min))$	$\hat{y}$	e_i	e_{is}
1	603	45.00	38.02	6.98	1.59
2	640	48.20	40.05	8.15	1.86
3	605	42.50	38.13	4.37	1.00
⋮	⋮	⋮	⋮	⋮	⋮
20	706	41.50	43.67	−2.17	−0.49

若将每个残差值减去所有残差值的均数,再除以所有残差值的标准差,得到的即为标准化

残差(standardized residual)。残差分析常借助标准化残差图(以标准化残差为纵坐标,横坐标可以选择因变量,也可选择自变量)进行。现将上述数据中自变量作为横坐标作标准化残差图(图 15.4)。

当图中的各点多位于±2 之间,并以 0 为参考线上下随机均匀散在分布时,说明回归模型与实际观测值的拟合效果较好。如果有散点出现在±3 之外,该点所对应的原始数据即为离群点;如果有散点分布在±2 以外,±3 以内,则怀疑其对应的原始数据有可能为离群点。

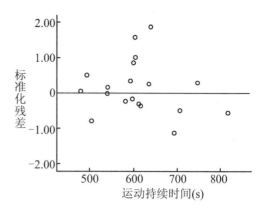

图 15.4　运动持续时间和回归残差图

15.3.6　直线回归方程的应用

直线回归方程应用广泛,主要是统计预测和统计控制。

1. 统计预测

统计预测(statistical prediction)是指将自变量 x 代入回归方程对因变量 y 进行估计,估计值$\hat{y}_i$可进一步细分为预测$\hat{y}_i$的总体均值,或个体的$\hat{y}_i$,即对$\hat{y}_i$总体均数置信区间的估计和对个体 y 容许区间的估计。

(1) 总体均数 $\mu_{\hat{y}_i}$ 的置信区间

就是利用特定的 x_i 值对于因变量 y_i 的估计值$\hat{y}_i$的总体均数 $\mu_{\hat{y}_i}$ 的置信区间进行估测。

对于某给定的值 x_i,其对应的因变量 y_i 的估计值$\hat{y}_i$的标准误为

$$s_{\hat{y}_i} = s_{y,x} \sqrt{\frac{1}{n} + \frac{(x_i - \bar{x})^2}{\sum (x_i - \bar{x})^2}} \qquad (15.22)$$

选取的 x_i 值与均数 $\bar{x}$ 相距越远,$s_{\hat{y}_i}$ 会越大,当 x_i 与 $\bar{x}$ 相等时,$s_{\hat{y}_i}$最小。在作回归分析时,对于截距 α 以及斜率 β 进行估测时,总会存在一些误差,同时,回归线一定会通过$(\bar{x}, \bar{y})$这个中心点,$s_{\hat{y}_i}$ 的变异性越大时,通过中心点时的转向会越显著。

真实的回归方程$\hat{y}_P$ 就位于$\hat{y}_U$与$\hat{y}_L$(y 估计值的上限与下限)之间的某个未知区域。回归线以中心点$(\bar{x}, \bar{y})$为轴旋转,截距 α 以及斜率 β 也随之改变。由于研究者并不知道真实的回归线性函数,故必须对其进行估计。对于选定的自变量 x_i,距离均数 $\bar{x}$ 越远,其对应的因变量 y_i 的估计值$\hat{y}_i$的取值范围在上下限上会更为宽泛。这就意味着估计值$\hat{y}_i$的置信区间并不与回归线平行,而是曲线,将置信区间的上下限分别连起来形成的两条曲线间的区域,称为回归直线的置信带(confidence band)。

$\hat{y}_i$是相对于 x_i 的预测值,是总体均数 $\mu_{\hat{y}_i}$ 的估计值,$\hat{y}_i$置信区间的确定就相当于对总体均数$\mu_{\hat{y}_i}$进行区间估计。如果基于选定的观测值 x_i 预测所得的$\hat{y}_i$服从正态分布,则 $\mu_{\hat{y}_i}$ 的 $1-\alpha$ 的双侧置信区间为

$$\hat{y}_i \pm t_{a/2(n-2)} s_{\hat{y}_i} \qquad\qquad (15.23)$$

该置信区间有 $1-\alpha$ 的概率包括了预测值均数 $\mu_{\hat{y}_i}$。由计算可得 $\mu_{\hat{y}_i}$ 的置信区间在 $x_i = \bar{x}$ 时最窄,说明此时预测的精度最高;随着 x_i 逐渐远离 $\bar{x}$,其置信区间也逐渐增宽,预测的精度下降。因此,当 x_i 的取值距离均数较远时,应用其对因变量进行预测时要十分谨慎。

(2)个体 y 值的容许区间

给定一份样本,其预测值 y_i 的标准差为 $s_{y.x}$,则其 95% 的观测值位于 $\hat{y}_i \pm 1.96 s_{y.x}$ 区间内。然而 $\hat{y}_i$ 又是总体回归模型中总体均数 $\mu_{\hat{y}_i}$ 的估计值,其标准误以 $s_{\hat{y}_i}$ 来表示。因此,当对单次试验中将自变量 x 固定为 x_i,y_i 的取值范围进行估计时,需将上述两种误差均考虑在内,即

$$s_{y_i}^2 = s_{y.x}^2 + s_{\hat{y}_i}^2 = s_{y.x}^2 + s_{y.x}^2 \left[\frac{1}{n} + \frac{(x_i - \bar{x})^2}{\sum (x_i - \bar{x})^2} \right]$$

$$s_{y_i} = s_{y.x} \sqrt{1 + \frac{1}{n} + \frac{(x_i - \bar{s})^2}{l_{xx}}} \qquad\qquad (15.24)$$

因此,y_i 值的 $(1-\alpha)$ 的容许区间为

$$\hat{y}_i \pm t_{a/2(n-2)} s_{y_i} \qquad\qquad (15.25)$$

用同样的方法,可将所有 x 值对应的 y 值的容许区间求出,以相应的 x 值为横坐标,y 值容许区间的上下限为纵坐标,将容许区间的上下限分别连起来形成的两条曲线间的区域,称为 y 值容许带(tolerance band)。其含义为:如果进行 100 次相同的实验,大约有 95 次个体预测值 Y_i 会落在这个区间内。

从公式(15.25)可见,在相同检验水准下,$s_{y_i} > s_{\hat{y}_i}$,因此个体 y_i 值的容许带要宽于总体均数 $\mu_{\hat{y}_i}$ 的置信带。需要注意的是:容许带与置信带所代表的意义不同,在一定的检验水准下,x 取某一特定值 x_i 时,置信带表示预测值 y_i 的总体均数所在的范围;而容许带表示预测值 Y_i 的分布范围。

以例 15.3 为例,当 $x=550$ 时,对应的最大氧耗量的预测值为 35.1,总体均数的 95% 置信区间为(32.5,37.7),个体的 95% 容许区间为(25.3,44.9)。图 15.5 所示为直线回归线(实线),总体均数的置信带(短虚线),个体值的容许带(长虚线),由图可见,相同检验水准下,容许带宽于置信带,结论与公式中所见相同。

2. 统计控制

统计控制(statistical control)是利用建立的直线回归方程,通过控制自变量 x 的取值,达到将因变量 y 规定在一定的数值范围内变化的目的。以例 15.3 为例,若要将最大氧耗量控制在 47.5 ml/(kg·min) 以下,那么运动时间应如何控制?

由原始数据可得直线回归方程:$\hat{y}=4.9137+0.0549x$,$\bar{x}=607.40$,$x_{y.x}=\sqrt{366.3263/18}$,$l_{xx}=138158.80$,$\nu=n-2=18$,$t_{0.05,18}=2.101$。

$$\hat{y}_{上限} = \hat{y}_i + t_{a/2(n-2)} s_{y_i} = 4.9137 + 0.0549 x_i + t_{0.05,18} s_{y.x} \sqrt{1 + \frac{1}{n} + \frac{(x_i - \bar{x})^2}{l_{xx}}}$$

当 $\hat{y}_{上限} = 47.56$ ml/(kg·min) 时,通过上式可求得 $x_i=600(s)$,即把运动持续时间控制在 600 s 之内,就将最大氧耗量控制在 47.56 ml/(kg·min) 以下。

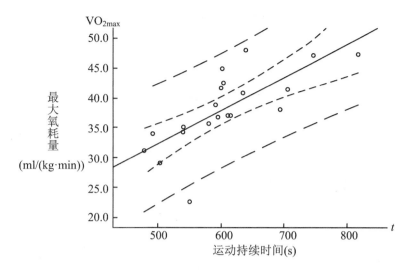

图 15.5　直线回归方程、总体均数的置信区间以及个体值的容许区间图

15.3.7　直线回归分析的注意事项

1) 作回归分析要有实际意义,不能把毫无关联的两种现象,随意进行回归分析。另外,即使两个变量间存在回归关系时,也不一定是因果关系,必须结合专业知识作出合理解释,得出正确的结论。

2) 直线回归分析的资料,一般要求因变量 y 是来自正态总体的随机变量,自变量 x 可以是正态随机变量,也可以是精确测量和严密控制的值。若稍偏离要求时,一般对回归方程中参数的估计影响不大,但可能影响到标准差的估计,也会影响假设检验时 P 值的真实性。

3) 进行回归分析时,应先绘制散点图。若提示有直线趋势存在时,可作直线回归分析;若提示无明显线性趋势,则应根据散点分布类型,选择合适的曲线模型,经数据转换后,化为线性回归来解决。一般来说,不满足线性条件的情形下进行直线回归会毫无意义。

4) 回归直线不要外延。直线回归的适用范围一般以自变量取值范围为限,在此范围内求出的估计值 $\hat{y}$ 称为内插(interpolation);超过自变量取值范围所计算的 $\hat{y}$ 称为外延(extrapolation)。若无充足理由证明超出自变量取值范围后直线回归关系仍成立时,应该避免随意外延。

15.4　直线相关与直线回归的区别与联系

任何客观事物之间都不是孤立的,而是相互联系、相互制约的。如何利用适当的统计指标描述变量之间的相关方向与密切程度,是相关分析的内容,而如何对其之间的数量依存关系进行推测,则是回归分析要解决的问题。

15.4.1 直线相关与直线回归的区别

1）分析资料的要求不同。作线性相关分析时，要求参与分析的两变量都是随机取值的定量资料，并且服从正态分布；而作直线回归分析时，主要要求因变量 y 属于随机取值且正态分布的定量资料，自变量 x 可以是正态分布的随机变量，也可以是精确测量、严格控制的非随机变量。

2）参与分析的变量间的关系不同。线性相关分析反映的是两变量间的伴随关系，这种关系在两变量间是相互的、平等的；而直线回归分析反映的是两变量间的数量依存关系，分为自变量与因变量，一般以易测定、易获取、稳定性好的指标作为自变量，这种依存关系可能是因果关系，也可能是从属关系。

3）分析的目的不同。线性相关分析反映的是两平等地位的变量之间的直线关系是否存在、方向性以及紧密程度；直线回归分析的目的是用易获得的自变量 x 来对不易获取的因变量 y 进行预测；或以某种客观现象作为因变量 y，研究对其有影响的因素（作为自变量 x）有哪些，以及其对因变量的贡献程度的大小。

4）分析所得的参数或统计量不同。线性相关所得的相关系数 r 没有度量衡单位，r 的绝对值越大，散点图中的点越趋向于一条直线，表明两变量间的关系越密切，相关程度越高；而直线回归分析所得的回归系数 b 与因变量 y 的度量衡单位一致，b 的绝对值越大，回归直线越陡，说明当自变量 x 变化一个单位时，因变量 y 的平均变化程度越大。

15.4.2 直线相关与直线回归的联系

1）两变量间的关系具有一致的方向性。对于同一组资料，计算相关系数 r 与回归系数 b，其方向性是一致的。同为正号时，r 说明一个变量增加，另一变量也增加；b 说明自变量 x 每增加一个单位，因变量 y 平均增加 b 个单位。

2）对于同一组数据，如果对相关系数 r 与回归系数 b 进行假设检验，则二者的 t 值相等，因此可用较为简单的 r 的假设检验代替对 b 的假设检验。

3）r 与 b 之间可相互换算，计算公式为

$$r = \frac{l_{xy}}{\sqrt{l_{xx} l_{yy}}} = \frac{l_{xy}}{l_{xx}} \sqrt{\frac{l_{xx}}{l_{yy}}} = b \sqrt{\frac{l_{xx}}{l_{yy}}} \qquad (15.26)$$

$$b = r \sqrt{\frac{l_{yy}}{l_{xx}}} \qquad (15.27)$$

4）利用决定系数 R^2 和回归可以了解相关。当总变异不变时，回归所引起的变异贡献越大，回归效果越好，则 R^2 越接近于1，r 的绝对值也越大，两变量间的相关程度越紧密。

电脑实验　双变量相关与回归分析

【实验 15.1】　对例 15.1 资料数据进行相关分析。

1. 建立 SPSS 数据集

以血沉值、腱鞘炎评分为变量名，建立 2 列 15 行数据集"例 15.1. sav"。

2. 操作步骤

1) 正态性检验:Analyze→Descriptive Statistics→Explore→血沉、腱鞘炎评分输入 Dependent Variable→Plots→Normality plots with tests→OK;

2) 作散点图:Graphs→Legacy Dialogs→Scatter/Dot→Simple Scatter→Define,腱鞘炎评分→y Axis 框、血沉→x Axis 框→OK;

3) 线性相关:Analyze→Correlate→Bivariate,"血沉""腱鞘炎评分"→Variables,勾选 Pearson→OK。

3. 结果解读

正态性检验结果:$P_{血沉}=0.319$,$P_{腱鞘炎评分}=0.560$ 均大于 0.05,按照 $\alpha=0.05$ 水准,可以认为两组数据均服从正态分布;线性相关分析得 $r=0.879$,得 $P<0.001$(图 15.6),按照 $\alpha=0.05$ 水准,可认为这两个变量间存在着线性相关关系。

Correlations

		血沉	腱鞘炎评分
血沉	Pearson Correlation	1	.879**
	Sig. (2-tailed)		.000
	N	15	15
腱鞘炎评分	Pearson Correlation	.879**	1
	Sig. (2-tailed)	.000	
	N	15	15

**. Correlation is significant at the 0.01 level (2-tailed).

图 15.6　相关分析结果

【**实验 15.2**】　对例 15.2 资料数据进行等级相关分析。

1. 建立 SPSS 数据集

以 BMI、心功能等级为变量名,建立 2 列 15 行数据集"例 15.2.sav"。

2. 操作步骤

Analyze→Correlate→Bivariate,"BMI""心功能等级"→Variables,勾选 Spearman→OK。

3. 结果解读

如图 15.7 所示,Spearman 秩相关分析得 $r_s=0.751$,$P=0.001<0.05$,按照 $\alpha=0.05$ 水准,可以认为这两个变量间存在着等级相关关系。

Correlations

			BMI	心功能等级
Spearman's rho	BMI	Correlation Coefficient	1.000	.751**
		Sig. (2-tailed)		.001
		N	15	15
	心功能等级	Correlation Coefficient	.751**	1.000
		Sig. (2-tailed)	.001	
		N	15	15

**. Correlation is significant at the 0.01 level (2-tailed).

图 15.7　Spearman 秩相关分析结果

【**实验 15.3**】　对例 15.3 资料数据进行直线回归分析。

1. 建立 SPSS 数据集

以运动持续时间、最大氧耗量为变量名,建立 2 列 20 行数据集"例 15.3.sav"。

2. 操作步骤

1）正态性检验：方法同实验 15.1。

2）作散点图：方法同实验 15.1。

3）直线回归：Analyze→Regression→Linear Regression，最大氧耗量为 Dependent、运动持续时间为 Independent(s)→Statistics，选 Confidence Intervals→Continue→Plots→ZPRED 为 X，ZRESID 为 Y→Continue→Save→勾选 Mahalanobis，勾选 Cook's，勾选 Leverage values →Continue→OK。

3. 结果解读

正态性检验结果：$P_{最大耗氧量}=0.665$，$P_{运动持续时间}=0.296$ 均大于 0.05，按照 $\alpha=0.05$ 水准，可认为两组数据均服从正态分布；散点图显示两变量呈线性趋势（如图 15.3 所示）；根据图 15.8 建立直线回归方程为 $\hat{y}=4.937+0.055x$；对总体回归系数进行方差分析假设检验，$F=20.426$，得 $P<0.001$，按照 $\alpha=0.05$ 水准，可认为总体回归系数不等于 0，两变量间存在直线回归关系（如图 15.9 所示）；模型的决定系数为 0.532（如图 15.10 所示）；模型的拟合效果较好，但存在 1 个可疑离群值（如图 15.11 所示）。

Coefficients[a]

Model		Unstandardized Coefficients		Standardized Coefficients	t	Sig.	95.0% Confidence Interval for B	
		B	Std. Error	Beta			Lower Bound	Upper Bound
1	(Constant)	4.937	7.441		.664	.515	-10.695	20.569
	运动持续时间	.055	.012	.729	4.520	.000	.029	.080

a. Dependent Variable: 最大氧耗量

图 15.8　直线回归分析结果

ANOVA[a]

Model		Sum of Squares	df	Mean Square	F	Sig.
1	Regression	415.703	1	415.703	20.426	.000[b]
	Residual	366.326	18	20.351		
	Total	782.030	19			

a. Dependent Variable: 最大氧耗量

b. Predictors: (Constant), 运动持续时间

图 15.9　直线回归模型假设检验结果

Model Summary

Model	R	R Square	Adjusted R Square	Std. Error of the Estimate
1	.729[a]	.532	.506	4.5113

a. Predictors: (Constant), 运动持续时间

图 15.10　直线回归模型的一般统计量

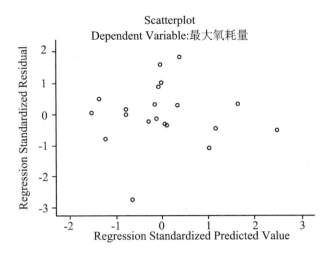

图 15.11 直线回归模型的方差齐性的残差图

学 习 小 结

本章知识结构归纳如下：

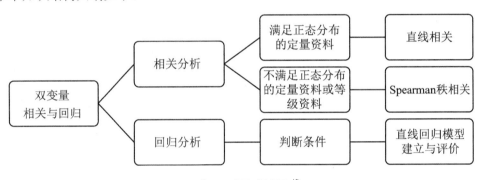

复习思考题

1. 试述线性相关分析与直线回归分析的区别与联系。

2. 简述直线回归系数的含义和假设检验的方法。

3. 检查 15 位同学"医学统计学"课程的学习时间与学习成绩，结果列于表 15.6。试根据已知的资料：

1) 建立学习成绩(y)与学习时间(x)的直线回归方程。

2) 计算估计标准误。

3) 对学习成绩的方差进行分解分析，指出总离均差平方和中有多大比重可由回归方程来解释。

4) 计算学习时间与学习成绩之间的相关系数。

表 15.6　15 位同学"医学统计学"课程的学习时间(x)与学习成绩(y)

No	1	2	3	4	5	6	7	8	9	10	11	12	13	14	15
$x(h)$	65	78	73	60	59	78	70	65	71	83	78	82	83	72	69
y(分)	81	92	90	88	80	89	83	81	83	92	90	92	96	87	83

4. 案例分析:为研究某药的口服药量与血药浓度之间的关联,收集 120 例某病病例,随机分为 6 组,口服药物剂量分别为 3.5,4.0,4.5,5.0,5.5,6.0(计量单位:ml/kg),分析口服药量与血药浓度之间的关联。分析时,将血药浓度设置为 y,口服药量设置为 x,计算出 Pearson 极差相关系数 $r=0.894$,$P=0.016$,据此认为口服药量与血药浓度之间存在着正相关关系。如此分析是否回答了本研究所关心的问题? 为什么? 应当如何分析?

第 16 章　多重线性回归分析

::: 学习目的和知识要点

　　学习目的：掌握多重线性回归的基本概念和基本思想；熟悉回归方程的检验、单个系数的检验、多重线性回归的适用条件及其 SPSS 软件实现过程；了解变量的筛选方法及方程拟合优度的评价方法。

　　知识要点：多重线性回归模型的一般形式；模型检验的基本原理；回归分析的 SPSS 实现过程以及模型的解释与应用。

:::

　　在医学研究中，经常要分析某个医学指标的多个影响因素，例如，影响成年人体重的因素，除了身高，还有日常的运动量、饮食习惯、遗传因素等；儿童的身高，除了受父母身高的影响外，还可能受到营养、性别、体育活动等因素的影响。而要同时分析诸多因素对身高的影响，就可以构建身高与多个因素间的线性回归方程。这种用回归方程定量地概括一个因变量与多个自变量之间线性依存关系的统计方法，称为多重线性回归分析（multiple linear regression analysis）。多重线性回归分析是简单线性回归的拓展，简单线性回归只涉及一个自变量，而多重线性回归则会涉及多个自变量。需要注意的是，多重回归与多元回归（multivariate regression）不同，多元回归通常是指含有两个或多个因变量的回归分析，而多重回归（multiple regression）中仅含有一个因变量。

16.1　多重线性回归模型

16.1.1　多重线性回归的概念与模型构建

　　【例 16.1】　某研究者于 2018 年收集了 166 名大学生的身高、性别及其父母的身高数据，见表 16.1。试分析大学生的身高与性别及父母身高的关系。

　　分析思路：本例中，若想了解大学生的身高与其性别、父亲身高、母亲身高之间是否存在线性关系，可构建以身高为因变量（y），以性别、父亲身高、母亲身高为自变量（x_1, x_2, x_3）的线性回归模型。

　　1. 基本概念

　　多重线性回归研究一个因变量（即应变量）与多个自变量（即预测变量或解释变量）之间的线性依存关系，在原理、方法和应用条件上与直线回归完全一致。

若一个因变量 y 与 k 个自变量确定存在线性的依存关系,这种定量关系可以用下式表示:

$$\mu_{y|x_1,x_2,\cdots,x_k} = \beta_0 + \beta_1 x_1 + \beta_2 x_2 + \cdots + \beta_k x_k \tag{16.1}$$

此数学模型即为多重线性回归的回归方程,其中,β_0 是常数项,即线性回归的截距;β_i 称为自变量 x_i 的偏回归系数(partial regression coefficient),其意义是:固定其他自变量水平不变时,该自变量 x_i 对因变量影响的大小,即在方程中其他自变量不变的情况下,自变量 x_i 每变化一个单位,因变量 y 的平均值就变化 β_i 个单位。

实际研究中,通常利用样本数据,对上述多重线性回归方程进行估计:

$$\hat{y} = b_0 + b_1 x_1 + b_2 x_2 + \cdots + b_k x_k \tag{16.2}$$

其中,$\hat{y}$ 是对 $\mu_{y|x_1,x_2,\cdots,x_k}$ 的估计值,$b_0,b_1,b_2,\cdots,b_k$ 是对 $\beta_0,\beta_1,\beta_2,\cdots,\beta_k$ 的估计值。

多重线性回归有助于发现各自变量之间的数量依存关系以及它们对结果变量的影响。

表 16.1　数据集结构(身高单位:英寸)[①]

身高(y)	性别(x_1)	父亲身高(x_2)	母亲身高(x_3)
66	女	71.0	66.0
64	女	68.0	62.0
72	男	65.0	64.0
⋮	⋮	⋮	⋮
64	女	66.0	62.0

2. 模型构建

要进行多重线性回归分析,首先就要利用样本数据建立线性回归方程。求解回归方程,通常采用普通最小二乘法(ordinary least squares,OLS),即构建一组系数,使得这组系数应用于式(16.2)时,求得的回归估计值 $\hat{y}_i$ 与观测值 y_i 的残差平方和最小。当然,构建回归方程前要考察 LINE 条件,即线性、独立性、正态性和等方差性;详细介绍见简单线性回归。不过,由于存在多个自变量,多重线性回归方程的求解比简单线性回归复杂得多,一般需借助统计分析软件来完成。例如,利用 SPSS 软件,根据例 16.1 样本数据,可以到得以下经验回归方程:

$$\hat{y} = 19.64 + 5.25 x_1 + 0.43 x_2 + 0.235 x_3$$

其中,$\hat{y}$ 是根据回归方程估计的大学生身高,x_1、x_2、x_3 分别为性别、父亲身高、母亲身高。

需要注意的是,借助样本数据建立的回归方程,因自变量的量纲、变异程度等特征可能不尽相同,各自变量的偏回归系数,其大小并不能直接反映各自变量对因变量影响程度的大小。如果想了解不同自变量对因变量影响的相对大小,可以将样本数据标准化,即

$$x_i' = \frac{x_i - \bar{x}_i}{s_i} \tag{16.3}$$

所有变量均经标准化后,再利用最小二乘法求解得到的回归方程,其中的偏回归系数称为标准化偏回归系数,一般记为 b_i',这样,回归方程则可表示为

$$\hat{y}' = b_0' + b_1' x_1' + b_2' x_2' + \cdots + b_k' x_k' \tag{16.4}$$

---

① 英寸是英美制长度单位,为非法定计量单位,1 英寸=2.54 厘米。本例未作规范化处理。

此时偏回归系数的大小,反映了相应自变量对因变量影响程度的大小。

对于例 16.1,利用 SPSS 软件求得性别、父亲身高与母亲身高的标准化偏回归系数分别为:0.67、0.41、0.18,可见在这三个因素(均有统计学意义)中,性别对于大学生身高的影响最大,其次是父亲身高,母亲身高对大学生身高的影响相对较小。

16.1.2　多重线性回归分析的假设检验

多重线性回归分析的假设检验与简单线性回归分析的假设检验相似。

1. 多重线性回归模型的检验

与简单直线回归相同,多重线性回归方程的检验,可采用方差分析,其原零假设为 $H_0: \beta_1 = \beta_2 = \cdots = \beta_k = 0$,即当方差分析结果 $P \leqslant \alpha$ 时,说明因变量至少与一个自变量间存在着线性回归的关系。

对于根据例 16.1 建立的回归方程所作方差分析,结果见表 16.2,可见多重线性回归方程与简单直线回归方程的方差分析,其离均差平方和与自由度的分解是一样的。

表 16.2　对回归方程的方差分析结果

变异来源	离均差平方和	自由度	均方	F 值	P 值
回归	1657.475	3	552.492	100.979	<0.001
残差	886.358	162	5.471		
合计	2543.833	165			

方差分析结果显示 $P < 0.001$,按 $\alpha = 0.05$ 水准,拒绝 H_0,接受 H_1,即本例中各自变量的总体偏回归系数不等或不全等于 0,该多重线性回归方程有统计学意义,即因变量大学生的身高,与性别、父亲身高及母亲身高三个自变量中的至少一个自变量,存在线性回归的依存关系。

2. 偏回归系数的检验

模型的整体判断结果提示成立后,需要对各自变量的偏回归系数进行假设检验,以判断哪些自变量对因变量的影响有统计学意义。

在多重线性回归分析中,偏回归系数的假设检验常用采用 t 检验进行。针对某个偏回归系数的 t 检验,其假设为 $H_0: \beta_i = 0$,$H_1: \beta_i \neq 0$;若 $P \leqslant \alpha$,则说明该偏回归系数不应为 0,提示其对应的自变量对因变量的回归有贡献。例 16.1 的偏回归系数见表 16.3。

表 16.3　多重线性回归分析结果

变量	偏回归系数	标准误	标准化编回归系数	t 值	P 值
常数项	19.639	4.522		4.343	<0.001
性别	5.260	0.367	0.669	14.333	<0.001
父亲身高	0.433	0.051	0.413	8.551	<0.001
母亲身高	0.235	0.062	0.183	3.796	<0.001

表 16.3 给出了各自变量的偏回归系数及其假设检验结果,按照检验水准 $\alpha = 0.05$,可以

认为,性别、父亲身高和母亲身高这三个自变量对大学生的身高都有影响,它们都是对身高有统计学意义的影响因素。

进一步看,父亲身高、母亲身高的偏回归系数均为正,说明父亲和母亲身高对其子女身高的影响都是正向的;父亲身高的偏回归系数为 0.433,表示在固定其他因素的水平不变时,父亲身高每增加 1 个单位,子女的身高平均增加 0.433 个单位。如何理解性别的偏回归系数?这需要结合性别的赋值情况确定,由于本例中,女性编码为 0,男性编码为 1,故 $b_{sex}=5.26$ 的意义为,相对于女生(sex=0),男生(sex=1)的身高平均增加 5.26 个单位,也即男生比女生平均高 5.26 个单位。

另外,需要注意的是,在偏回归系数的假设检验中,P 值的大小,只用于判断相应的自变量有无统计学意义,与该自变量对回归的影响大小并无直接关系;不能认为 P 值越小,对应的自变量对回归的影响就越大,只能说越有理由认为有影响。而影响的大小与方向,可以通过偏回归系数、标准化偏回归系数的大小与正负来衡量。

可见多重线性回归可以同时分析多个自变量对某个因变量的影响程度,所以当某个因变量可能存在多个影响因素时,就可以考虑采用这种分析方法探索它们对因变量的影响情况。

16.2　多重线性回归方程的评价与诊断

一个好的线性方程应该形式简约,即用尽可能少的自变量,解释尽可能多的因变量变异,即在因变量的变异中,能够用自变量解释的比例越高越好。

16.2.1　决定系数 R^2

在多重线性回归分析中,决定系数 R^2 的计算与简单线性回归分析相同,即

$$R^2 = \frac{SS_{回}}{SS_{总}} = 1 - \frac{SS_{残}}{SS_{总}}$$

多重线性回归分析中的 R^2 反映了方程中所有自变量对因变量变异的解释程度(百分比),由于自变量数目增多,残差平方和($SS_{残}$)相应地减少,因而 R^2 增大,故多重线性回归用于预测的效果一般要优于简单线性回归;如例 16.1,包含全部自变量的线性回归方程,其 $R^2 \approx 0.652$(见表 16.4),说明性别、父母身高这 3 个因素的变化,约能够解释大学生身高变异的 65.2%。而在仅以父亲身高为自变量的情况下,经简单线性回归得到的 $R^2 \approx 0.40$,仅能解释约 40% 的变异,预测效果不如上述的多重线性回归分析。

表 16.4　回归方程的评价

R	R^2	调整的 R^2	标准误
0.807	0.652	0.645	2.339

16.2.2　调整的决定系数 R_c^2

由于在多重线性回归分析中,决定系数 R^2 值随着方程中自变量的增加而只增不减,所以,

在评价不同自变量数目的回归方程时,回归方程的优劣不能简单地使用R^2值的大小来评价。

为了平衡自变量数目与解释因变量变异的能力,可采用调整的R^2(adjusted R-square,记为R_c^2)评价回归方程的优劣。R_c^2的定义为

$$R_c^2 = 1 - (1 - R^2)\frac{n-1}{n-p-1} \qquad (16.5)$$

式中,n为样本量,p为回归方程中的自变量数目,向方程中引入对因变量变异贡献不大的自变量时,可能会导致调整的R_c^2值减小,从而抵消了单纯因自变量数目的增加带来的R^2值增大。根据例16.1所得的回归方程,校正后的决定系数$R_c^2=0.645$(表16.4),较自变量仅纳入父亲身高时所得简单线性回归的R_c^2(0.154)明显增大,提示引入更多的自变量确实提高了回归效果。

16.2.3　回归方程的诊断

多重线性回归与简单线性回归一样,也应满足 LINE 假设,即因变量与自变量之间应存在线性关系、残差独立且服从正态分布、方差齐等条件。

其中,线性关系被认为是最重要的条件,因为一旦线性条件不能满足,通过最小二乘法求得的各个偏回归系数,以及对方程的整体检验,都会出现偏性;如果因变量与自变量间的关系是非线性的,多重线性回归分析的结果可能高估或低估它们之间的真实关系,并将增大Ⅰ类错误或Ⅱ类错误。所以,在进行多重线性回归分析时,应对因变量与自变量间的线性依存关系进行诊断。

可以通过绘图的方式,直观地判断线性关系是否存在,如绘制以因变量的观测值(实测值)为纵坐标,预测值为横坐标的应变量图,或以残差为纵坐标、预测值为横坐标的残差图。如图16.1所示,因变量的实测值与预测值构成的散点,大致上对称分布在图中对角线周围,呈现出明显的线性趋势,表明因变量与方程中的自变量应存在线性关系。

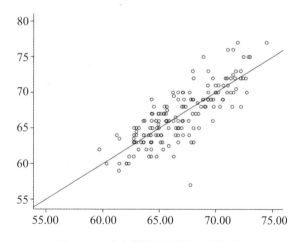

图16.1　应变量图(实测值与预测值)

根据图 16.2,可见残差与预测值的散点在水平线($y=0$)周围呈现较为对称的分布,也没有明显的趋势,表明线性关系存在,残差正态性及方差齐的假设也基本满足。另外,还可以绘制残差的直方图,用于判断残差是否服从正态分布。从图 16.3 可以看出,在样本数据中有一个离群值(残差值在-10附近),其余数据的残差基本呈对称分布,可以判断残差基本服从正态分布。

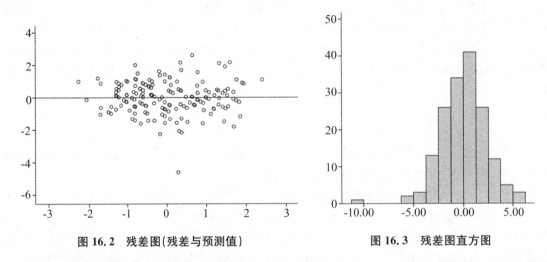

图 16.2　残差图(残差与预测值)　　　　　图 16.3　残差图直方图

其实,对于医学数据,严格服从正态分布的数据并不多,对于多重线性回归,由于采用普通最小二乘法进行参数估计,对残差正态性的要求并非十分严格,故当残差图或直方图未能显示残差的正态性时,在多数情况下,依然可以使用多重线性回归方法进行方程的拟合。当然,也可利用广义线性模型(generalized linear model)进行方程的拟合,以便观察回归结果是否可靠。

16.2.4　多重共性线的诊断

除了 LINE 假设,对于多重线性回归,另一个需要考虑的重要问题是多重共线性(multi-collinearity)问题。当回归模型中的两个或多个自变量存在中度以上的相关时,称自变量间存在多重共线性。严重的共线性问题,会使分析结果出现偏倚,甚至得出错误的结论。严重的共线性问题,常表现为偏回归系数的标准误较大,或一些在专业上具有重要意义的自变量无法进入回归方程等,甚至回归方程中的偏回归系数无法从专业角度解释,导致悖论的产生。

对多重共线性的诊断,可以通过对自变量进行两两相关分析或绘制矩阵散点图进行直观的判断。如例 16.1 的数据,对自变量进行相关分析(见表 16.5),显示各自变量间无相关性或相关性较弱,而绘制的矩阵散点图(如图 16.4 所示)中也未见有明显线性趋势的相关变量,据此可以判断上述样本数据基本不存在共线性问题。诊断共线性的统计量还有容忍度(tolerance)、方差膨胀因子(variance inflation factor,VIF)等,若想详细了解相关内容可查阅相关专业书籍。

另外,多重共线性问题的诊断,不能仅依靠统计学的方法,还要结合专业考虑,对各自变量间是否存在较强的相关性进行评估。

表 16.5　自变量间的相关性

变量	统计量	性别	母亲身高	父亲身高
性别	Pearson 相关系数	1	0.048	−0.093
	P 值		0.543	0.236
母亲身高	Pearson 相关系数	0.048	1	0.259
	P 值	0.543		0.001
父亲身高	Pearson 相关系数	−0.093	0.259	1
	P 值	0.236	0.001	

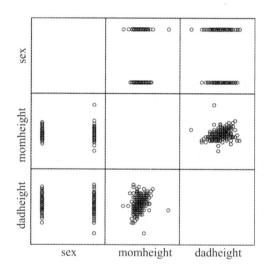

图 16.4　矩阵散点图

16.3　回归分析中的自变量筛选

多重线性回归分析中,并不是所有的自变量对因变量的作用都有统计学意义,故需要找到一个较好的回归方程,需要满足:① 方程内的自变量对回归都有统计学意义;② 方程外的自变量对回归都无统计学意义;③ 方程中的自变量尽可能地少,即用最少的自变量解释最多的回归。

向回归方程中引入哪些自变量,可以根据专业知识和经验来确定,但在多数情况下,某个自变量是否对因变量存在确切的影响是未知的,而且随着自变量数目的增加,理论上可能存在的回归方程也越来越多(k 个自变量时,所有可能的回归模型为 2^k-1 个)。此时,应使用统计学方法,对方程中是否引入某些自变量作出判断,这个过程就是自变量的筛选。

自变量筛选的方法较多,其基本思路都是将那些对因变量影响大的自变量纳入回归方程,而排除"作用不那么显著"的自变量。自变量筛选的过程,主要涉及模型间的比较标准以及变量筛选的策略。

16.3.1　模型比较的标准

如前所述,评价不同自变量数目的回归方程的优劣,不能使用 R^2 值的大小,而 R_c^2 是一个较好的选择,R_c^2 更大的回归方程应是优选的方程。除了 R_c^2 外,还有以下常用统计量:

1. Mallow's C_p 统计量

Mallow's C_p 统计量是以 C_p 统计量为标准选择回归模型,称为 C_p 选择法,其定义为

$$C_p = \frac{(SS_{\text{残}})_p}{(MS_{\text{残}})_m} - [n - 2(p+1)] \tag{16.6}$$

其中,$(SS_{\text{残}})_p$ 是由 $p(p \leqslant m)$ 个自变量回归方程得到的误差平方和,$(MS_{\text{残}})_m$ 是从包含全部 m 个自变量的回归方程中得到的残差均方。若此 p 个自变量组成的回归方程理论上最优时,则 C_p 的期望值是 $p+1$。故在模型构建过程中,应优选那些 C_p 值 $\leqslant p+1$ 的模型。这样入选自变量的数目 p 较为适中,符合建模原则;即入选的自变量不宜过多,以使模型更加简洁、便于理解,同时还要保证模型有一定的估计和预测准确性;所以 C_p 统计量最小的原则在多重线性回归模型的建模中使用相对较多。

2. AIC 信息准则

AIC 信息准则(Akaike's Information Criterion, AIC)是衡量统计模型拟合优度的另一种标准,由日本统计学家赤池弘次提出,因此又称赤池信息量准则。由于模型中的参数数量变大时,最大似然估计值(似然函数 $L(\hat{\theta})$,用 L 表示)也会变大,$-2\log L$ 就会相应地变小,因此赤池弘次提出了 AIC 准则

$$AIC = -2\log L + 2K \tag{16.6}$$

式中,K 为模型中自变量的数目。AIC 用于比较同一样本上的非嵌套模型,其值本身没有意义,但具有最小 AIC 的模型被认为是最好的。

3. Schwarz 准则

Schwarz 准则(Schwarz's BIC)也称为贝叶斯信息准则(Bayesian Information Criterion),其定义为

$$BIC = -2\log L + K\log n \tag{16.7}$$

式中,n 为样本量,与 AIC 相似,对于经验回归方程,BIC 最小时的方程被认为是最好的。

16.3.2　变量筛选的策略

1. 全局择优法

所谓全局择优法,就是利用评价模型整体优劣程度的一些统计量,例如,调整的 R^2 值、C_p 统计量、AIC 或 BIC 等,从整体上评价某个回归方程的拟合效果。

对于自变量个数相同的线性回归方程,优选 R^2 值或 R_c^2 值大的回归方程;对于自变量个数不同的线性回归方程,应优选 R_c^2 值大的回归方程。通过建立若干不同的线性回归方程,并计算相应的 R^2 值或 R_c^2 值,最终选定最优的方程,其中纳入的自变量就是筛选的结果。

2. 逐步选择法

对于全局择优法,随着自变量个数的增加,需要考虑的组合也越来越多,计算量大且无法保证每个组合中的自变量对方程都有贡献。因此,在实际使用中,普遍采用逐步选择法进行自变量筛选。按照变量进入回归方程的顺序不同,又分为三种形式:

(1) 前进法

前进法(forward selection)是指回归模型从无自变量开始,逐个引入自变量到模型中的筛选方法。具体过程为:对于尚未进入模型的自变量,分别检验这些自变量若进入模型,哪个自变量可使模型有最大的 R^2 值,若该变量的 P 值也不超过事先设定的自变量进入模型的显著性水平(significance level for entry,SLE),则该自变量纳入方程。经过多次上述过程的重复,直至没有自变量达到要求为止,此时留在回归方程中的自变量即是筛选结果。

前进法有些局限性,主要表现为当 SLE 取值(通常取 0.05)较小时,可能没有一个变量能入选;当 SLE 取值大时,开始选入的变量后来在新条件下不再进行检验,因而不能剔除后来变得无统计学意义的变量。

(2) 后退法

后退法(backward elimination)与前进法的过程相反,先将全部变量放入回归方程,检验哪个自变量的偏回归平方和最小,若此变量的 P 值大于事先设定的自变量留在模型中的显著性水平(significance level for stay,SLS),则将此变量从方程中剔除,然后剩余变量再次拟合方程,并重复上述的选择过程,直至没有变量可剔除为止。

后退法的局限性是:当 SLS 取值(通常取 0.10)较大时,任何一个自变量都不能被剔除;当 SLS 取值小时,开始被剔除的自变量后来在新条件下,即使变得对因变量有较大的贡献,也不能再次被选入回归方程并参与检验。

(3) 逐步回归法

逐步回归法(stepwise regression)是在前进法的基础上结合后退法,对自变量进行双向选择的方法。在前进法筛选变量的过程中,模型中每进入一个新的自变量,都要对新拟合回归方程进行检验,剔除那些"不显著"的变量,直至没有变量可以进入模型,也没有变量可以从模型中剔除为止。

逐步回归法比前进法和后退法能更好地选出变量构造模型,但也有局限性:其一,当有 m 个变量入选后,选第 $m+1$ 个变量时,对它来说,前 m 个变量不一定是最佳组合;其二,入选或剔除自变量仅以 F 值(由自变量的偏回归平方和计算得来)和 P 值作标准,完全没考虑其他标准。

对于自变量较多的情况,采用不同算法、不同标准可能筛选出不同的自变量子集,而这些子集也未必一定是最佳的模型;所以用统计方法进行建模,筛选自变量只是一种辅助的手段,并不能保证最终结论的准确性。因此,统计建模过程不能代替对问题本身专业知识的考量,在进行回归分析前,最好进行自变量的专业分析,区分直接影响因素与间接影响因素、主要因素与次要因素,并尽量弄清各变量间的相互关系。

电脑实验 多重线性回归分析

【实验 16.1】 以例 16.1 的数据做多重线性回归分析。

1. 建立 SPSS 数据集

以身高、性别、母亲身高及父亲身高为变量名,建立 4 列 166 行的数据集"例 16.sav"。

2. 操作步骤

1) 考察应用条件(同第 15 章的简单线性回归,不再赘述)。

2) 设置参数、调用命令:Analyze→ Regression → Linear。

将因变量"身高"移入 Dependent 列表中,将三个自变量移入 Independent(s)框中(如图 16.5 所示)。点击对话框右上角的 Plots 按钮,进行残差图的设置:将 * ZPRED 移入 X, * ZRESID 移入 Y,勾选 Histogram(如图 16.6 所示),即可在结果中输出残差及残差的直方图。

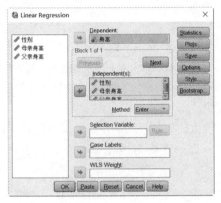

图 16.5 多重线性回归自变量与因变量设置

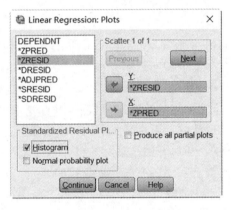

图 16.6 残差图设置

3. 分析结果的解释

1) 模型的整体检验:表 16.2 展示了方差分析的结果($F=100.979$,$P<0.001$),提示线性回归模型在整体上有统计学意义。

2) 回归模型的系数及假设检验:结果见表 16.3,据此可得到模型的方程为:

$$学生身高 = 19.639 + 5.26 \times 性别 + 0.235 \times 母亲身高 + 0.433 \times 父亲身高$$

由各偏回归系数的检验结果可知,纳入的性别、父亲身高、母亲身高 3 个影响因素,对大学生身高的影响均有统计学意义。另外,根据标准化偏回归系数可知,在这 3 个影响因素中,性别对身高的影响最大,父亲的身高次之。

3) 模型拟合效果:由表 16.4 可知,回归方程的 $R^2=0.652$,即大学生身高的变异,约 65% 由性别、父母身高决定。残差图(如图 16.2 所示)提示数据满足作多重线性回归分析的条件。

▌学 习 小 结▐

本章知识结构归纳如下:

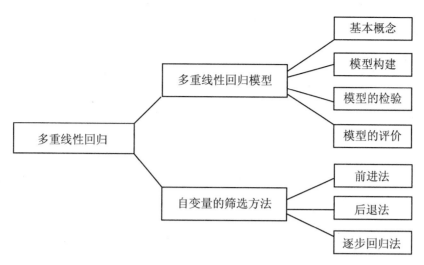

复习思考题

1. 试述多重线性回归与简单线性回归在模型形式、模型构建上的区别。
2. 简述多重线性回归中偏回归系数的意义。
3. 自变量的筛选方法有哪些？各有何局限性？

第 17 章 Logistic 回归分析

> **学习目的:**掌握二分类 Logistic 回归的基本概念和模型的一般形式;熟悉参数估计的意义与优势比的正确解释;了解条件 Logistic 回归、多分类 Logistic 回归的基本原理,以及 Logistic 回归应用时的注意事项。
>
> **知识要点:**二分类 Logistic 回归的基本概念、优势比估计与解释以及 SPSS 软件实现过程。

多重线性回归分析中,线性模型的构建要求因变量 y 是连续型随机变量,而在医学研究中,经常会遇到取值仅有两个(二分类)或多个(多分类)的数据作为结局变量 y,如发病与未发病、死亡与存活、治愈与未治愈等,显然这类变量作为因变量时,不宜再使用线性回归分析方法。此时若要对这类数据进行多因素分析,如混杂因素的校正、自变量的筛选,或结局的预测等,就需要使用 Logistic 回归模型进行分析。

17.1 Logistic 回归模型

17.1.1 基本概念

1. Logit 变换

在线性回归分析中,模型的因变量值域理论上为 $(-\infty, +\infty)$,而对于二分类变量,如有效与无效、发病与未发病、治愈与未治愈等,统计分析时一般赋值为

$$y = \begin{cases} 1 & \text{对应阳性结果,如有效} \\ 0 & \text{对应阴性结果,如无效} \end{cases}$$

对于上述已经赋值的因变量,设 $y=1$ 的概率为 π(即阳性结果对应的总体率),通常 π 的值域在 $(0,1)$;若要研究一个或多个因素对总体率 π 的影响,不宜直接针对 π 建立线性回归方程。若以二分类变量 y 为因变量建立多重线性回归方程,形如:$\pi = \beta_0 + \beta_1 x_1 + \beta_2 x_2 + \cdots + \beta_k x_k$ 的方程($x_1 \sim x_k$ 是待选的自变量),则由于等号右侧各自变量的类型与取值是任意的,其线性组合的值域理论上为 $(-\infty, +\infty)$,而等号左侧的 π 值可能出现无法解释的现象($\pi > 1$ 或者 $\pi < 0$)。

若对方程中 π 值进行 Logit 变换:

$$\text{Logit}(\pi) = \ln\frac{\pi}{1-\pi}, \qquad 0 < \pi < 1 \tag{17.1}$$

则 $\text{Logit}(\pi)$ 的值域范围为 $(-\infty, +\infty)$，可作为因变量拟合线性回归模型。

2. 二分类 Logistic 回归模型

Logistic 回归分析，其实质就是利用总体率 π 经 Logit 变换后的值 $\ln\frac{\pi}{1-\pi}$ 对各自变量进行线性回归，然后再建立概率模型，从而得到发病、阳性、死亡、治愈等阳性结局（即 $y=1$ 的概率，分析中也可以指定阴性结局）受哪些因素影响以及这些因素的影响强度如何等分析结果。

以 $\text{Logit}(\pi)$ 对自变量 $x_1 \sim x_k$ 进行线性回归，其回归方程可表示为

$$\text{Logit}(\pi) = \beta_0 + \beta_1 x_1 + \beta_2 x_2 + \cdots + \beta_k x_k \tag{17.2}$$

上式也可表示为如下形式的概率模型

$$\begin{aligned}
\pi &= \frac{e^{(\beta_0 + \beta_1 x_1 + \beta_2 x_2 + \cdots + \beta_k x_k)}}{1 + e^{(\beta_0 + \beta_1 x_1 + \beta_2 x_2 + \cdots + \beta_k x_k)}} \\
&= \frac{1}{1 + e^{[-(\beta_0 + \beta_1 x_1 + \beta_2 x_2 + \cdots + \beta_k x_k)]}}
\end{aligned} \tag{17.3}$$

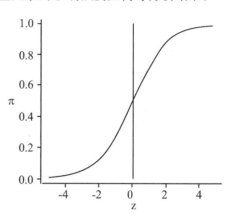

若用 z 表示自变量 $x_1 \sim x_k$ 的线性组合，即 $z = \beta_0 + \beta_1 x_1 + \beta_2 x_2 + \cdots + \beta_k x_k$，则 π 随 z 变化的规律如图 17.1 所示。由图 17.1 可以看出，随 z 的增大 π 趋近于 1，z 变小则 π 向 0 趋近，π 的值域在 0 到 1 之间，与现实中各种率的取值情况相符。

图 17.1　Logit 变换图形

17.1.2　Logistic 回归参数的估计及其意义

【例 17.1】　案例资料来自杜克大学心血管疾病数据库，包含了 3504 名因胸痛就医的患者的相关数据，见表 17.1。用以了解患者的冠状动脉是否重度狭窄（至少一个重要冠状动脉直径缩小（变窄）程度 $\geqslant 75\%$ 即为重度狭窄）与患者的年龄、性别、冠状动脉疾病的症状持续时间、患者的胆固醇水平等因素之间的关系。

表 17.1　3504 名冠心病患者病情的相关信息

重度狭窄 （1＝是,0＝否）	性别 （1＝男,0＝女）	年龄 （岁）	症状持续时间 （天）	胆固醇 （mg/dl）
1	1	73	132	268.00
1	1	68	85	120.00
0	0	58	86	245.00
⋮	⋮	⋮	⋮	⋮
1	1	67	123	259.00

若想分析患者的性别、年龄、症状持续时间、胆固醇水平对冠状动脉狭窄程度是否有影响，

则可以将冠状动脉重度狭窄情况作为因变量（$y=1$ 表示重度狭窄，$y=0$ 表示无重度狭窄），将患者的年龄、性别（1＝男、0＝女）、冠状动脉疾病的症状持续时间、患者的胆固醇水平等作为自变量，尝试采用二分类 Logistic 回归模型进行分析。

1. 最大似然估计

与线性回归中使用最小二乘法进行参数估计不同，Logistic 回归模型的参数估计采用最大似然估计（maximum likelihood estimate，MLE）方法，所得到的估计值称为参数的最大似然估计值。MLE 既可以用于线性模型也可以用于非线性模型的参数估计，其基本原理是基于样本数据建立一个似然函数 L，对于若干自变量作用下的二分类结局变量，其似然函数形式如：

$$L(\beta \mid y) = \prod_{i=1}^{n} p_i^{y_i} (1-p_i)^{1-y_i} \tag{17.4}$$

其中，$p_i = \dfrac{1}{1+e^{[-(\beta_0 + \sum \beta x_i)]}}$ 为人群中第 i 个个体发生某事件的概率（如发病概率），β 为包含 β_0 的偏回归系数矩阵，n 为样本量，$y_i=1$ 表示第 i 个个体发生事件，$y_i=0$ 表示未发生事件。为便于估计，用对数似然（log-likelihood）的形式

$$\ln L(\beta \mid y) = \sum_{i=1}^{n} y_i \ln p + \left(n - \sum_{i=1}^{n} y_i\right) \ln(1-p) \tag{17.5}$$

表示，根据最大似然原理，得到已知样本的似然函数 L 应有最大值，利用迭代方法可得到 b_0，$b_1, \cdots, b_k$ 即 $\beta_0, \beta_1, \cdots, \beta_k$ 的最大似然估计值。

对于例 17.1 的数据，利用 SPSS 软件可得到如下（表 17.2）偏回归系数。

表 17.2　Logistic 模型的偏回归系数

	偏回归系数	标准误	Wald 值	P 值	$OR(95\%CI)$ 值
性别（x_1，1＝男、0＝女）	2.102	0.114	342.531	0.000	8.180（6.548～10.219）
年龄（x_2）	0.073	0.006	141.207	0.000	1.076（1.063～1.089）
冠心病症状持续时间（x_3）	−0.002	0.001	2.797	0.094	0.998（0.996～1.000）
胆固醇（x_4）	0.009	0.001	71.451	0.000	1.009（1.007～1.011）
Constant	−6.388	0.432	219.164	0.000	0.002

故基于样本数据拟合的 Logistic 回归方程为

$$\text{Logit } P = -6.388 + 2.102x_1 + 0.073x_2 - 0.002x_3 + 0.009x_4$$

方程中 −6.388 为常数项，表示在其他自变量均取零值时重度狭窄与非重度狭窄的比值比 $\left(\dfrac{P_{\text{重度狭窄}}}{1-P_{\text{重度狭窄}}}\right)$ 的对数值；各自变量的偏回归系数 b_i，表示其他自变量保持一定时，自变量 x_i 每改变一个单位 Logit P 数值的改变量。由于 Logit P 无法反映因变量 $y=1$ 时的总体率绝对值大小，所以无法通过上述偏回归系数直接评价自变量对因变量的影响。

2. 优势比估计

优势比(odds ratio, OR)又称比值比、比数比,在流行病学中常用于比较某因素的暴露组(因素水平为阳性)与非暴露组(因素水平为阴性)的患病概率,列于表 17.3。

表 17.3　暴露与患病的情况

	患病	未患病
暴露	a	b
非暴露	c	d

表 17.3 中,$OR = \dfrac{a/b}{c/d}$,若总体 $OR = 1$,即总体中 $a/b = c/d$,则必有 $\dfrac{a}{a+b} = \dfrac{c}{c+d}$,说明该因素暴露与否,对人群中患者的比例$\left(\text{即患病率,患病率} = \dfrac{\text{患病人数}}{\text{患病人数} + \text{非患病人数}}\right)$并无影响;而若 $OR > 1$,则必有 $\dfrac{a}{a+b} > \dfrac{c}{c+d}$,说明暴露组的患病率较非暴露组高,该因素会增加患病的危险;若 $OR < 1$,则必有 $\dfrac{a}{a+b} < \dfrac{c}{c+d}$,说明暴露组的患病率较非暴露组低,该因素可降低患病的风险。

在患病率较低的情况下,$OR \approx \dfrac{a/(a+b)}{c/(c+d)} = RR$,$RR$ 是疾病的相对危险度(relative risk),此时的 OR 反映的就是患病概率由非暴露变为暴露时改变的程度(提高了 $OR - 1$ 倍)。

对于 Logistic 回归模型 Logit $P = b_0 + b_j x_j + \sum_{i \neq j} b_i x_i$,若因素 x_j 赋值为 1 表示暴露、0 表示非暴露,则发病(也可定义其他终点事件,如例 17.1 中的冠状动脉重度狭窄)的 Logit(P) 在固定其他自变量水平时分别为

$$\text{暴露组:} \ln \frac{\text{发病率}}{1 - \text{发病率}} = b_0 + b_j + \sum_{i \neq j} b_i x_i$$

$$\text{非暴露组:} \ln \frac{\text{发病率}}{1 - \text{发病率}} = b_0 + \sum_{i \neq j} b_i x_i$$

上两式相减可得

$$\ln \frac{\text{暴露组发病率}}{1 - \text{暴露组发病率}} - \ln \frac{\text{非暴露组发病率}}{1 - \text{非暴露组发病率}} = b_j$$

合并后为

$$\ln \frac{\text{暴露组发病率} / (1 - \text{暴露组发病率})}{\text{非暴露组发病率} / (1 - \text{非暴露组发病率})} = b_j$$

得

$$\ln(OR) = b_j$$

所以,暴露组发病对非暴露组发病的优势比为

$$OR = \mathrm{e}^{(b_j)} \tag{17.6}$$

由表 17.2 可知,性别的 OR 值为 8.18,显示男性(注:SPSS 软件将分类变量编码为哑变

量,男性的哑变量编码为 1)患者中,在固定其他影响因素水平的情况下,冠状动脉重度狭窄的发生率较女性高出很多,说明性别为男性是冠状动脉重度狭窄的危险因素;年龄的 OR 值为 1.076,表示在固定其他因素水平的情况下,年龄每增加 1 岁,研究对象发生冠状动脉重度狭窄的风险增加 7.6%。需要注意的是:在进行实际分析时,可以根据研究目的的不同,按照一定的标准将数值变量资料转换为等级资料后,再纳入方程进行分析。变换前后分析得到的 OR 值(Exp(B))会不同,含义也会相应改变。

17.1.3 Logistic 回归模型的假设检验

Logistic 回归分析中,通过最大似然估计方法求得各自变量的偏回归系数和相应的 OR 值后,还需要对模型及各偏回归系数进行假设检验,以确定模型整体上是否有统计学意义、模型中的各个自变量对因变量的影响是否有统计学意义。

1. 似然比检验

Logistic 回归分析采用似然比检验(likelihood ratio test),对模型中的参数是否为 0 进行推断,若经检验 $P \leqslant \alpha$,则拒绝原假设 $H_0(\beta_j = 0, j = 1, 2, \cdots, k)$,即模型中至少有一个自变量的偏回归系数不为 0,可以认为 Logistic 回归模型成立。

似然比检验的基本原理:设 L_0 为模型 M_0(包含 l 个自变量)的似然函数,L_1 为模型 M_1(包含 p 个自变量)的似然函数,模型 M_0 嵌套(nested)在模型 M_1 中,即模型 M_1 包含了模型 M_0 中所有的自变量,且两者的自变量数目 $p > l$。

已知在大样本时,如果两个模型之间有嵌套关系,则两个模型的对数似然值乘以 -2 的结果(以 $-2\log_e L$ 表示)之差,即

$$LR = -2\log_e L_0 - (-2\log_e L_1) = -2\ln \frac{L_0}{L_1}$$

在 H_0 为真时,统计量 LR 称为似然比(likelihood ratio),近似服从自由度 $\nu = p - l$ 的 χ^2 分布。似然比检验可以用于模型整体的检验,如例 17.1,设 L_0 为只包含截距的模型($l = 0$),L_1 为包含全部自变量($p = 4$)的模型,两者的似然比 LR 服从自由度 $\nu = 4$ 的 χ^2 分布,用于模型有无统计学意义的检验。当然似然比检验也可以用于单个偏回归系数的检验,此时自由度 $\nu = 1$。

利用 SPSS 软件可以得到例 17.1 包含全部 4 个自变量的模型检验结果,即表 17.4 中 Model 对应的 $\chi^2 = 550.661$,$P < 0.001$,提示模型整体有统计学意义。

表 17.4　Logistic 回归模型整体检验结果

	χ^2 值	自由度(ν)	P 值
Step	550.661	4	<0.001
Block	550.661	4	<0.001
Model	550.661	4	<0.001

需要注意的是,似然比检验中待检验的不同模型应源于相同的样本数据;有时即便源自同一个数据集,但由于待检验模型包含的自变量不同,或自变量存在缺失数据时,最大似然估计

时会将含有缺失数据的记录排除掉,也可能造成不同模型的样本量不同。故在进行似然比检验时,应确保所有纳入的自变量没有缺失数据,或者采用一定的方法填补缺失数据。

2. Wald 检验

在模型成立的情况下,模型中每个偏回归系数是否为 0,也需进行假设检验。通常使用 Wald 检验方法,即广义的 t 检验,对于大样本资料,若经检验 $P \leqslant \alpha$,则拒绝原假设 $H_0(\beta_j = 0)$,可认为该偏回归系数不为 0。Wald 统计量为

$$z = \frac{b_j}{s_{b_j}} \tag{17.7}$$

或

$$W = \left(\frac{b_j}{s_{b_j}}\right)^2 \tag{17.8}$$

其中,s_{b_j} 是 b_j 的标准误。在 H_0 条件下 z 近似服从标准正态分布,W 近似服从自由度 $\nu = 1$ 的 χ^2 分布。表 17.2 中的 Wald 统计量,即 χ^2 统计量,可以看出,4 个自变量中,性别、年龄与胆固醇水平对重度狭窄的影响有统计学意义。

对于大样本资料,单个自变量的 Wald 检验与似然比检验,两者检验结果比较接近;而对于小样本资料,两种统计检验方法可能会得出不同的结论。已知在小样本情况下,似然比检验比 Wald 方法效果好(Hauck Donner,1977)。

3. 记分检验

记分检验(score test)也称拉格朗日乘数检验(Lagrange multiplier test,LM 检验),常用于检验利用最大似然估计方法得到的参数,检验的假设为 $H_0:\beta = 0$,$H_1:\beta \neq 0$,大样本时,在 H_0 成立的条件下,记分统计量服从 χ^2 分布,自由度是模型中被估参数的个数。

以上三种参数检验方法,似然比检验较为常用,结果也比较可靠。在小样本情况下,score 的分布可能更接近 χ^2 分布,所以使用记分检验导致 I 类错误的可能性要小些。Wald 检验在计算和使用上更容易一些,但是结果略偏于保守。实际中应注意软件采用的是何种统计量,采用不同的方法,其结果可能会有所不同,但通常在样本较大的情况下,使用三种方法得到的结果是一致的。

4. Logistic 回归模型的拟合效果评价

如果需要拟合多个自变量对因变量的影响,如前所述,需要对不同自变量拟合模型的效果进行比较和评价。由于多数评价指标已在前面章节介绍过,故此处仅简要提及如下:

1)－2 Log Likelihood:－2logL 的值域为 $(0, \infty)$ 区间,本身并无意义,值越小说明拟合程度越好。

2)AIC 信息准则:又称赤池信息量准则,具有最小 AIC 的模型相对是最好的。

3)Schwarz 准则:根据自变量数目和观测数量对－2logL 值进行调整的另一方式,值越小说明拟合程度越好。

4)Hosmer-Lemeshowz(HL)指标:HL 统计量的原假设 H_0 是预测值和观测值之间差异无统计学意义,因此 HL 指标对应的 P 值越大,越没有理由拒绝原假设,因而越有理由认为模型拟合数据的程度好。

5) 决定系数 R^2 及校正决定系数 R_c^2:二者的取值范围均在 $(0,1)$ 之间,值越接近1,提示回归方程的拟合度越好。

17.2 条件 Logistic 回归

在样本量不大的情况下,为更好地控制非处理因素对研究结果的影响,使结果更为准确,常常采用配对设计的研究方法。例如病例对照研究,采用 1∶1 配对或者 1∶N(一般 $N \leqslant 4$)配伍设计,可使得研究对象的非处理因素(如性别、年龄、病情等)在病例组与对照组之间的分布均衡,从而避免上述非处理因素对结果的影响。采用配对设计研究时,所收集的数据若要进行 Logistic 回归分析,应使用条件 Logistic 回归(conditional logistic regression)。

1. 基本概念

条件 Logistic 回归分析又称配对 Logistic 回归分析,是针对因变量为配对资料(1∶1 配对、1∶N 或 M∶N 配伍)的 Logistic 回归分析方法。可用于配对前瞻性研究资料、配对回顾性研究资料和交叉设计资料等的回归分析。表 17.5 是按 1∶1 配对设计收集的研究数据示意表,其中 y_1 与 y_0 为病例组与对照组的因变量取值,x_{imj} 表示第 i 组、第 m 对、第 j 个自变量的观测值。

表 17.5 1∶1 病例-对照研究数据集示意表

配对号	y	$x_1,\cdots,x_k$
1	1	$x_{111},\cdots,x_{11k}$
1	0	$x_{011},\cdots,x_{01k}$
2	1	$x_{121},\cdots,x_{12k}$
2	0	$x_{021},\cdots,x_{02k}$
$\vdots$	$\vdots$	$\vdots$
n	1	$x_{1n1},\cdots,x_{1nk}$
n	0	$x_{0n1},\cdots,x_{0nk}$

上述配对设计的第 m 配对组的条件 Logistic 模型表示为

$$\text{Logit}(P_m) = \beta_{0m} + \beta_1 x_1 + \beta_2 x_2 + \cdots + \beta_k x_k \tag{17.9}$$

式中,P_m 为第 m 配对组中在各自变量作用下的发病概率,β_{0m} 为常数项,$\beta_1,\beta_2,\cdots,\beta_k$ 为待估计的参数。从模型可知,条件 Logistic 回归假定在不同配对组中各自变量对结局的影响是相同的。通过构造条件似然函数,最终可求得各自变量的偏回归系数。

【**例 17.2**】 1∶1 匹配的低出生体重(<2500 g)婴儿的病例对照研究,对照组是按照年龄匹配的产妇(产儿体重在 2500 g 以上),共收集数据 56 对,见表 17.6。分析的目的是确定婴儿的低出生体重受表中哪些因素的影响。

表 17.6　1∶1 匹配低出生体重(＜2500 g)婴儿病例对照研究数据

pair	y	x_{i1}	x_{i2}	x_{i3}	x_{i4}	x_{i5}	x_{i6}	x_{i7}
1	1	21	50	3	0	1	0	0
1	0	21	80	1	0	0	0	0
2	1	22	65	1	1	0	0	0
2	0	22	53	3	0	0	1	0
⋮	⋮	⋮	⋮	⋮	⋮	⋮	⋮	⋮
56	0	34	94	2	1	0	1	0
56	1	34	85	1	0	1	0	0

注:Y 为结局(Y_1 为产儿体重＜2500 g,Y_0 为产儿体重≥2500 g);x_{i1} 为产妇年龄,x_{i2} 为孕前体重(kg),x_{i3} 为产妇的种族(1=白色、2=黑色、3=其他),x_{i4} 为孕期吸烟状况(1=是、0=否),x_{i5} 为早产史(1=是、0=否),x_{i6} 为高血压史(1=是、0=否),x_{i7} 为存在子宫激惹(1=是、0=否),i 为组别(1=病例组、0=对照组)。

可利用 SPSS 软件的 Cox 回归实现条件 Logistic 回归分析,并进行变量的筛选;本例经前进法筛选的结果见表 17.7,结果显示,吸烟与有早产史是出生婴儿低体重的危险因素,孕期吸烟者出生低体重儿的风险较不吸烟者升高了约 2.1 倍,而有早产史者较没有早产史者出生低体重儿的风险升高了约 3.3 倍。

表 17.7　回归方程中的统计量

	偏回归系数	标准误	Wald 值	P 值	RR(95% CI)值
吸烟	1.124	0.453	6.168	0.013	3.078(1.267~7.474)
早产史	1.465	0.610	5.774	0.016	4.326(1.310~14.284)

本例是配对设计,也可推广到 $M∶N$ 的配伍设计或分层抽样设计研究,其模型构建与分析过程与配对设计的相似。

需要注意的是,由于条件 Logistic 回归在进行条件似然估计时,模型中的常数项被消掉了,因而并不能准确构建因变量的概率模型,并且由于人为地将病例与一或多个对照进行匹配,与从总体中进行随机抽样得到的样本不同,多数情况下不具有代表性,因而不能用于预测,只能进行影响因素的分析。

17.3　多分类 Logistic 回归

医学研究中,结局变量 y 也有多分类的情况,如临床研究中将疗效定义为痊愈、有效、无效三个等级,属于有序多分类变量,中医的不同证候数据则属于无序分类变量。根据多分类变量的属性不同,需要采用不同的 Logistic 回归模型进行分析。

1. 有序分类变量资料的 Logistic 回归

当因变量 y 为有序分类资料时,常采用比例优势模型(proportional odds model)进行 Logistic 回归分析。该模型又称比例优势累积 logit 模型或累积比数模型(proportional-odds cumulative logit model),其基本假定为:相同自变量在拟合的不同方程中对因变量的影响相同,即相同自变量的偏回归系数在不同的回归方程中保持不变。

设因变量是具有 $g(\geqslant 3)$ 个分类的有序分类资料,需对 k 个自变量 $x_1 \sim x_k$ 进行 Logistic 回归,基于比例优势模型,有序 Logistic 回归模型可以表示为

$$\ln \frac{P(y \leqslant j)}{1 - P(y \leqslant j)} = \beta_{0j} + \beta_1 x_1 + \beta_2 x_2 + \cdots + \beta_k x_k, \quad j = 1, \cdots, g-1 \quad (17.10)$$

令 y 取值为 $1, 2, \cdots, g$ 时,对应的概率分别为 $P_1, P_2, \cdots, P_g$,则 g 个分类的因变量理论上存在 $g-1$ 个 Logistic 回归模型:

(1) $\ln \dfrac{P_1}{1-P_1} = \ln \dfrac{P_1}{P_2 + \cdots + P_g} = \beta_{01} + \beta_1 x_1 + \beta_2 x_2 + \cdots + \beta_k x_k$

(2) $\ln \dfrac{P_{1+2}}{1-P_{1+2}} = \ln \dfrac{P_1 + P_2}{P_3 + \cdots + P_g} = \beta_{02} + \beta_1 x_1 + \beta_2 x_2 + \cdots + \beta_k x_k$

$\cdots\cdots$

$(g-1)$ $\quad \ln \dfrac{P_{1+2+\cdots+g-1}}{1-P_{1+2+\cdots+g-1}} = \ln \dfrac{P_1 + P_2 + \cdots + P_{g-1}}{P_g} = \beta_{0g-1} + \beta_1 x_1 + \beta_2 x_2 + \cdots + \beta_k x_k$

例如,对于"痊愈""有效"和"无效"三分类($g=3$)临床疗效资料 y($y = 1, 2, 3$ 时分别对应于"痊愈""有效"和"无效"),理论上可以拟合如下的回归方程:

"痊愈"对"有效+无效"的拟合结果为

$$\ln \frac{P_{痊愈}}{P_{有效+无效}} = \ln \frac{P_{痊愈}}{1 - P_{痊愈}} = \beta_{01} + \beta_1 x_1 + \beta_2 x_2 + \cdots + \beta_k x_k$$

"痊愈+有效"对"无效"的拟合结果为

$$\ln \frac{P_{痊愈+有效}}{P_{无效}} = \ln \frac{P_{痊愈+有效}}{1 - P_{痊愈+有效}} = \beta_{02} + \beta_1 x_1 + \beta_2 x_2 + \cdots + \beta_k x_k$$

对应的概率模型为

$$P_{痊愈} = \frac{1}{1 + e^{[-(\beta_{01} + \beta_1 x_1 + \beta_2 x_2 + \cdots + \beta_k x_k)]}}$$

与

$$P_{痊愈+有效} = \frac{1}{1 + e^{[-(\beta_{02} + \beta_1 x_1 + \beta_2 x_2 + \cdots + \beta_k x_k)]}}$$

与二分类 Logistic 回归分析相同,可计算每个自变量 x 改变一个单位时的优势比 OR,用于自变量对因变量影响的评价。需要注意的是因变量多个等级的赋值问题,如果是类似上述疗效的因变量,应从疗效最好的等级开始顺序赋值,分别为 $1, 2, \cdots, g$,而如果因变量的等级反映的是病情的严重程度,如冠状动脉狭窄程度分为轻度狭窄、中度狭窄和重度狭窄,则应从最严重的等级开始顺序赋值,对应数值为 $1, 2, \cdots, g$,这样赋值便于模型结果在专业上的解释说明。

2. 无序分类变量资料的 Logistic 回归

当因变量 y 是无序多分类变量时,可采用多项 Logit 模型(multinomial logit model)进行

Logistic 回归分析。其回归结果是以结局变量中的一个特定分类作为参照类,其余各类均与此参照类进行回归拟合,从而得到若干回归方程。

设因变量有 g 个分类,对 k 个自变量 $x_1 \sim x_k$ 基于多项 logit 模型,进行 Logistic 回归,得到的回归模型可以表示为

$$\ln\frac{P(y=j)}{P(y=g)} = \beta_{0j} + \beta_{1j}x_1 + \beta_{2j}x_2 + \cdots + \beta_{kj}x_k, \quad j = 1, \cdots, g-1 \qquad (17.11)$$

仍以"痊愈""有效"和"无效"三分类临床疗效资料为例,如果采用多项 Logit 模型进行 Logistic 回归分析,得到的回归方程(以"无效"为参照)如下所示:

$$\begin{cases} \ln\dfrac{P_{痊愈}}{P_{无效}} = \beta_{01} + \beta_{11}x_1 + \beta_{21}x_2 + \cdots + \beta_{k1}x_k \\[2mm] \ln\dfrac{P_{有效}}{P_{无效}} = \beta_{02} + \beta_{12}x_1 + \beta_{22}x_2 + \cdots + \beta_{k2}x_k \end{cases}$$

可见对于同一数据,采用多项 Logit 模型和比例优势模型进行 Logistic 回归分析,所得的回归方程是不同的,相应自变量的 OR 值及对因变量的解释方式也不同。需要注意的是,对于有序分类的因变量,不建议采用无序分类变量资料的 Logistic 回归进行分析;这里仅仅是作为例子说明无序分类变量资料的 Logistic 回归方程的表示形式。

3. 多分类 Logistic 回归的假设检验

上述比例优势模型和多项 Logit 模型的 Logistic 回归分析,其方程中偏回归系数的求解方法均采用最大似然法,模型及参数的检验与前述二分类 Logistic 回归分析也基本相同,此处不再赘述。

17.4　Logistic 回归模型的应用与注意事项

17.4.1　Logistic 回归模型的应用

Logistic 回归分析的应用领域比较广泛,主要用于如下三个方面:

1. 影响因素分析

伴随统计学与计算机软件的发展,人们处理数据的计算能力越来越强,可供选用的统计模型也越来越多,为人们探索疾病成因创造了条件。Logistic 回归分析能够对二分类或多分类结局变量,进行多个自变量的统计建模,并可按照一定条件,对模型进行优选;从多个影响因素中筛选出影响结局的危险因素或保护因素,非常适合流行病学研究,例如,队列研究(cohort study)、病例对照研究(case-control study)和横断面研究(cross-sectional study)等研究资料的统计分析。对影响因素的筛选策略,与前述多重线性回归分析类似,包括前进法、后退法和逐步回归法,通过 AIC 信息准则及 R^2 大小等标准及自变量的显著性等评价标准进行模型的优选与模型中变量的确定。

2. 校正混杂因素

在临床研究和流行病学研究中,为了评价某一因素对结果的影响,常常需要对伴随的其他影响因素进行校正,消除其他因素对结果的影响。控制混杂因素的方法,除了在设计时,采用

随机、分层或配对/配伍等设计方法,使待比较各组在混杂因素上齐同可比外,也可在统计分析时,采用多变量的统计分析方法进行校正。Logistic 回归模型可同时纳入多个自变量,得到校正其他因素后的优势比估计值和置信区间,因此可以很方便地用于混杂因素的控制。

3. 预测与判别

回归分析在建立模型后,可通过自变量的值预测因变量的值,Logistic 回归分析中的概率模型,在适当的条件下可以用于预测某种结局事件的发生概率,比如临床上可以使用某些检查指标代入回归模型来预测未来患病的概率。另外,Logistic 回归分析还具有良好的判别功能,尤其是在资料类型不能满足 Fisher 判别和 Bayes 判别条件时,更显示出 Logistic 回归判别的优势和效能,具体可参见判别分析一章相关内容。

17.4.2　注意事项

在应用 Logistic 回归分析过程中,需要注意以下问题:

1) 因变量需为分类变量(二分类或多分类),根据具体类型应用不同的 Logistic 回归分析模型。自变量可以是分类变量也可以是数值变量,若为数值变量,则 $\text{Logit}(\pi)$ 与之应存在线性关系,而在实际应用中可将数值变量转换成等级资料,这样优势比的意义更加明确;若是分类变量,可以是二分类,也可以是无序多分类和有序多分类资料,对于多分类特别是无序多分类资料,常需作哑变量设置后再进行回归分析,这样回归的结果更易于解释。

2) 样本量不能太小。由于多因素 Logistic 回归分析引入的变量数多,各自变量不同水平下的交叉分类数大,若没有足够的样本量,无法保证回归结果的稳健性。

3) 多数情况下 Logistic 回归模型的常数项多没有意义,只有在大规模的队列研究或横断面研究、随机对照临床试验中,不同暴露组或处理组的发病率(或有效率等)与研究总体的分布一致时,常数项才有意义,此时模型的回归结果可以用于预测。条件 Logistic 回归不能用于预测。

另外,无论是多重线性回归,还是 Logistic 回归,对自变量进行筛选的过程都较为复杂,不同的筛选方法、不同的筛选变量集,都有可能得到不同的筛选结果,故应多尝试不同方法、不同入选变量,以便得到一个稳定的筛选结果;同时要对模型进行拟合优度评价,选择拟合效果好的模型。当然,研究者也不能完全依赖统计软件这种基于算法的筛选,必要时应根据专业经验纳入某些重要的影响因素,这样得出的统计分析结果在专业上才会更可靠。

电脑实验　Logistic 回归分析

【实验 17.1】　某医生收集了 160 名 40 岁左右肝病患者的性别、Scheuer 评分、部分实验室检查结果及是否患有肝硬化等资料,拟采用二分类 Logistic 回归分析探索可能影响肝硬化的因素。

1. 建立 SPSS 数据集

以性别(女＝0,男＝1)、血清Ⅲ型前胶原、血清Ⅳ胶原、血清透明质酸、血清层黏连蛋白、血清白蛋白、血清球蛋白、Scheuer 评分、肝硬化(无＝0,有＝1)为变量名,建立 9 列 160 行的数据集"例 17.1. sav"。

2. 操作步骤

Analyze→ Regression →Binary Logistic(图 17.2)，在打开的 Logistic Regression 对话框中，将应变量"肝硬化"放入 Dependent 列表中，将待筛选的自变量放入 Covariates 中，见图 17.3。

对于自变量中的分类变量，还需点击对话框右上角的 Categorical 图标进行设置：将分类变量放入 Categorical Covariates 列表中，之后点击 Options 图标，勾选 Classification plots、Hosmer-Lemeshow goodness-of-fit、Casewise listing of residuals 和 CI for exp(B)，见图 17.4。

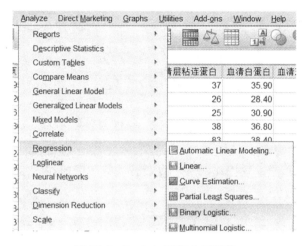

图 17.2　Logistic 回归分析菜单

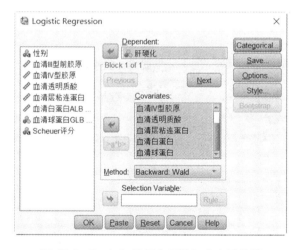

图 17.3　Logistic 回归自变量与应变量设置

在 Options 设置中，还可以设置进入模型及留在模型中的 P 值，点击 Continue，回到主对话框，选择筛选方法：Method 中共列出 3 种前进法、3 种后退法和直接进入法。本例选择后退法中的 Backward Wald 方法。

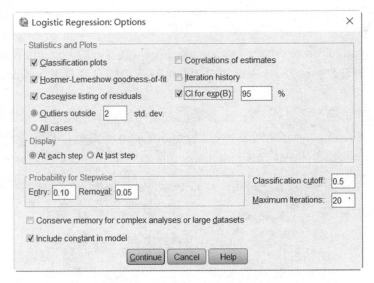

图 17.4　Logistic 回归参数设置

3. 统计分析结果的解释

1) 变量筛选结果：按照上述操作，经过 7 步筛选，最后保留在 Logistic 回归方程中的自变量仅有血清球蛋白，见图 17.5。

Variables in the Equation

		B	S.E.	Wald	df	Sig.	Exp(B)	95% C.I.for EXP(B) Lower	Upper
Step 7[a]	血清球蛋白	.149	.042	12.384	1	.000	1.160	1.068	1.261
	Constant	-6.421	1.491	18.544	1	.000	.002		

a. Variable(s) entered on step 1: 性别, 血清III型前胶原, 血清IV型胶原, 血清透明质酸, 血清层粘连蛋白, 血清白蛋白, 血清球蛋白.

图 17.5　Logistic 回归分析变量筛选过程

使用其他筛选方法，如前进法，或首次引入不同数量的自变量，进行变量筛选的尝试，最终得到的变量与此结果一致。

最后使用因变量"肝硬化"与自变量"血清球蛋白"构建 Logistic 回归方程，得到最终统计分析结果。

2) Logistic 回归统计分析结果：

① 统计描述结果：给出了 Logistic 回归过程基本情况，包括纳入分析与未纳入分析的例数以及应变量的编码等。

② Logistic 模型整体检验结果：Omnibus Tests 表中的 Model 对应统计量为 13.299，P 值为 0.000，提示模型整体有意义，见图 17.6。

③ 模型拟合效果：由 Block 1 部分的 Model Summary 表（图 17.7）可知，$-2\log L$ 的值为 149.563，校正 R^2 为 0.10 左右，模型拟合效果不理想。

④ 参数估计结果与 OR 值：Variables in the Equation 表给出了血清球蛋白的偏回归系数

为 0.149,其 OR 值为 1.16,可信区间为(1.068,1.261),见图 17.5。因肝硬化的发病率低(1987 年世界卫生组织提供的数据显示肝硬化人群平均发病率约 17.1/(10 万)),可认为相对危险度 RR 值为 1.16,即血清白蛋白每提高 1 个单位,诊断肝硬化的概率升高约 16%。

Omnibus Tests of Model Coefficients

		Chi-square	df	Sig.
Step 1	Step	13.299	1	.000
	Block	13.299	1	.000
	Model	13.299	1	.000

图 17.6　Logistic 回归模型的整体检验

Model Summary

Step	-2 Log likelihood	Cox & Snell R Square	Nagelkerke R Square
1	149.563[a]	.080	.125

a. Estimation terminated at iteration number 5 because parameter estimates changed by less than .001.

图 17.7　Logistic 回归模型的拟合效果

若想进一步了解血清白蛋白用于肝硬化诊断的灵敏度和特异度,可进行 ROC 分析。

◀学 习 小 结▶

本章知识结构归纳如下:

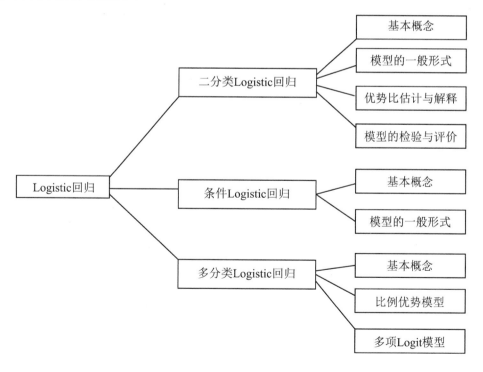

复习思考题

1. Logistic 回归可用于分析什么类型的资料？其主要用途是什么？

2. 在二分类 Logistic 回归分析中,优势比的含义是什么？请结合实验 17.1 的分析结果加以说明。

3. 为什么条件 Logistic 回归不能用于预测？

4. 案例分析:某研究者收集了 96 例 40 岁以上(含 40 岁)慢性乙型肝炎患者的病例资料,包括性别、年龄、既往病史、中医证候积分、肝组织活检 Scheuer 评分、相关的实验室检查(肝纤维化血清四项)资料及其是否患有肝硬化的情况。试探究哪些因素可以作为肝硬化的预测因素,应如何进行统计分析？

第 18 章 聚类分析与判别分析

学习目的:掌握聚类分析和判别分析的概念和基本思想;熟悉两种分析的常用方法、基本步骤及 SPSS 软件实现过程;了解两种分析的区别。

知识要点:聚类分析和判别分析的基本思想、常用方法及 SPSS 软件实现过程。

分类是依据观察对象或变量所具有的各种特征,按照一定的原则或准则对其进行划分或归类,分类研究是生物学和医学研究的重要内容之一。聚类分析和判别分析是研究事物分类的两种基本方法。聚类分析是依据事物的数量特征进行分类,使用简单、分类效果好。判别分析是根据已有分类结果的相关信息构造判别函数,然后利用判别函数对未知的待分类样本作出分类。

18.1 聚 类 分 析

聚类分析(clustering analysis),又称集群分析,指在事先不知道研究对象分类的情况下,借助统计学方法,按照相似性的大小把研究对象分成若干类的过程,是一种按照"物以类聚"的原则对变量或样品进行聚类的统计学方法,属于探索性分析。

变量聚类又称 R 型聚类,是指对多个变量归类的方法,目的是使相似的变量聚集在一起,将迥异的变量分离开,通过指标降维来选择有代表性的指标。例如,采用聚类分析对某年龄组儿童 10 个体质变量指标进行聚类后分为:反映身体形态的指标(如胸围、体重、身高、坐高),反映机体力量和柔韧性的指标(如立定跳远、小球掷远),反映身体机能素质的指标(如体前屈、双脚连续跳、10 米往返跑、脉搏)。

样品聚类又称 Q 型聚类,是指将多个样品归类的方法,目的是使相似的样品聚集在同一类,将迥异的样品分离开来,找出样品间的共性。如根据某地 15 家医院的床位利用率、治愈率和诊断指数进行聚类,将其分为两类或三类。

18.1.1 距离与相似系数

聚类分析中多采用距离和相似系数来衡量变量或样品的相似性。

1. 距离

距离一般用于样品聚类分析。假设有 n 个样品,m 个变量,将 n 个样品看成是 m 维空间

的 n 个点,用两点间的距离定义样品的相似性,距离越小表明样品间相似的程度越高,就越有理由将其划分为一类,聚在一起;反之,则应归于不同的类别。聚类分析采用的距离有欧氏距离、绝对距离、明库斯基距离、兰氏距离、马氏距离等。

(1)欧氏距离(Euclidean distance)

$$d_{ij} = \sqrt{\sum_{k=1}^{m} (x_{ik} - x_{jk})^2} \tag{18.1}$$

其中,x_{ik} 和 x_{jk} 表示第 i 例样品和第 j 例样品 x_k 的观测值。

(2)绝对距离(Manhattan distance)

$$d_{ij} = \sum_{k=1}^{m} |x_{ik} - x_{jk}| \tag{18.2}$$

(3)明库斯基距离(Minkowski distance)

$$d_{ij} = \sqrt[q]{\sum_{k=1}^{m} |x_{ik} - x_{jk}|^q} \tag{18.3}$$

该指标定义直观,计算简单;但其大小随变量量纲的变化而变化,且未考虑变量间的相关关系。

(4)兰氏距离(Lance distance)

$$d_{ij} = \sum_{k=1}^{m} \frac{|x_{ik} - x_{jk}|}{x_{ik} + x_{jk}} \tag{18.4}$$

这是一个自身标准化的量,有助于克服变量量纲的变化对其结果的影响,但其仍未考虑变量之间的相对重要性。

(5)马氏距离(Mahalanobis distance)

$$d_{ij} = x's^{-1}x \tag{18.5}$$

其中,s 表示 m 个变量间的样本协方差矩阵,向量 $x = (x_{i1} - x_{j1},\ x_{i2} - x_{j2},\ \cdots,\ x_{im} - x_{jm})'$。马氏距离有助于克服变量间的相关关系。当 $s = I$(单位阵)时,马氏距离就是平方欧氏距离。

以上距离适用于数值变量资料,对于分类变量资料必须在数量化后方能应用。

2. 相似系数

相似系数一般用于变量聚类分析。其绝对值越接近于 1,相似性越高,越有理由将其划分为一类,聚在一起;反之,绝对值越接近于 0,相似性越低,则宜归于不同的类别。聚类分析采用的相似系数有夹角余弦、指数相似系数、四分相关系数和相关系数等,其中常用的相似系数为夹角余弦和相关系数两种。

(1)夹角余弦(cosine)

$$\cos \theta_{ij} = \frac{\sum_{k=1}^{n} x_{ki} x_{kj}}{\sqrt{\sum_{k=1}^{n} x_{ki}^2 \sum_{k=1}^{n} x_{kj}^2}} \tag{18.6}$$

两个变量的观测值构成的两个向量之间夹角的余弦函数。

（2）相关系数

$$r_{ij} = \frac{\sum\limits_{k=1}^{n} (x_{ki} - \bar{x}_i)(x_{kj} - \bar{x}_j)}{\sqrt{\sum\limits_{k=1}^{n} (x_{ki} - \bar{x}_i)^2 \sum\limits_{k=1}^{n} (x_{kj} - \bar{x}_j)^2}} \qquad (18.7)$$

其中，x_{ki}表示第 k 例样品 x_i 的观测值。r_{ij} 绝对值越大表明两变量间相似程度越高。Spearman 相关系数表示非正态数值变量间、数值变量与等级变量间或等级变量间的相关，Pearson 列联系数表示无序分类变量间或无序分类变量与等级变量间的相关。

一般来说，同一数据采用不同的相似性度量，聚类结果不同。因此，应该根据具体情况采用合适的相似性度量进行聚类分析。

18.1.2　聚类分析方法

聚类分析方法包括系统聚类分析法、二阶段聚类分析法、K-Means 聚类分析法等。

1. 系统聚类分析

系统聚类分析（hierarchical clustering analysis），又称层次聚类分析，是将样品或变量按照一定的层次进行归类的分析方法。聚类过程如下：首先将每个样品或变量看作一类，计算类间距离或相似性系数，将距离最小或相似性系数最大的两类合并成新类，再计算新类与其余类间的距离或相似性系数；重复上述过程，不断减少总类数，直至全部样品或变量被合并为一类。整个聚类过程可绘制成聚类图。该法可以清楚地了解聚类的整个过程，样品一旦归类后就不再变动；但运行速度比较慢，不适用于数据量较大的样本。

类与类之间的距离有多种定义和算法，不同算法的聚类结果可能不同，需要结合专业知识判断选用何种结果。类间距离的计算方法有：类间平均法、类内平均法、最邻近距离法、最远距离法、重心聚类、中位数聚类、离差平方和法。

1）类间平均法（between-groups linkage）：两类样品间距离的平均距离作为两类间的距离，适用于倾向合并偏差较小的类。

2）类内平均法（within-groups linkage）：两类所有样品（包括组内、组间）距离的平均距离作为两类的距离，适用于倾向合并偏差较小的类。

3）最邻近距离法（nearest neighbor）：两类样本之间距离的最小值作为两类的距离，适用于非常离散的资料。

4）最远距离法（furthest neighbor）：两类样本之间距离的最大值作为两类的距离，受异常值影响较大，适用于高度压缩的资料。

5）重心聚类（centroid clustering）：两类均值点间的距离作为两类的距离，分类效果较差，但稳健，对异常值不敏感。

6）中位数聚类（median clustering）：为最远距离法和最邻近距离法的折中。

7）离差平方和法（ward's method）：两类合并所产生的离差平方和的增量作为两类的距离，合理的分类使得类内离差平方和较小，而类间离差平方和较大。分类结果好但对异常值敏感，适用于倾向得到各类样品数目接近的分类结果。

【例 18.1】 采用气相色谱法测得 24 个菌株中 12 种脂肪酸的百分含量($\bar{x}_1 \sim \bar{x}_{12}$)见表 18.1,分别使用样品聚类法和变量聚类法进行聚类分析。

表 18.1 用气相色谱法测得 24 个菌株中 12 种脂肪酸的百分含量

编号	x_1	x_2	x_3	x_4	x_5	x_6	x_7	x_8	x_9	x_{10}	x_{11}	x_{12}
1	0.12	25.42	0.00	7.72	0.00	0.00	0.00	29.06	25.92	0.00	11.76	0.00
2	0.09	7.30	0.00	5.04	0.00	0.00	0.00	24.65	22.54	0.00	39.58	0.00
3	0.02	4.94	0.00	4.02	0.00	0.00	0.00	27.12	23.38	1.82	38.52	0.00
⋮	⋮	⋮	⋮	⋮	⋮	⋮	⋮	⋮	⋮	⋮	⋮	⋮
24	3.85	6.76	0.19	38.95	10.10	0.00	12.24	2.47	18.95	0.00	6.40	0.10

分析思路:采用类间平均法,以欧氏距离为度量标准,进行样品聚类分析,结合聚类图(图 18.1)将 24 个菌株分为两类:13,16,15,19,14,23,21,22,12,18,10,17,11,20 为一类;1,6,8,9,2,3,7,4,5 为一类。采用同样的方法进行变量聚类分析,将 12 种脂肪酸的百分含量分为三类(见图 18.1):x_6,x_{12},x_3,x_1,x_{10},x_7,x_5,x_2 和 x_8 为一类;x_{11} 为一类;x_4 和 x_9 为一类。

距离以及度量标准的不同将导致系统聚类结果有所差异,对聚类结果的解释要同时结合聚类方法和专业知识。

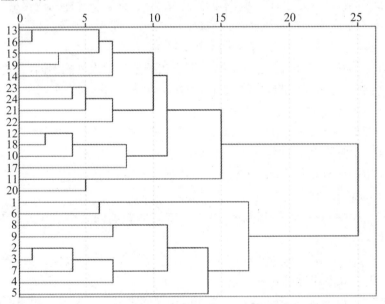

图 18.1 24 个菌株样品聚类分析的结果

2. 二阶段聚类分析

二阶段聚类分析(two-stage clustering analysis),又称两步聚类分析(two step cluster analysis),是基于算法命名的一种聚类方法。过程如下:根据研究者指定的最大类别数先对样品进行初步归类,然后再将初步聚类结果进行聚类并确定最终聚类方案,最终根据一定的统计标准确定聚类的类别数量。该法利用统计量作为距离指标进行聚类,同时又可根据一定的统计标准"自动地"建议甚至确定最佳的类别数,结果的正确性更有保障。另外,运算速度较快,适用于大数据量;在二阶段聚类的基础上,也可进一步作判别分析。图 18.2 给出了 12 种脂肪酸的百分含量变量聚类分析结果。

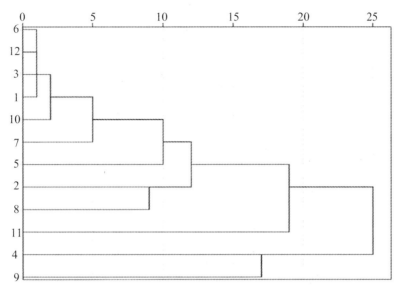

图 18.2　12 种脂肪酸的百分含量变量聚类分析结果

3. K-Means 聚类分析

当待分类的样品较多时,针对系统聚类的缺点,统计学者提出了样品动态聚类分析法,其原理为:首先确定几个有代表性的样品作为各类的核心,然后将其他样品按就近原则逐一归类,归类的同时不断调整各分类中心位置,直至分类完成。该法既解决了计算速度的问题,又能随着聚类的进展不断对样品的归类进行调整。

动态样品聚类法中最常用的方法为 K-Means 聚类。K-Means 聚类是根据实现确定的 K 个类别反复迭代直到把每个样本分到指定的类别中。类别数据的确定具有一定的主观性,需要研究者对研究问题有一定的了解和经验。聚类步骤:首先确定聚类数 K。在实际应用中,研究者需要根据实际问题反复尝试,一般设置聚类数 K 为 2~8,然后比较不同聚类数得到的分类结果,得出要分类的数目。其次确定 K 个类别的初始聚类中心。计算样品到聚核的欧氏距离,并根据距离对样品进行初次分类;重新计算新的分类聚核,直至类中样品不再变化,分类完成。可以通过迭代次数和中心点偏移程度判断是否终止聚类分析。当迭代次数等于指定的迭代次数时,聚类终止;新确定的类中心点距上个类中心点的最大偏移量小于指定的量时,聚类终止。适当增加迭代次数或合理调整中心点偏移量的判定标准,能够有效地克服初始类中心点指定时有可能存在的偏差,提高聚类分析的准确性。

18.1.3　聚类分析中应注意的问题

1）聚类分析常用于数据的探索性分析,应结合专业知识对聚类结果进行解释,为获得较理想的结论,需尝试采用多种聚类方法。

2）聚类分析前需对变量进行预处理,一般采用标准化变换或极差变换,以消除量纲和变异系数大幅波动的影响。

3）进行类间差异统计学检验时,分类后单变量采用方差分析,多变量应用多元方差分析。

18.2　判　别　分　析

判别分析(discriminant analysis)是利用已知类别的样本建立判别函数,对未知类别的样本进行判别的一种多变量统计方法。例如,临床上经常需要根据患者的主诉、体征、检查结果等作出诊断,确定疾病类型,判别分析就可辅助完成疾病类型的鉴别诊断。

判别分析有两种分类方法,一是根据资料的性质分为定性资料的判别分析和定量资料的判别分析;二是根据采用不同的判别准则分为 Fisher 判别、Bayes 判别、距离判别等分析方法,其中较经典的是 Fisher 判别和 Bayes 判别。

18.2.1　Fisher 判别

Fisher 判别,又称典则判别(canonical discriminant),其判别思想是投影。就是选择一个适当的投影轴,使得类间样本投影的均值之差尽可能大、类内差尽可能小。该方法对总体的分布类型不作要求,适用于两类和多类判别。

1. 基本原理

已知 A、B 两类研究对象,其中 A 类有 n_A 例,B 类有 n_B 例,分别记录其 x_1,x_2,x_3,$\cdots$,x_m 个观察指标,称为判别指标或变量。Fisher 判别法就是找出一个线性组合[式(18.8)],使综合指标 Z 在均数 $\bar{Z}_A$ 与 $\bar{Z}_B$ 的差异 $|\bar{Z}_A - \bar{Z}_B|$ 尽可能大,而 $S_A^2 + S_B^2$ 尽可能小,使 λ 达到最大。

$$Z = C_1 x_1 + C_2 x_2 + \cdots + C_m x_m \tag{18.8}$$

$$\lambda = \frac{|\bar{Z}_A - \bar{Z}_B|}{s_A^2 + s_B^2} \tag{18.9}$$

式(18.8)所列的线性组合为 Fisher 判别函数,C_1,C_2,C_3,$\cdots$,C_m 为判别系数。可根据下列方程组解出判别系数。

$$\begin{cases} s_{11}C_1 + S_{12}C_2 + \cdots + s_{1m}C_m = D_1 \\ s_{21}C_1 + S_{22}C_2 + \cdots + s_{2m}C_m = D_2 \\ s_{m1}C_1 + S_{m2}C_2 + \cdots + s_{mm}C_m = D_m \end{cases} \tag{18.10}$$

其中,$D_j = \bar{x}_j^{(A)} - \bar{x}_j^{(B)}$,$\bar{x}_j^{(A)}$,$\bar{x}_j^{(B)}$ 分别是 A 类和 B 类第 j 个指标的均数($j = 1, 2, \cdots, m$);s_{ij} 是 $x_1, x_2, \cdots, x_m$ 的合并协方差阵的元素。

$$s_{ij} = \frac{\sum (x_i^{(A)} - \bar{x}_i^{(A)})(x_j^{(A)} - \bar{x}_j^{(A)}) + \sum (x_i^{(B)} - \bar{x}_i^{(B)})(x_j^{(B)} - \bar{x}_j^{(B)})}{n_A + n_{B^{-2}}} \tag{18.11}$$

其中,$x_i^{(A)}$,$x_i^{(B)}$,$x_j^{(A)}$,$x_j^{(B)}$ 分别为 x_i 和 x_j 于 A 类和 B 类的观测值。

2. 判别规则

根据公式(18.8)逐例计算判别函数值 Z_i,求 Z_i 的两类均数 $\bar{Z}_A$、$\bar{Z}_B$ 与总均数 $\bar{Z}_C$,按下面

公式计算判别界值:

$$Z_C = \frac{\bar{Z}_A + \bar{Z}_B}{2} \tag{18.12}$$

具体判别规则:

$Z_i > \bar{Z}_C$,判为 A 类;

$Z_i < \bar{Z}_C$,判为 B 类;

$Z_i = \bar{Z}_C$,判为任意一类。

【例 18.2】 现收集某病患者的三个指标(x_1, x_2, x_3)(见表 18.2),其中,早期患者(A)12 例,晚期患者(B)10 例。试作判别分析。

表 18.2 22 例患者三项指标观察结果

类别	编号	观测值			Z	Fisher 判别结果
		x_1	x_2	x_3		
A	1	23	8	0	0.19	A
A	2	−1	9	−2	2.73	A
A	3	−10	5	0	1.83	A
A	4	−7	−2	1	−0.28	B
A	5	−11	3	−4	2.72	A
A	6	−10	3	−1	1.69	A
A	7	25	9	−2	0.91	A
A	8	−19	12	−3	4.98	A
A	9	9	8	−2	1.81	A
A	10	−25	−3	−1	1.39	A
A	11	0	−2	2	−1.09	B
A	12	−10	−2	0	0.25	A
B	13	9	−5	1	−2.07	B
B	14	2	−1	−1	−0.05	A
B	15	17	−6	−1	−2.22	B
B	16	8	−2	1	−1.33	B
B	17	17	−9	1	−3.53	B
B	18	0	−11	3	−3.43	B
B	19	−9	−20	3	−4.82	B
B	20	−7	−2	3	−0.91	B
B	21	−9	6	0	1.98	A
B	22	12	0	0	−0.84	B

注:选自孙振球. 医学统计学[M]. 2 版. 北京:人民卫生出版社,2007.

1) 计算 3 个变量的类均数及类间均数差 D_j,结果见表 18.3。

表 18.3　变量的均数及类间均数差

类别	例数	$\bar{x}_1$	$\bar{x}_2$	$\bar{x}_3$
A	12	-3	4	-1
B	10	4	-5	1
类间均数差 D_j	—	-7	9	-2

2）计算合并协方差矩阵：

$$S_{11} = \frac{\left[(23+3)^2 + (-1+3)^2 + \cdots + (-10+3)^2\right] + \left[(9-4)^2 + (2-4)^2 + \cdots + (12-4)^2\right]}{12+10-2}$$

$$= 175.3$$

最终得判别函数：

$$Z = -0.070x_1 + 0.225x_2 - 0.318x_3$$

逐例计算判别函数值 Z_i 于表 18.2，同时计算 Z_A 和 Z_B 与总均数 $\bar{Z}_C$。

3）根据判别规则进行两类判别。结果列于表 18.2 最后一列。

3. 判别效果评价

判别效果一般用误判概率 P 来衡量。$P = P(A\mid B) + P(B\mid A)$，其中 $P(A\mid B)$ 是将 B 类误判成 A 类的条件概率；$P(B\mid A)$ 是将 A 类误判成 B 类的条件概率。如表 18.2 中的最后一列，本例有 4 例误判，则 $4/22 = 18.2\%$ 为误判概率的估计。

4. 多类判别

多类判别原理与两类判别相似，假定有 g 类，就要建立 $g-1$ 个判别函数。但由于其判别规则相对复杂，应用较少，本书不作进一步介绍，感兴趣的读可以查阅相关专门著作。

18.2.2　Bayes 判别

Bayes 判别是根据先验概率求出后验概率，并依据后验概率大小进行分类判断的方法。先验概率是用概率描述研究者事先对研究对象的认识程度；后验概率是根据具体资料、先验概率、特定的判别规则所计算出来的概率。Bayes 判别常用于多类判别，要求各类近似服从正态分布。

1. 基本原理

寻求一种判别规则使得属于第 k 类的样品，在第 k 类中取得最大的后验概率。假定已知各类出现的先验概率 $P(y_k)$，且各类数据均服从正态分布，可获得两种 Bayes 判别函数。

1）当各类的总体协方差矩阵相等时，可得到线性 Bayes 判别函数：

$$\begin{cases} y_1 = C_{01} + C_{11}x_1 + C_{21}x_2 + \cdots + C_{m1}x_m \\ y_2 = C_{02} + C_{12}x_1 + C_{22}x_2 + \cdots + C_{m2}x_m \\ y_g = C_{0g} + C_{1g}x_1 + C_{2g}x_2 + \cdots + C_{mg}x_m \end{cases} \quad (18.13)$$

其中，C_{jk} 是判别系数（$j=0, 1, 2, \cdots, m; k=1, 2, \cdots, g$）。用 $s = \{s_{ij}\}$ 记合并协方差矩阵，s_{ij} 表示判别指标 x_i 与 x_j 的合并协方差。

2）当各类的总体协方差矩阵不等时,得到非线性二次型 Bayes 判别函数,此时判别函数形式比较复杂,只能用矩阵的形式写出。

2. 先验概率

如果不知道各类的先验概率,一般可用等概率和频率法计算。

1）等概率(先验概率不知)法计算公式为

$$P(y_k) = \frac{1}{g} \quad (g \text{ 为类别数}) \tag{18.14}$$

2）频率法计算公式为

$$P(y_k) = \frac{nk}{N} \quad (\text{当样本量较大且无选择性偏倚时用}) \tag{18.15}$$

3. 判别规则

1）按判别函数值判别:根据判别对象的判别函数值 $y_1, y_2, \cdots, y_g$,将判别对象判为判别函数值最大的那一类。

2）按后验概率判别:计算判别对象属于第 k 类的后验概率,将判别对象判为后验概率值最大的那一类。

$$P_k = \frac{\exp(y_k - y_C)}{\sum\limits_{l=1}^{g} \exp(y_1 - y_C)}, \quad y_c = \max(y_k) \tag{18.16}$$

18.2.3　最大似然判别

最大似然判别法适用于定性资料的两类判别和多类判别。

1. 判别原理

用独立事件的概率乘法定理得到判别对象归属某类的概率。

若有 m 个判别指标,分别记为 $x_1, x_2, \cdots, x_m$,g 类记为 $y_1, y_2, \cdots, y_g$。m 个指标互相独立,g 种类型互斥(即每个研究对象只能归属一类)。假定已知属于第 k 类时变量 x_j 取值 S_1 的条件概率为 $p(x_j(S_l) \mid y_k)$,$(l=1,2,\cdots,L; j=1,2,\cdots,g)$。当某判别对象的各指标 $x_1, x_2, \cdots, x_m$ 分别取值 $S_1, S_2, \cdots, S_m$ 似然函数(取值概率)

$$P_k = P(x_1(S_1) \mid y_k) \cdot P(x_2(S_2) \mid y_2) \cdots P(x_m(S_m) \mid y_m), \quad k=1,2,\cdots,g \tag{18.17}$$

2. 判别规则

求 $P = \max(P_k)(k=1, \cdots, g)$,如果 $P = P_{K_0}$ 即被判为第 K_0 类。

18.2.4　Bayes 公式判别法

1. 判别原理

用 Bayes 公式进行判别分析,其原理与最大似然法相同。若已知有 g 类记为 $y_k(k=1, 2, \cdots, g)$,m 个判别分析 $x_j(j=1, 2, \cdots, m)$,各指标 $S_{lj}(l=1, 2, \cdots, l_j)$。假定某判别对象(记为 a)各指标 x_j 的状态分别取为 S_{lj},则该对象 a 属于第 k 类的后验概率为

$$P(y_k \mid a) = \frac{P(y_k) \cdot P(x_1(S_{11}) \mid y_k) P(x_2(S_{12}) \mid y_k) \cdots P(x_m(S_{1m}) \mid y_k)}{\sum\limits_{k=1}^{g} P(y_k) \cdot P(x_1(S_{11}) \mid y_k) P(x_2(S_{12}) \mid y_k) \cdots P(x_m(S_{1m}) \mid y_k)}$$

$$\tag{18.18}$$

2. 判别规则

将判别对象 a 判为 $P(y_k|a)$ 最大的那一类。

18.2.5　逐步判别

1. 基本原理

逐步回归根据各自变量偏回归平方和的大小筛选变量，自变量的选入或剔除会导致偏回归平方和增大或减小。逐步判别是根据方差分析中 Wilks 统计量 Λ 来筛选判别指标，判别指标的选入或剔除会导致 Λ 的减小或增大。每选入或剔除一个判别指标考察是否导致 Λ 明显减小或增大，从而实现判别指标筛选的目的。

2. 筛选步骤

1）变量候选：计算 m 个候选变量的类内离差平方和矩阵与总离差平方和矩阵。

2）假定 r 个变量已入选，$m-r$ 个变量候选。计算 r 个变量的离差平方和矩阵与总离差平方和矩阵。

① 入选变量：对候选变量逐一计算 Λ_i，如果 $\max(\Lambda_i) \geqslant \Lambda_a$，将相应的变量选入，紧接着作变量剔除。

② 剔除变量：对入选变量逐一计算 Λ_i，如果 $\max(\Lambda_i) < \Lambda_\beta$，将相应的变量剔除。

3）重复第二步直至入选变量不能被剔除，候选变量不能被选入为止。

变量选择完毕后，假定选了 r 个变量，再根据 Bayes 判别准则建立包含 r 个变量的判别函数。

18.2.6　判别分析中应注意的问题

1）判别分析要求样本量足够大，以保证其代表性。样本的原始分类必须正确无误，判别指标的选择要适当。

2）样本中各类的构成比可作为各类先验概率的估计值，此时需注意样本构成是否具有代表性。

3）判别函数建立后，应不断积累新的资料，逐步完善。

4）对于两类判别，Fisher 判别、Bayes 判别以及二元 Logistic 回归判别是等价的，它们都属于线性判别。

电脑实验　聚类分析与判别分析

【实验 18.1】　对例 18.1 资料中 24 个菌株进行样本聚类分析。

1. 建立 SPSS 数据集

以"编号""X_1""X_2""X_3""X_4""X_5""X_6""X_7""X_8""X_9""X_{10}""X_{11}"和"X_{12}"为变量名，建立 13 列 24 行的数据集"例 18.1. sav"。

2. 操作步骤

Analyze→Classify→Hierarchical Cluster→变量"X_1""X_2""X_3""X_4""X_5""X_6""X_7""X_8"

"X_9""X_{10}""X_{11}"和"X_{12}"移到 Variables(s)→"编号"移到 Label Cases by→Cluster 选 Cases→单击 Methods→Cluster Method 选 Between-groups linkage→Measure 中 Interval 选 Euclidean distance→单击 Statistics→Agglomeration schedule(输出聚类分析的凝聚状态表)→Plots 中选择 Dendrogram(输出树状图)→Icicle 中选择 All clusters(输出全部分类的冰柱图)→点击 OK,运行聚类分析,得到聚类分析结果。

3. 结果解释

冰柱图反映了系统聚类的全过程,"冰柱"融合的过程就是系统聚类的过程,是分析聚类结果和判断最优分类数的依据。原始数据有 24 个样品,在聚类起始阶段为 24 类,然后按照既定的聚类方法合并两个样品。通过图 18.3 发现,菌株 13 和 16 最先融合聚为一类,之后菌株 2 和 3 融合聚为一类,依次融合,直至所有冰柱融合在一起为止(如图 18.4 所示)。

	群集组合			首次出现阶群集		
阶	群集 1	群集 2	系数	群集 1	群集 2	下一阶
1	13	16	3.335	0	0	10
2	2	3	4.226	0	0	5
3	12	18	5.904	0	0	7
4	15	19	8.864	0	0	10
5	2	7	9.473	2	0	15
6	23	24	10.053	0	0	8
7	10	12	10.915	0	3	16
8	21	23	11.847	0	6	12
9	11	20	12.794	0	0	21
10	13	15	13.467	1	4	14
11	1	6	14.768	0	0	22
12	21	22	15.226	8	0	17
13	8	9	15.382	0	0	19
14	13	14	16.109	10	0	17
15	2	4	16.152	5	0	19
16	10	17	17.977	7	0	18
17	13	21	22.807	14	12	18
18	10	13	23.420	16	17	21
19	2	8	24.564	15	13	20
20	2	5	29.745	19	0	22
21	10	11	31.342	18	9	23
22	1	2	34.976	11	20	23
23	1	10	52.176	22	21	

图 18.3　24 个菌株的聚类表

树状图结果显示,如果将 24 个菌株分成两类,那么菌株 13、16、15、19、14、23、21、22、12、18、10、17、11、20 为一类,菌株 1、6、8、9、2、3、7、4、5 为另一类,如图 18.1。聚类方法不同,聚类结果略有差别。关于分类数的判定,可以根据专业需要,事先指定;如果事先对分类数没有规定,则需要考虑各分类数样品的归属,利用专业知识判断其中较合理的情形。

【实验 18.2】　对例 18.2 资料建立判别函数。

1. 建立 SPSS 数据集

以某病患者的三个指标(X_1、X_2、X_3)为判别变量,癌症分期为分组变量(group)。建立数据集"例18.2.sav"。

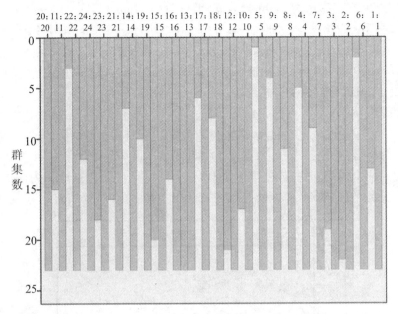

图 18.4　24 个菌株系统聚类的冰柱图（聚类方法为 Between-groups linkage）

2. 操作步骤

Analyze→Classify→Discriminant→分组变量 group 选入 Grouping Variable 栏→激活 Define Range，填入分组变量的取值范围，本例只有 1 和 2，故最小值填写 1，最大值填写 2→判别变量选入 Independents 栏，选择 Enter independents together→Statistics，选择 Fisher's 法→单击 Classify 选择 Summary table 及 Leave-one-out classification→单击 Save 选择保存结果形式→单击 OK 按钮，获得结果判别函数。

3. 结果解读

由图 18.5 可得到 Fisher 线性判别函数为

$$Y_1 = -1.020 - 0.030 X_1 + 0.090 X_2 - 0.203 X_3$$
$$Y_2 = -1.167 + 0.040 X_1 - 0.135 X_2 + 0.115 X_3$$

上述公式也可用于判别分类。

图 18.6 给出了各组重心，可见典型判别函数得分值大者被划分到 A 类，得分小者被划分到 B 类，判别结果与文中例 18.2 结果一致。

Classification Function Coefficients

	Y	
	1	2
X 1	-.030	.040
X 2	.090	-.135
X 3	-.203	.115
(Constant)	-1.020	-1.167

Fisher's linear discriminant functions

图 18.5　分类函数系数

Functions at Group Centroids

Y	Function
	1
1	-.806
2	.968

Unstandardized canonical discriminant functions evaluated at group means

图 18.6　各组重心

图 18.7 为判别考核结果,列出了普通考核和交叉考核的考核结果,并计算了一致率和不一致率。普通考核的正确分类率为 83.3%,交叉考核的正确分类率为 75.0%。

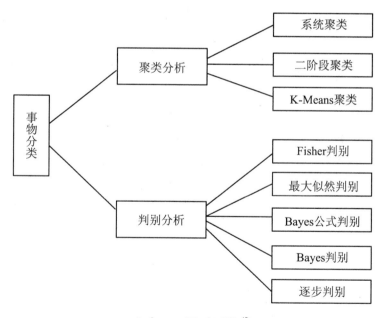

Classification Results[b,c]

		Y	Predicted Group Membership		Total
			1	2	
Original	Count	1	10	2	12
		2	2	8	10
	%	1	83.3	16.7	100.0
		2	20.0	80.0	100.0
Cross-validated[a]	Count	1	9	3	12
		2	3	7	10
	%	1	75.0	25.0	100.0
		2	30.0	70.0	100.0

a. Cross validation is done only for those cases in the analysis. In cross validation, each case is classified by the functions derived from all cases other than that case.
b. 81.8% of original grouped cases correctly classified.
c. 72.7% of cross-validated grouped cases correctly classified.

图 18.7　判别效果考核结果

说明:为保持与源文献的一致性,前文例 18.2 的判别函数仍采用 NoSA 统计分析软件的分析结果。同时,与本书实验部分使用的软件一致,此处借助 SPSS21.0 软件进行了聚类分析。可见,虽然两种方法得到的判别函数不尽相同,但是判别结果一致。

学 习 小 结

本章知识结构归纳如下:

```
                                          ┌── 系统聚类
                        ┌── 聚类分析 ──────┼── 二阶段聚类
                        │                 └── K-Means聚类
            事物分类 ───┤
                        │                 ┌── Fisher判别
                        │                 ├── 最大似然判别
                        └── 判别分析 ──────┼── Bayes公式判别
                                          ├── Bayes判别
                                          └── 逐步判别
```

复习思考题

1. 聚类分析中衡量变量或样品相似性的指标有哪些?
2. 聚类分析与判别分析在用途上有何异同?
3. 判别分析的注意事项有哪些?

第 19 章　圆形分布资料的统计分析

学习目的：掌握圆形分布资料的类型、特点及分析方法，增强对时间医学与中医时辰医学资料的识别能力，能对周期性变化的资料进行恰当的统计分析。

知识要点：圆形分布资料类型与特点，圆形分布资料的基本统计描述和统计推断。

医学研究中有许多资料的变化具有周期性，如睡眠与觉醒的周期性交替，脑卒中的发病季节，人体经脉气血运行的时辰变化等。这类数据，用常规统计方法往往难以展示和发现其内在特征，此时宜采用圆形分布资料的统计分析方法进行处理。

19.1　圆形分布资料概述

19.1.1　圆形分布资料类型

圆形分布（circular distribution）资料是指具有周期性变化规律的资料。圆形分布资料可转化为角度，即圆心角。医学上常见的圆形分布资料主要有 4 种。

1. 时间周期性资料

如生物活动的季节性，某些温病发生流行的时间也多集中于某一节气或时期，中草药有效成分含量与采集时间的关系；人体的免疫功能、激素水平等也具有随季节、昼夜改变的趋势，如女性的月经周期一般为 28 天；人体血压在清晨 7:00～9:00 为第一个峰值时间；许多医学现象具有"旦慧、昼安、夕加、夜甚"的变化规律等。此外，由于生物节律的存在，相同剂量的药物在不同时间给药得到的疗效可能也不同，如糖尿病人凌晨 4 时对胰岛素效果最为敏感；上午 8:00～10:00 针刺治疗原发性高血压的效果优于其他时段；同剂量洋地黄在夜间给药可比白天给药敏感性高约 40 倍等。这些属于时间医学（chronomedicne）和中医时辰医学研究范畴的资料均呈时间周期性变化。

2. 角度性资料

医学中有些观察数据常用角度表示，如关节弯曲角度、脊椎左右弯曲角度，心电图、脑电图、脑阻抗血流图等方位角资料，其读数不超过 360°，即在一个圆周的范围之内，这类资料被称为角度性资料，通常用度或弧度来表示，度的表示符号为"°"，弧度的表示符号为"rad"。如图

19.1 所示,一个圆心角分为 360 等份,每份定义为 1 度 (1°),1°等于 60 分(1°=60′)。

3. 方向性资料

环境卫生学中探讨风向变化对环境污染程度和健康的影响,工厂常建设在居民区的下风侧,而风向常用罗盘的方向角度表示,以北东南西为顺序,正北为"0°",正东为"90°",正南为"180°",正西为"270°",见图 19.1。

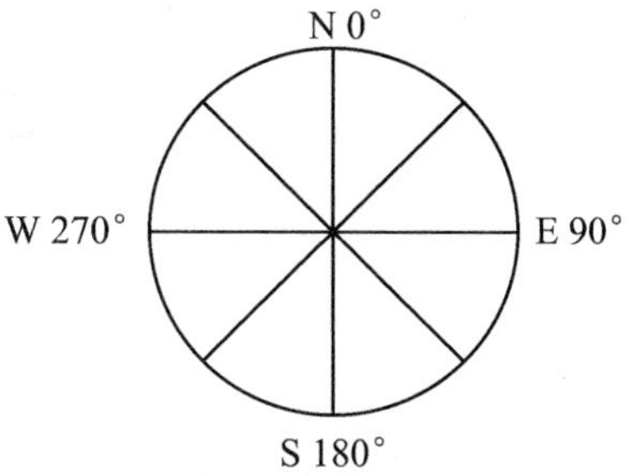

4. 其他资料

在圆形的器官或组织上发生异常或病变的资料,如子宫颈口溃疡的位置、乳房肿块的位置、眼角膜上溃疡瘢痕的位置等可在圆周标出其位置。另外,按规定时间测定的计量资料,也属于圆分布资料。例如,临床上对生命体征的监测,常在早晨 8 时和下午 14 时分别进行,这也形成了圆周上的"位置"数据。

图 19.1　角度与方向性资料示意图

19.1.2　时间、位置与角度的转换

在进行圆形分布资料分析时,除了原始资料本身为角度外,其余的数据(如时间)一般需要先转换为角度。反过来,其分析的结果又需转换为原始资料属性的指标。转换的方法,需要根据具体问题确定一个圆周分割的尺度。

1. 角度与弧度的换算

一个圆心角用角度表示为 360 度(360°),用弧度(rad)表示为 2π,角度与弧度的换算关系为

$$360°=2\pi, \qquad 180°=\pi$$

取 $\pi=3.1415926$ 时

$$1°=\frac{\pi}{180}\approx0.0175 \text{ rad}, \qquad 1 \text{ rad}=\frac{180}{\pi}\approx57.2959°$$

2. 时间(月、日、时、分)与角度的换算

(1) 年周期数据

以 1 年为 1 周期,1 年以 365 天按 360°计算,以元旦零时为起点,乘以天数即可转换为角度。反过来,将角度转换为天数后依次减去每月天数,即得某月某日。

例如:3 月 1 日转换为角度:

$$3 \text{ 月 } 1 \text{ 日共有}=31+28+1=60 \text{ (d)}, \qquad \frac{60}{365}\times360°=59.178°$$

反之,角度转换为天数:

$$\frac{59.178}{360}\times365 \text{ d}=60 \text{ d}, \quad 60-31-28=1,\text{得 } 3 \text{ 月 } 1 \text{ 日}$$

(2) 昼夜数据

以 1 日为 1 周期,1 日 24 小时,则时、分与角度的转换关系为

$$1 \text{ h}=\frac{360°}{24}=15° \quad 1 \text{ min}=\frac{360°}{60\times24}=0.25°$$

例如:12 点 30 分转换成角度为

$$12:30=\frac{12}{24}\times360°+\frac{30}{60\times24}\times360°=187.5°$$

反之,角度转换成时间为

$$187.5°=\frac{187.5}{360}\times24\ h=12.5\ h=12\ h+0.5\ h\times60\ min=12:30$$

(3)圆周位置数据

圆周的位置以钟点表示时,一个圆周 360°,分为 12 小时,则

$$1\ h=\frac{360°}{12}=30° \quad 1\ min=\frac{360°}{60\times12}=0.5°$$

例如,一病人外痔位置在 8 时 45 分处,转换成角度为

$$8:45=\frac{8}{12}\times360°+\frac{45}{60\times12}\times360°=262.5°$$

反之,角度转换成钟点位置为

$$262.5°=\frac{262.5}{360}\times12\ h=8.75\ h=8\ h+0.75\times60\ min=8:45$$

19.1.3　圆形分布资料的特点

圆形分布资料虽多为数值变量资料,但其特点与一般数值变量资料有明显区别。最常见的圆形分布是 Von Mises 分布,为单峰分布,相当于正态分布,具有以下特点。

1)周而复始。圆形分布均可转化为角度,即圆心角,360°即回归 0°。

2)无大小之分。圆分布的数据各角度仅定义位置,无大小之分。不能说 350°角度大于 10°角度,180°方向高于 90°方向,2 时出生的人优于 1 时出生的人。

3)无真正零点。圆形分布资料的起点及递增方向都是人为设定的。习惯上以正北为 0°,子夜 0 时 0 分为 0°,心电图以右侧正东为 0°,顺时针方向递增。

4)无变异系数。角度的平均数与标准差间不存在变异系数关系,就像 9 时上课迟到 10 分钟与 11 时上课迟到 10 分钟情节是一样的,圆形分布资料的 5°±10°与 80°±10°所表达的变异程度是相同的。

19.2　圆形分布资料的统计描述

对于圆形分布资料不能简单地直接用算术均数或中位数描述其集中趋势。假如 5 个病人的入睡时间分别为 20、21、23、0 和 1 点钟,描述其平均入睡时间,如果用一般定量资料的分析方法,计算其算术均数为(20+21+23+0+1)÷5=13,即 13 点,其中位数为(0,1,20,21,23)的中间值,即 20 点;这两个结果显然都不能正确反映这 5 名病人的平均入睡时间,都是不合理的。圆分布资料宜采用圆形分布统计方法,这样不仅可避免这种不合理现象,而且还可以检验各数据在一个周期内是均匀分布的还是有集中倾向的。

圆形分布资料的统计描述常用平均角、极距和角标准差等指标。计算这些指标时,一般先

把一个周期性数据变成角度值或弧度值(统计软件如 SPSS 默认采用的为弧度),再利用正弦、余弦值进一步而求得。

19.2.1　小样本圆形分布资料的统计描述

1. 平均角

平均角(mean angle)又称角均数。若圆形分布资料有集中于某个角度、方向或时间的趋势,则可用平均角描述;一般需先将圆分布资料转化成角度 α,设有 n 个角度:$\alpha_1,\alpha_2,\cdots,\alpha_n$,其平均角为 $\bar{\alpha}$。求平均角 $\bar{\alpha}$ 的步骤及计算公式如下:

1) 求 $\sum x$、$\sum y$

$$x_i = \cos\alpha_i, \quad y_i = \sin\alpha_i \tag{19.1}$$

$$\sum x = \sum\cos\alpha, \quad \sum y = \sum\sin\alpha \tag{19.2}$$

$$\bar{x} = \sum y_i/n = \sum\cos\alpha_i/n \tag{19.3}$$

$$\bar{y} = \sum y_i/n = \sum\sin\alpha_i/n \tag{19.4}$$

2) 求平均角 $\bar{\alpha}$

$$\bar{\alpha} = \begin{cases} \arctan(\bar{y}/\bar{x}) & (\bar{x}>0,\bar{y}>0) \\ 360° + \arctan(\bar{y}/\bar{x}) & (\bar{x}>0,\bar{y}<0) \\ 180° + \arctan(\bar{y}/\bar{x}) & (\bar{x}>0) \\ 90° & (\bar{x}=0,\bar{y}>0) \\ 270° & (\bar{x}=0,\bar{y}<0) \\ 不一定 & (\bar{x}=0,\bar{y}=0) \end{cases} \tag{19.5}$$

在微积分学中,所有角度都以弧度测量。按 $\pi=180°$,可将式(19.5)的角度形式转换成弧度形式来表达。

2. 极距

极距(polar distance)又称为平均向量长度,表示圆形分布资料的集中性量度,总体极距用 ρ 表示,样本极距是总体极距的估计值,用 r 表示,计算公式为

$$r = \sqrt{\bar{x}^2 + \bar{y}^2} \tag{19.6}$$

3. 角标准差

角标准差(angular standard deviation)又称平均角离差(mean angular deviation),角离差(angular deviation)或圆标准差(circular standard deviation),用 s 表示。角标准差 s 的公式为

$$s = \sqrt{-2\ln r} \quad (弧度) \tag{19.7}$$

$$s = \sqrt{-2\ln r} \times \frac{180°}{\pi} \quad (角度) \tag{19.8}$$

当一组数据中所有 $\alpha_i(i=1,2,3,\cdots,n)$ 都等于同一数值时,说明这组数据无变异,则 $s=0$,$r=1$;当一组数据中的 α_i 均匀地分布在圆周上时,则 $r=0$,而 s 则因平均角不存在而无法计算,但当 r 趋向于 0 时,s 趋向于无穷大。r 值的范围在 0~1 之间,s 值的范围在 0~∞ 之间。

【例 19.1】　2018 年 8 月 8 日某医院有 20 名足月孕妇分娩,其分娩时间见表 19.1 第 1

列,求其平均分娩时间与标准差。

表 19.1　20 名足月妊娠妇女分娩时间计算表

病例号	分娩时间 ①	小时 ②	角度 ③	弧度 α ④	$\cos\alpha$ ⑤	$\sin\alpha$ ⑥
1	10:45	10.75	161.25	2.8143	−0.9469	0.3214
2	17:00	17.00	255.00	4.4506	−0.2588	−0.9659
3	10:38	10.63	159.50	2.7838	−0.9367	0.3502
⋮	⋮	⋮	⋮	⋮	⋮	⋮
20	17:30	17.50	262.50	4.5815	−0.1305	−0.9914
合计	—	—	—	—	−1.2934	−8.3760

分析思路:本例为时间周期性资料,可采用圆形分布资料的分析方法,先将分娩时间换算成弧度,在进行相应计算。

1) 将分娩时间换算成角度进而为弧度 α,然后分别求出 $\cos\alpha$ 及 $\sin\alpha$。例如

$$10:45 = 10 + \frac{45}{60} = 10.75 = \frac{10.75}{24} \times 360°$$

$$= 161.25° = \frac{161.25}{180} \times 3.1415926 = 2.8143 \,(\text{rad})$$

$$\cos(2.8143) = -0.9469, \quad \sin(2.8143) = 0.3214$$

其余,如此类推,见表 19.1 第②、③、④、⑤、⑥列。

2) 求出 $\sum\cos\alpha = -1.2943$, $\qquad \sum\sin\alpha = -8.3760$

3) 由式(19.3)和(19.4)求得

$$\bar{x} = \sum\cos\alpha_i / n = -1.2934/20 = -0.0647$$

$$\bar{y} = \sum\sin\alpha_i / n = -8.3760/20 = -0.4188$$

4) 由式(19.6)得

$$r = \sqrt{\bar{x}^2 + \bar{y}^2} = \sqrt{(-0.0647)^2 + (-0.4188)^2} = 0.4238$$

5) 按式(19.5),因 $\bar{x} < 0$,则

$$\bar{\alpha} = 3.1415926 + \arctan(\bar{y}/\bar{x})$$

$$= 3.1415926 + \arctan[(-0.4188)/(-0.0647)] = 4.5592 \text{ rad} = 261.22°$$

6) 由式(19.7)求 $\bar{x}$,得

$$s = \sqrt{-2\ln r} = \sqrt{-2\ln 0.4238} = 1.3103 \,(\text{rad})$$

$$= 1.3103 \times 180/3.1415926 = 75.08$$

将 $\bar{\alpha}$ 和 s 变换成时间为

$$\frac{261.22}{360} \times 24 = 17.4147 \text{ h} = 17 \text{ h} + 0.4147 \times 60 \text{ min} = 17:25$$

$$\frac{75.08}{360} \times 24 = 5.0053 \text{ h} = 5 \text{ h} + 0.0053 \times 60 \text{ min} \approx 5 \text{ h}$$

因此,该 20 名妇女的平均分娩时间为 17 点 25 分,标准差为 5 小时。

19.2.2　大样本圆形分布资料的统计描述

类似于大样本数值变量资料,大样本圆形分布资料也通常以频数表是形式呈现。其平均角公式为

$$\bar{x}\left(\sum f\cos\alpha\right)\Big/\sum f = \left(\sum f\cos\alpha\right)\Big/n \tag{19.9}$$

$$\bar{y}\left(\sum f\sin\alpha\right)\Big/\sum f = \left(\sum f\sin\alpha\right)\Big/n \tag{19.10}$$

另外,极距和角标准差需要校正,其校正公式分别为

$$r_c = C \times r \tag{19.11}$$

$$s_c = \sqrt{-2\ln r_c} \text{ 弧度} \tag{19.12}$$

其中,C 为极距校正因子,其值可以根据组段数 k 查表 19.2 得到。

表 19.2　圆形分布极距分组段校正因子 C 值表

组数 k	校正因子 C	组数 k	校正因子 C	组数 k	校正因子 C	组数 k	校正因子 C
4	1.1107	9	1.0206	18	1.0051	36	1.0013
5	1.0690	10	1.0166	20	1.0041	40	1.0010
6	1.0472	12	1.0115	24	1.0029	45	1.0008
8	1.0262	15	1.0073	30	1.0018	50	1.0005

【**例 19.2**】　某医院在中医时间学指导下研究高血压发病规律,收集到原发性高血压发病时间列于表 19.3,估计此病的平均发病时间及标准差。

表 19.3　某医院收集的原发性高血压发病资料

月份	1	2	3	4	5	6	7	8	9	10	11	12
病例	121	82	77	49	33	26	21	22	93	142	299	353

分析思路:该资料为圆形分布频数资料,可以元旦零时为起点,12 个月为一周期进行计算。

每月的天数见表 19.4 第②列,求各月份的组中值,见表 19.4 第③列。如:1 月份 31 天,月中点距即月组中值为 15.5 天;2 月份 28 天,月中点距为 1 月份的天数加上 2 月份天数的一半,即 $31+28/2=45$ 天;3 月份 31 天,月中点距为 1、2 月份的天数加上 3 月份天数的一半,即 $31+28+31/2=74.5$ 天;其余依此类推。病例人数见表 19.4 第④列。将月组中值折算成弧度见表 19.4 第⑤列。一年 365 天,如 1 月的月组中值折算成弧度为 $\frac{15.5}{365}\times 2\pi$(弧度),2 月的月组中值折算成弧度为 $\frac{45}{365}\times 2\pi$(弧度),其余依此类推。

求出各月份的余弦与正弦值（表第⑥与⑦列）。如1月份，余弦：$\cos(0.2668)=0.9646$，正弦：$\sin(0.2668)=0.2637$，依此类推。

表 19.4　某医院原发性高血压的频数分布

月份	天数	组中值	例数	弧度 α	$\cos \alpha$	$\sin \alpha$	$f \cos \alpha$	$f \sin \alpha$
①	②	③	④	⑤	⑥	⑦	⑧	⑨
1	31	15.5	121	0.2668	0.9646	0.2637	116.7166	31.9077
2	28	45.0	82	0.7746	0.7147	0.6995	58.6054	57.359
3	31	74.5	77	1.2825	0.2844	0.9587	21.8988	73.8199
⋮								
12	31	349.5	353	6.0164	0.9646	−0.2637	340.5038	−93.0861
合计			1318				663.1961	−311.4499

由式(19.9)与式(19.10)得

$$\bar{x}=(\sum f\cos\alpha)/n=663.1961/1318=0.5032$$

$$\bar{y}=(\sum f\sin\alpha)/n=-311.4499/1318=-0.2363$$

因为 $\bar{x}>0,\bar{y}<0$，所以平均角为

$$\bar{\alpha}=2\times3.1415926+\arctan(\bar{y}/\bar{x})=2\times3.1415926+\arctan((-0.2363)/0.5032)$$
$$=5.8441\ \text{rad}=5.8441/3.1415926*180°=334.8455°$$

转换为时间，得

$$334.8455/360\times365=339.4961(\text{d})$$
$$31-(365-339.4961)=5.4961(\text{d})$$

极距为

$$r=\sqrt{\bar{x}^2+\bar{y}^2}=\sqrt{0.5032^2+(-0.2363)^2}=0.5559$$

查表 19.2，组段数 $k=12$，极距校正因子 $C=1.0115$，得校正极距为

$$r_c=1.0115\times0.5559=0.5623$$

$$s_c=\sqrt{-2\ln r_c}\times180°/3.1415926=\sqrt{-2\times\ln(0.5623)}\times180/3.1415926=61.48°$$

$$61.48/360\times365=62.33(\text{d})$$

此病在该地该年的平均发病时间为 12 月 6 日，标准差为 62.33 d。

19.3　圆形分布资料的统计推断

圆形分布资料的统计推断也包括参数估计和假设检验。

19.3.1　参数估计

1. 均匀性检验

当圆形分布资料在圆上的分布有集中于一个方向的趋势时，所求得的平均角经检验不是

均匀分布,且为一个集中方向时就称之为单峰圆形分布。反之,当资料在圆上呈均匀分布(uniform circular distribution)、无明显的集中趋势时,就认为平均角不存在。均匀性检验(test of uniformity)就是用统计学的方法以一定的概率推断平均角是否有统计学意义。

按 r 值的分布规律,吴敏毓、孙瑞元认为,当 $\alpha=0.05$ 时,$r_{0.05}$ 界值的计算公式为

$$r_{0.05} = \sqrt{3/(n+0.28)} \tag{19.13}$$

【**例 19.3**】　仍以例 19.1 为例,检验由 20 名妇女的分娩时间所得的平均角有无意义(即检验其分娩时间是否有集中趋势)。

均匀性检验:假设 $H_0:\rho=0,H_1:\rho\neq0$　$\alpha=0.05$

该例中已求得 $r=0.4238,n=20$,按式(19.13)计算得 $r_{0.05}=0.3846,r>r_{0.05}$,$P<0.05$,此平均角有统计学意义,可认为妇女分娩时间存在集中趋势。

2. 正态性检验

圆形分布资料的统计推断,在资料满足正态性时效果较好。但其精确的正态检验计算烦琐,这里仅介绍简便但较粗糙的判断法。从偏度和峰度两个方面考察有无偏性来决定是否满足正态性。

(1) 偏度方面

记平均角 $\bar{\alpha}$ 上下两侧的数据个数之差为 D_1,若 $D_1\geqslant2\sqrt{n}$ 表示对称性上有偏度,肯定不符合正态;若 $D_1<2\sqrt{n}$,则不能肯定对称性上有偏性。

(2) 峰度方面

判断峰度偏差的范围为

$$(\bar{\alpha}-0.645s, \quad \bar{\alpha}+0.645s) \tag{19.14}$$

记此范围之内、外的数据个数之差为 D_2,若 $D_2\geqslant2\sqrt{n}$,表示有峰度偏性,肯定不符合正态;若 $D_2<2\sqrt{n}$,则不能肯定峰度有偏性。

【**例 19.4**】　仍以例 19.1 为例,考察资料是否满足正态性。

由例 19.1 计算得:平均角 $\bar{\alpha}=261.22°$,$S=75.08°$。

偏度方面:大于 $261.22°$ 的数据有 11 个,小于 $261.22°$ 的数据有 9 个,平均角上下两侧的数据个数之差 $D_1=11-9=2,2\sqrt{n}=2\times\sqrt{20}=8.94,D_1<2\sqrt{n}$,不能肯定其对称性上有偏性。

峰度方面:$(\bar{\alpha}-0.645s,\bar{\alpha}+0.645s)=261.22\pm0.645\times75.08=(212.79°,309.65°)$ 在此范围之内、外的数据分别有 11 个、9 个,$D_2=11-9=2,D_2<2\sqrt{n}$,不能肯定其峰度上有偏性。

该资料偏度和峰度都不能肯定有偏性,故资料满足正态性。

3. 总体平均角的区间估计

平均角有意义且满足正态性时,总体平均角 μ_α 的 95% 与 99% 可信区间分别为

$$\bar{\alpha}\pm\delta_{0.05}, \quad \bar{\alpha}\pm\delta_{0.01} \tag{19.15}$$

其中,δ 可根据样本大小 n 由平均角可信区间的 δ 值表(附表 20)查得。

【**例 19.5**】　根据例 19.1 资料,已知某地 20 名足月妊娠妇女的分娩时间为圆形分布资料,$n=20,r=0.4238,\bar{\alpha}=261.22°$,求总体平均角 μ_α 95% 的可信区间。

查附表 20 得:$n=20$,当 $r=0.40$ 时,$\delta_{0.05}=49°$;当 $r=0.45$ 时,$\delta_{0.05}=41°$;用内插法得当 r

=0.4238 时,有

$$\delta_{0.05} = 49 - (49 - 41)/(0.45 - 0.40) \times (0.4238 - 0.40) \approx 45.19°$$

根据式(19.15)计算,得

μ_a 的 95% 可信区间为:261.22°±45.19°=216.03°～306.41°,化成时间为 14 点 24 分至 20 点 26 分。

19.3.2 假设检验

1. 两个样本平均角的比较

两个样本的平均角各自经均匀性检验,如果都拒绝 H_0,提示存在集中趋势,并且资料总体服从正态分布时,则可用参数法(Watson-William 检验)比较平均角之间差别是否有统计学意义;或不进行均匀性检验,也可直接采用非参数法(Watson' U^2 检验)。

(1) 参数法

参数法(Watson-William t test)适用于有集中趋势的资料,在 $r_合$ 时的效果较好。

$$t = \sqrt{K(N-2)(R_1 + R_2 - R)/(N - R_1 - R_2)}, \quad \nu = n_1 + n_2 - 2 \qquad (19.16)$$

式中,K 为校正因子,可查附录中圆形分布校正因子 K 值表(附表 21)得到;R_i 为第 i 个样本的综合极距,R 为合并资料综合极距。用 $r_合$、N 表示合并资料计算的极距、样本例数。R_i、R 的计算公式为

$$R_i = n_i \times r_i, \quad R = N \times r_合 \qquad (19.17)$$

【例 19.6】 某医生欲研究初次妊娠和二次妊娠时分娩时间的差异,对两次妊娠分别收集了 8 名产妇进行观察,分娩时间分别为 13:55、20:45、18:56、19:38、18:40、19:15、20:18、22:40 和 10:47、10:10、17:28、18:35、20:20、10:10、14:20、16:45。试分析两次妊娠的分娩时间是否相同?

分析思路:本例资料中分娩时间为时间周期性资料,不宜直接作为数值变量资料进行分析,而应该将其转化为角度后进行圆形分布资料的分析。

建立假设:

H_0:两次妊娠对分娩时间无影响

H_1:两次妊娠对分娩时间有影响

$\alpha = 0.05$

基本计算同例 19.1,结果如下:

初次妊娠:$n_A = 8$,$\bar{\alpha}_A = 111.45°$,$t_A = 19:25$,$r_A = 0.8342$,$s_A = 34.5001°$

二次妊娠:$n_B = 8$,$\bar{\alpha}_B = 223.23°$,$t_B = 14:53$,$r_B = 0.5623$,$s_B = 61.4538°$

均匀性检验同例 19.3,初次妊娠存在集中趋势,二次妊娠不具有集中趋势,本例仅为说明操作,对数据类型未做严格要求。

正态性检验同例 19.4,结果为偏度和峰度都不能肯定有偏性,满足正态性。

$r_合 = 0.5832$,查附表 21 并用插入法得

$$K = 1.2611 - (1.2611 - 1.2542)/(0.59 - 0.58) \times (0.5832 - 0.58) = 1.25889$$

$$N = 16, \quad R = 16 \times 0.5832 = 9.3312$$

$$R_1 = 8 \times 0.8342 = 6.6736, \quad R_2 = 8 \times 0.5623 = 4.4984$$

$$t = \sqrt{\frac{1.25889 \times (16-2)(6.6736 + 4.2984 - 9.3312)}{16 - 6.6736 - 4.2984}} = 2.3982$$

$$\nu = n_1 + n_2 - 2 = 8 + 8 - 2 = 14$$

查 t 界值表（附表 7）得 $t_{0.05/2,14} = 2.145$，$t > t_{0.05/2,14}$，$P < 0.05$，按 $\alpha = 0.05$ 检验水准，拒绝 H_0，接受 H_1，可认为两次妊娠的分娩时间不同。

（2）非参数法

非参数法（Watson' U^2 检验）对均匀性和 $r_{合}$ 均无要求，故不必作平均角的均匀性检验，也不必求合并 r 值。

$$U^2 = n_1 n_2 \left[\sum d^2 - (\sum d)^2 / N \right] / N^2, \quad (N = n_1 + n_2) \tag{19.18}$$

其中，d 为各组数据按从小到大顺序分组编秩后，各组秩与频数的商之差。但应注意，秩 1 上面的格编秩为 0，空格的编秩与上一格的秩相同。

以例 19.6 数据为例，先将两组时间转化为角度，统一按角度值由小到大从上往下排列，但依旧分为两组，各自编排序号 i 与 j（各自排序），见表 19.5。

表 19.5 两样本比较的 Watson' U^2 检验

初次妊娠组				二次妊娠组				d 与 d^2	
分娩时间	角度	i	i/n_i	分娩时间	角度	j	j/n_j	$d = i/n_i - j/n_j$	d^2
			0.000	10:10	152.50	1	0.125	−0.125	0.016
			0.000	10:10	152.50	2	0.250	−0.250	0.063
			0.000	10:47	161.75	3	0.375	−0.375	0.141
13:55	208.75	1	0.125				0.375	−0.250	0.063
			0.125	14:20	215.00	4	0.500	−0.375	0.141
			0.125	16:45	251.25	5	0.625	−0.500	0.250
			0.125	17:28	262.00	6	0.750	−0.625	0.391
			0.125	18:35	278.75	7	0.875	−0.750	0.563
18:40	280.00	2	0.250				0.875	−0.625	0.391
18:56	284.00	3	0.375				0.875	−0.500	0.250
19:15	288.75	4	0.500				0.875	−0.375	0.141
19:38	294.50	5	0.625				0.875	−0.250	0.063
20:18	304.50	6	0.750				0.875	−0.125	0.016
			0.750	20:20	305.00	8	1.000	−0.250	0.063
20:45	311.25	7	0.875					0.875	0.766
22:40	340.00	8	1.000					1.000	1.000
合计								−3.500	4.313

两组分别计算 i/n_i 及 j/n_j，当 i，j 为空格时，应注意：① 若空格出现在 1 之前，则 i，j 等于

0；②若空格出现在 1 之后，则 i,j 为非空格所对应的值。

$$U^2 = 8 \times 8 \times (4.313 - (-3.5)^2 / 16) / 16^2 = 0.8868$$

查 U^2 界值表（附表 22）得 $U^2_{0.05(8,8)} = 0.1836$，$U^2 > U^2_{0.05(8,8)}$，$P < 0.05$，按 $\alpha = 0.05$ 检验水准，拒绝 H_0，可以认为两次妊娠分娩时间有区别。

2. 多个样本平均角的比较

比较 K 个样本平均角之间差别是否有统计学意义，如果各自平均角经均匀性检验都拒绝 H_0，即各平均角有意义，并且资料满足正态性时，可用参数法。先用 Watson-William F 检验进行多组比较，差别有统计学意义后，按 Bonferroni 法调整检验水准，$\alpha' = \alpha/$比较的次数，再进一步用 Watson-William t 或 F 检验，进行多重比较。

Watson-William F 值计算公式见式（19.19），本法要求各平均角必须经均匀性检验认为有意义才能进行比较，并且合并的 r 大于 0.45 时，效果才较满意。

$$F = K(N-k)\left(\sum_{i=1}^{k} R_i - R\right) \Big/ \left[(k-1)\left(N - \sum_{i=1}^{k} R_i\right)\right] \qquad (19.19)$$

$$\nu_1 = k-1, \quad \nu_2 = N-k$$

式中，k 为样本组数；$N = \sum n_i$；K 为校正因子，可查 Watson-William 检验用的校正因子 K 值表（附表 21）得到；其余意义同前。

式（19.19）也可用于两组圆分布资料比较，$k=2$ 时 $r \geqslant 0.7$ 效果较好。

【例 19.7】 某医师对阴虚、阳虚和气虚三种体质高血压患者的入睡时间进行观察，分别观察 8 位病人，记录其入睡时间见表 19.6。试分析三种体质病人的入睡时间是否有差异？

表 19.6 三种体质高血压患者的入睡时间

阴虚 A	21:15	22:10	22:00	20:30	21:50	20:50	22:00	21:30
阳虚 B	21:30	21:00	21:50	22:00	22:30	22:20	22:50	23:30
气虚 C	23:10	23:30	22:20	22:30	22:40	22:50	21:50	22:00

分析思路：入睡时间为圆形分布资料，可先进行集中性检验和正态性检验，判断其集中性和正态性，进而选择参数法或非参数法进行比较。

建立假设：

H_0：三种体质病人平均入睡时间相同

H_1：三种体质病人平均入睡时间不相同

$\alpha = 0.05$

与例 19.1 相同，计算出 $r_A = 0.9880$，$r_B = 0.9866$，$r_C = 0.9905$。均匀性检验结果，三组均为 $P < 0.05$，提示存在集中趋势。同例 19.3 方法，分别作正态性检验，结果三组都可以认为满足正态性。

综合极距： $R_A = n_A \times r_A = 8 \times 0.9880 = 7.9040$

同理可计算： $R_B = 7.8928$，$R_C = 7.9240$

$$\sum R_i = 23.7208$$

$$r_合 = \sqrt{\bar{x}_合^2 + \bar{y}_合^2} = \sqrt{0.8535^2 + (-0.4812)^2} = 0.9798 > 0.45$$

适合本法。

$$R = N \times r_合 = 24 \times 0.9798 = 23.5152$$

根据 $r_合$ 查 Watson-William 检验用的圆分布校正因子 K 值表（附表 21），得：$r=0.97$ 时，$K=1.0222$；$r=0.98$ 时，$K=1.0149$。用内插法计算得 $r=0.9798$ 时，$K=1.0150$。按式（19.19）计算，得

$$F = 1.0150 \times (24-3) \times (23.7208 - 23.5152)/[(3-1) \times (24-23.7208)] = 7.8481$$

以自由度 $\nu_1 = 3-1 = 2$，$\nu_2 = 24-3 = 21$，查 F 界值表（附表 8）得，$F_{0.05(2,21)} = 3.47$，$F > F_{0.05(2,21)}$，$P < 0.05$，拒绝 H_0，可认三种体质病人的平均入睡时间不相同。

三组角均数之间总的来说有差异，进一步用 Watson-William t 作两两比较（方法同例 11.6），A 与 B 比较，$t_{AB} = 2.2663$，$P = 0.0398$；A 与 C 组比较，$t_{AC} = 4.0693$，$P = 0.0011$；B 组与 C 组比较，$t_{BC} = 1.6091$，$P = 0.1299$；按 Bonferroni 法调整检验水准 $\alpha' = 0.05/3 = 0.0167$，作出推断结论：只有 A 组和 C 组角均数之间有差异，其余两组角均数之间差异无统计学意义，可认为阴虚与气虚平均入睡时间不同，但还不能认为阴虚与阳虚、阳虚与气虚平均入睡时间不同。

【案例分析】　某医师欲利用五运六气阴阳理论探讨疟疾的发病规律，现收集到某地疟疾传播季节发病数据列于表 19.7，请根据所学知识，选择合理的分析方法。

表 19.7　某地 1950～2017 年代疟疾发病月份统计表

年代	1 月	2 月	3 月	4 月	5 月	6 月	7 月	8 月	9 月	10 月	11 月	12 月
1950	1	2	10	57	127	1160	1560	2023	1459	858	175	18
1960	4	15	42	216	1511	1794	2293	2469	2283	866	110	11
1970	3	8	33	196	960	1517	2531	1425	502	87	64	8
1980	2	6	21	121	426	587	741	785	408	245	61	6
1990	3	6	23	126	218	317	766	732	432	181	54	5
2000	1	0	3	18	76	88	129	169	128	64	23	4
2010～2017	1	0	3	14	42	36	88	96	48	6	5	0

分析思路：疟疾的发病具有时间特异性，疟疾的生物媒介蚊虫的季节性特征是影响本病季节分布的前提条件。从数据上也可以看出，本病在 5～10 月发病人数明显增加。故考虑其具有季节性高峰，可选择圆形分布资料的分析方法进行描述和推断。

电脑实验　圆形分布资料的统计分析

由于圆形分布资料在 SPSS 软件中没有现成的菜单模块，所以本章例题的计算分析主要用 SPSS 中 Transform→Compute 的表达式计算或计算器实现。

【实验 19.1】　对例 19.1 圆形分布资料分析，求其平均分娩时间与标准差。

1. 建立 SPSS 数据集

以"分娩时间"为变量名（变量类型设定为 hh：mm 的日期格式），以冒号分隔时、分，录入

数据,建立 1 列 20 行的数据集"例 19.1. sav"。

2. 操作步骤

1) 将"分娩时间"由时分形式转化为"小时"时间,再转变为"角度",再转变为"弧度 α",计算"弧度 α"的余弦值"cosα"和正弦值"sinα"。其转换表达式如下:

小时＝XDATE. HOUR(分娩时间)＋XDATE. MINUTE(分娩时间)/60;角度＝小时/24 * 360;弧度 α＝小时/24 * 2 * 3.1415926;余弦＝ cosα;正弦＝ sinα。

上述转换表达式在 Transform →Compute 途径中实现(所有转换式中等号左边为变量名键入在 Target variable 框中,等号右边为表达式键入在 Numeric expression 框中,分项执行)。

2) 计算余弦值"cosα"和正弦值"sinα"的均值 $\bar{x}$ 和 $\bar{y}$:Analyze→Descriptive Statistics→Descriptives,"cosα""sinα"→Variable(s)框中→OK。

3) 余者指标按照正文的表达式,采用计算器或者 SPSS 中的 Transform 操作过程实现。

3. 结果解读

见表 19.1 和正文,对 20 名妇女调查显示,平均分娩时间为 17 点 25 分,标准差为 5 小时。

【实验 19.2】 对例 19.2 的圆形分布资料进行分析,求其平均发病时间及标准差。

1. 建立 SPSS 数据集

以"月份""天数""组中值""例数"为变量名,建立 4 列 12 行的数据集"例 19.2. sav"。

2. 操作步骤

1) 将"组中值"转化为"弧度 α",再计算"弧度 α"的余弦值"cosα"和正弦值"sinα"。表达式如下:弧度 α＝组中值/365 * 2 * 3.1415926;余弦＝ cosα;正弦＝ sinα。

2) 计算余弦值"cosα"和正弦值"sinα"的均值 $\bar{x}$ 和 $\bar{y}$:首先加权频数;Analyze→Descriptive Statistics→Descriptives,"cosα""sinα"→Variable(s)框中→OK。

3) 其他指标按照正文的表达式,用计算器或者通过 SPSS 中的 Transform →Compute 操作过程实现。

3. 结果解读

见表 19.3 和正文,该所医院收治的原发性高血压病人发病时间显示,本病平均发病时间为 12 月 3 日,标准差为 62.33 天。

【实验 19.3】 对例 19.6 资料进行两样本平均角的比较。

1. 建立 SPSS 数据集

以"分娩时间""组别"为变量名,建立 2 列 16 行的数据集"例 19.6. sav",如图 19.2 所示。

2. 操作步骤

1) 将"入睡时间"由时分形式转化为"小时"时间,再转变为"角度",最后转变为"弧度 α",计算"弧度 α"的余弦值"cosα"和正弦值"sinα"。其表达式和操作步骤类似实验 19.1。

2) 计算余弦值"cosα"和正弦值"sinα"的均值 $\bar{x}$ 和 $\bar{y}$:Analyze→Compare means→Means,"cosα""sinα"→Dependent List 框中,"组别"→Independent List,点击 Options,将 mean 从 statistics 框中移到 cell statistics 框中,continue →OK。

3) 其他指标按照正文的表达式,用计算器或者通过 SPSS 中的 Transform →Compute 操作过程实现。

3. 结果解读

1）"小时""角度""弧度 α""弧度 α"的余弦值"cosα"和正弦值"sinα",结果如图 19.2。

	分娩时间	组别	小时	角度	弧度α	余弦	正弦
1	13:55	1.00	13.9	209	3.64	-.88	-.48
2	20:45	1.00	20.8	311	5.43	.66	-.75
3	18:56	1.00	18.9	284	4.96	.24	-.97
4	19:38	1.00	19.6	295	5.14	.41	-.91
5	18:40	1.00	18.7	280	4.89	.17	-.98
6	19:15	1.00	19.3	289	5.04	.32	-.95
7	20:18	1.00	20.3	305	5.31	.57	-.82
8	22:40	1.00	22.7	340	5.93	.94	-.34
9	10:47	2.00	10.8	162	2.82	-.95	.31
10	10:10	2.00	10.2	153	2.66	-.89	.46
11	17:28	2.00	17.5	262	4.57	-.14	-.99
12	18:35	2.00	18.6	279	4.87	.15	-.99
13	20:20	2.00	20.3	305	5.32	.57	-.82
14	10:10	2.00	10.2	153	2.66	-.89	.46
15	14:20	2.00	14.3	215	3.75	-.82	-.57
16	16:45	2.00	16.8	251	4.39	-.32	-.95

图 19.2　例 19.6 的数据集及计算结果

2）两组及合计组的余弦值"cosα"和正弦值"sinα"的均值 $\bar{x}$ 和 $\bar{y}$ 分别为：初次分娩组为 0.3051 和 −0.7764；二次分娩组为 −0.4097 和 −0.3852；合计组为 −0.0523 和 −0.5808，其他结果见正文。可以认为，两次妊娠分娩时间有差异，初次妊娠分娩时间晚于二次妊娠时间。

【实验 19.4】　对例 19.7 资料进行多样本平均角的比较。

1. 建立 SPSS 数据集

以"入睡时间"和"组别"为变量，建立 2 列 24 行的数据集"例 19.7.sav"。

2. 操作步骤

同实验 19.3。

3. 结果解读

1）三组及合计组的余弦值"cosα"和正弦值"sinα"的均值 $\bar{x}$ 和 $\bar{y}$ 分别为：A 阴虚组为 0.7655 和 −0.6247；B 阳虚组为 0.8701 和 −0.4651；C 气虚组为 0.9251 和 −0.3540；合计组为 0.8535 和 −0.4812。

2）两两比较：A 阴虚组与 B 阳虚组比较、A 阴虚组与 C 气虚组比较、B 阳虚组与 C 气虚组比较两两合计组的余弦值"cosα"和正弦值"sinα"的均值 $\bar{x}$ 和 $\bar{y}$ 分别为：0.8178，−0.5449；0.8453，−0.4894；0.8975，−0.4094。

3）其他结果见正文。可认为三种体质病人的平均入睡时间不相同，阴虚体质与阳虚体质、阳虚体质与气虚体质的入睡时间无明显区别（$P > \alpha' = 0.05/3 = 0.0167$），但阴虚体质与阳虚体质者的入睡时间不同，差异具有统计学意义（$P < 0.0167$）。

▌学 习 小 结▐

圆形分布资料与其他分布资料有明显区别，学习时应掌握圆形分布资料的特点，根据具体问题确定圆周分割的尺度,学会将资料的时间、位置与角度进行相互转换;对比圆形分布分析方法与其他常规统计分析方法的异同,理解和掌握圆形分布资料常用的统计分析方法。本章知识结构归纳如下:

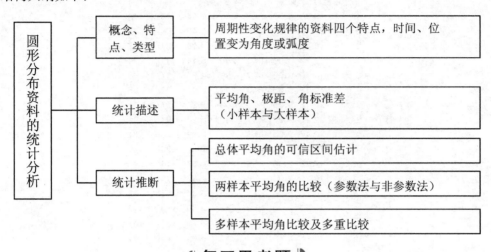

复习思考题

1. 就你所知,医学上哪些数据属于圆形分布? 它与正态分布资料有什么不同?

2. 简述圆形分布资料的主要特点。

3. 对两组时间资料,选择参数法(Watson-William 检验)和非参数法(Watson U^2 检验)的依据是什么?

第 20 章　SPSS 软件简介与操作技巧

> **学习目的:** 掌握 SPSS 软件的安装、熟悉 SPSS 主要操作界面,能够独立建立 SPSS 数据集,并对 SPSS 分析范式有一定的了解。
>
> **知识要点:** 变量类型、变量尺度、SPSS 常用界面。

随着计算机的普及,统计软件在统计学中的应用也越来越广泛,几乎成为统计学习的必备工具。在当今世界四大权威统计软件(SAS、SPSS、R 和 Stata)中,SPSS 最为简单易学。本章将指导读者快速掌握 SPSS 软件入门。

20.1　SPSS 软件简介

SPSS 原名社会科学统计软件包(Statistical Package for the Social Science),2009 年改为 PASW(Predictive Analytics Software),2010 年改为 IBM 统计产品和服务解决方案(IBM Statistical Product and Service Solutions)。

1968 年美国斯坦福大学的三位研究生开发出该统计软件系统,旨在解决社会调查数据的统计分析问题;1975 年在芝加哥成立 SPSS 总部,1984 年推出用于个人电脑的 SPSS/PC+,1992 年推出 Windows 版本。自 SPSS 11.0 起,SPSS 全称改为"Statistical Product and Service Solutions",即"统计产品和服务解决方案"。2009 年改为预测统计分析软件 PASW,包括四部分:PASW Statistics(统计分析)、PASW Modeler(数据挖掘)、Data Collection family(数据收集)和 PASW Collaboration and Deployment Services(企业应用服务);2010 年 SPSS 公司被 IBM 公司并购,各子产品家族名称前统一加上 IBM SPSS。截至 2019 年 4 月,SPSS 已经推出 26.0 版本;IBM SPSS Statistics Base 和所有模块提供了以下语言版本:英语、日语、法语、德语、意大利语、西班牙语、中文、波兰语、韩语和俄语。客户端版本和服务器版本适用于 Windows、Mac 和 Linux 操作系统。服务器版本还可在使用 Linux 操作系统的 IBM System z® 硬件上运行。

"易学易用易普及"已成为 SPSS 软件最大的竞争优势之一,也是广大数据分析人员对其偏爱有加的主要原因;而大量成熟的统计分析方法、完善的数据定义操作管理、开放的数据接口以及灵活的统计表格和统计图形,更是 SPSS 长盛不衰的重要法宝。SPSS 在全球 100 多个国家和地区有分支机构或合作伙伴,约有 28 万家产品用户,分布于金融保险证券、制造业、市场调研、政府税务、教育科研、医疗卫生、化工行业、零售业、电子商务等多个领域和行业,全球 500 强中约有 80% 的公司使用 SPSS;而在市场研究和市场调查领域有超过 80% 的市场占有率,是世界上应用最广泛的专业统计软件之一。

20.1.1 SPSS 安装、启动与退出

SPSS 21.0 安装、启动与退出和一般的 Windows 应用软件基本一样,非常简便。

1. SPSS 21.0 安装

SPSS 21.0 安装比较简洁,首先启动电脑至 Windows 桌面,从官方网站下载 SPSS 21.0 安装软件或者运行 SPSS 21.0 安装盘,单击运行即可,没有特别需要注明之处。

2. SPSS 21.0 的启动

在 Windows 桌面,单击"开始"—"所有程序"—"IBM SPSS Statistics 21.0"—"IBM SPSS Statistics 21.0"命令,即开始运行 SPSS 21.0。当软件安装结束后,可以在桌面创建 SPSS 21.0 的快捷方式。

3. SPSS 21.0 的退出

退出方法有多种,可任选其一:

1) 单击 SPSS 窗口右上角的"×"图标。

2) 选择并单击菜单中的"Exit"命令。

3) 双击 SPSS 窗口左上角的窗口控制菜单图标。

20.1.2 SPSS 主要窗口

主要窗口包括:数据编辑窗口(Data View)、变量编辑窗口(Variable View)、结果输出窗口(output view)、图表编辑窗口(Chart Editor)、语法编辑器窗口(Syntax Editor)和脚本编辑窗口(Script View);对于初学者而言,掌握数据编辑窗口、变量窗口和结果输出窗口的应用能力掌握更为重要。

1. 数据编辑窗口

如果在启动选项中选择"输入数据"或"打开现有数据源",进入 SPSS 后的第一个窗口即为数据编辑窗口,如图 20.1 所示。数据编辑窗口是用户进行数据处理与分析的主要界面,用户可在此窗口进行数据输入、观察、编辑和统计分析等操作。

1)"标题栏":为箭头 1 所指区域,显示窗口名称和编辑的数据文件名。如果当前数据编辑器中是一个新建的文件,其显示为"未标题 1【数据集 0】-SPSS Statistics 数据编辑器"。

2)"菜单栏":为箭头 2 所指区域,从左至右包括"File""Edit""View""Data""Transform""Analyze""Direct Marketing""Graphs""Utilities""Add-ons""Window"和"Help"菜单。

3)"常用工具栏":为箭头 3 所指区域,列出了数据编辑所使用的常用工具。

4)"数据和单元格信息显示栏":为箭头 4 所指区域,其中灰色区域显示单元格的位置;空白区域为数据编辑区,显示当前选中的单元格的内容,用户可在该区域输入或修改相应的内容。

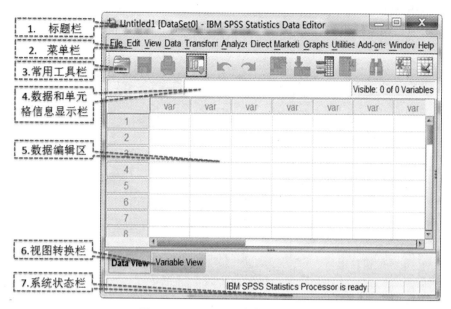

图 20.1　SPSS 21.0 数据编辑窗口

5）"数据编辑显示区"：为箭头 5 所在的大部网格区，该区最左侧一列显示单元序列号，最上边一行显示变量名称。选中单元格呈黄色显示，其内容将出现在数据和单元格信息显示栏中，在此输入或修改单元格内容。

6）"视图转换栏"：为箭头 6 所指区域，用于进行变量和数据视图的切换，用户只需单击相应的标签便可以完成变量与数据视图的切换。

7）"系统状态栏"：为箭头 7 所指区域，显示当前的系统操作，用户可通过该栏了解 SPSS 当前的工作状态。

2. 变量编辑窗口

在数据编辑窗口的左下角，单击"Variable View"按钮，即可弹出"Variable Edit"窗口，如图 20.2 所示。在该窗口可以设置变量的名称、类型、宽度、小数位、变量标签、变量值标签、缺失值、列的宽度、对齐方式、度量标准以及角色，此处不赘，将在后面数据集构建中逐步介绍。

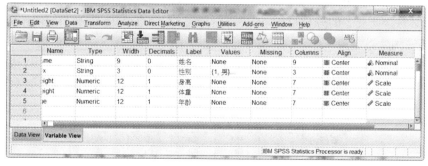

图 20.2　变量编辑窗口

3. 结果输出窗口

结果输出窗口用于输出统计分析的结果或绘制的相关图表,如图 20.3 所示。

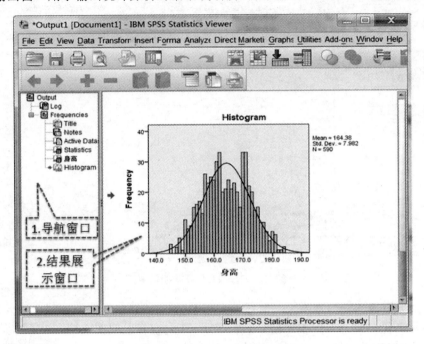

图 20.3　SPSS 的结果输出窗口

结果输出窗口左边是导航窗口(箭头 1 所示),显示输出结果的目录,单击目录前面的加号、减号可显示或隐藏相关内容;右边是显示窗口(箭头 2 所示),显示所选内容的细节。

20.1.3　数据集构建

SPSS 数据集构建有两种方法,一为间接法,即利用 SPSS 去调用其他形式的数据集,如 dbf、txt、xls 等,大多数生物医药研究者是将研究数据置于 Excel 中存储,因此调用 Excel 数据为较常用的间接法;二为直接法,即利用 SPSS 直接构建数据集,本法相对费事。虽然间接法更为常用,但直接法是 SPSS 初学者必须掌握的方法;因为在利用间接法建库时,有些软件默认的参数未必符合研究者的分析目的,需要进行调整,不会直接法,将不知如何调整。

1. 间接法构建数据集

图 20.4 为一小型数据集,存储于 Excel 文件中,现在利用 SPSS 直接调用,构建 SPSS 数据集。操作如下:

	A	B	C	D	E	F
1	姓名	性别	身高	体重	年龄	血型
2	李国梅	女	168	48	20	A
3	程丽	女	167	54	19	B
4	杨玲	女	160	58	19	AB
5	王磊	男	178	60	21	O

图 20.4　四名同学的一般人口学资料

1）打开 SPSS：双击 SPSS 图标，打开 SPSS。如果 SPSS 已经打开，直接按照第二步操作。

2）选择菜单：File→Open→Data，弹出图 20.5，将文件类型框选为"All Files"，然后点击"SPSS 数据集构建"，点击"Open"按钮。

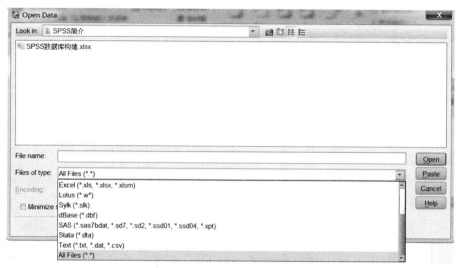

图 20.5　SPSS 打开数据窗口

3）弹出询问框（如图 20.6 所示）：询问是否将第一行当做变量名录入；待录入资料的第一行就是变量名，故直接点击"确定"按钮。另外，有时将数据放在 Excel 的其他工作表，此时将"工作表"框下拉菜单打开，选择相应的工作表即可。

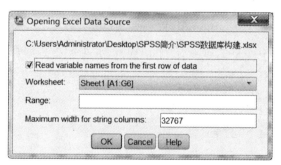

图 20.6　询问窗口

4）保存 SPSS 数据集：弹出 SPSS 数据集（如图 20.7 所示），此时就可以进行后续数据整理与分析，但有时会需要调整。点击 File→Save，或者直接点击保存按钮，保存此数据集，即利用其他数据集形式构建了 SPSS 数据集。

2. 直接法构建数据集

分为两大步：一为定义变量，二为录入数据。以知识结构而言，第一步更为重要。仍以图 20.4 的资料为例。

双击桌面 SPSS 图标，打开 SPSS；然后设置变量、录入变量、录入数据。

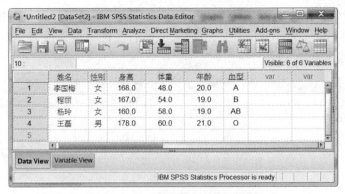

图 20.7 Excel 读取后 SPSS 数据

（1）设置变量

点击菜单 file→new→data，打开一个新的 SPSS 数据窗口，点击左下角"Variable View"，转换到"Variable View"，如图 20.8。

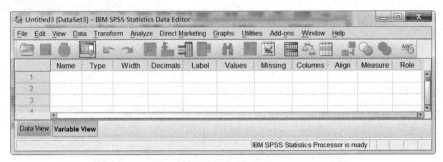

图 20.8 变量视图

先设置变量属性：每个变量需要设置 11 项属性，其中变量类型和度量标准相对较为重要，如果设置出错可能会影响后续分析；其他属性设置基本只与展示方式相关，不会影响分析；变量类型设置与度量标准设置窗口如图 20.9 和图 20.10。

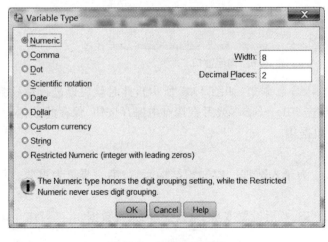

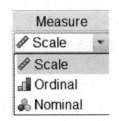

图 20.9 变量类型设置　　　　　　图 20.10 度量标准设置

再选择变量类型:变量类型中初学者只需关注第一个"Numeric(数值)"和倒数第二个"String(字符)"即可,录入变量值为数值时选择"数值",当录入的变量值为汉字、英语等字符时,选择"字符"。图 20.10 度量标准有三个选项,分别为"Scale(度量)""Ordinal(有序)"和"Nominal(名义)",分别对应于统计学上的数值变量、有序分类变量与无序分类变量,大家要根据专业进行选择。

注意,类型的默认参数:数值型变量为标准型,系统默认宽度为 8 位,即整数+小数点+分数的位数,小数点默认为 2 位,小数点用圆点。字符型变量(String),其值由字符串组成,系统默认宽度为 8 位,超过 8 位为长字符型变量,不超过 8 为短字符变量。字符型变量不能参与运算,且大、小写存在区别。

(2)录入变量

本例录入第一个变量,在第一行变量名称中录入"姓名",类型选择"字符",度量标准选择"名义",其他默认,后续的"性别""血型"因为都是字符型,与"姓名"录入相同;"身高""体重"和"年龄"为"数值型变量",输入相应变量名称后,类型选择"数值",度量标准选择"度量",其他可以默认。

(3)录入数据

变量录入完毕后,点击窗口左下角"数据视图"按钮,将每个变量的数据录入相应的位置,完毕后保存数据集,即可完成直接法数据集的构建,最终数据集如图 20.7 所示。

SPSS 数据集构建完毕后,根据分析的需要,有时需要对数据集进行整理与清洗,包括排序、选择个案、加权个案、缺失值替换、转置与重新编码等功能,请大家参阅相关书籍,具体统计分析方法请参考本书相关章节的案例操作部分。

20.2 SPSS 操作技巧

SPSS 作为世界上第一款商业统计软件,发展至今长盛不衰的一个重要原因,就是其操作简单,无需编程,90% 以上的统计分析功能,可以直接通过菜单和窗口式操作完成。下面简单总结 SPSS 窗口式操作的特点,也可以说是 SPSS 统计分析的范式。

先介绍一下 SPSS 统计分析过程中的三级窗口。第一级窗口为数据窗口,展示已经构建的数据集信息;第二级窗口为功能窗口:可以实现具体的统计分析功能,这是 SPSS 统计分析最重要的窗口;第三级窗口为参数窗口:在二级功能窗口上,有一些按钮,这些按钮的目的就是进行参数设置,点击这些按钮,即可以打开三级参数窗口,分析者根据不同的分析方法要求,对相应的参数进行设置,设置完毕后点击"继续",再次返回二级功能窗口,在二级功能窗口上,点击"OK"按钮执行分析。软件分析完毕一般会直接跳出结果输出界面,查看解读结果即可。

现以两独立样本 t 检验为例(数据文件:例 20.1.sav),讲解 SPSS 统计分析的范式。

20.2.1 调用或打开数据文件

在桌面双击 SPSS 图标,或者在任务栏找到 SPSS 打开,点击左上角打开文件夹,找到本书配套数据中的"例 20.1. sav"文件,点击打开,如图 20.11 操作,弹出例 20.1. sav 数据集的数据视图(如图 20.12)。

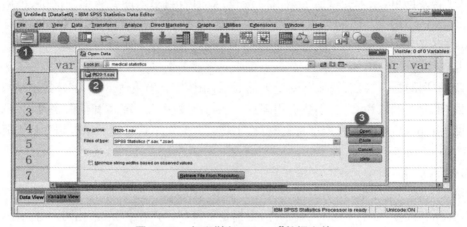

图 20.11　打开"例 20.1. sav"数据文件

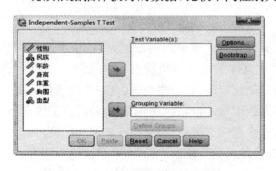

图 20.12　SPSS 数据窗口(一级窗口)

20.2.2　两独立样本 *t* 检验

现欲根据抽样获得的数据,比较不同性别大学生身高之间是否存在差异? 本例符合采用两独立样本 *t* 检验进行分析的条件,调用两独立样本 *t* 检验的操作为:Analyze→Compare means →Independent Samples T Test,弹出两独立样本 *t* 检验窗口(二级窗口)(图如 20.13)。

图 20.13　两独立样本 *t* 检验功能窗口

SPSS 功能窗口由三部分组成,最左边是数据集变量框,显示该数据集中包含的各种变量;中间空白框是分析变量框,用于放置拟分析的变量;第三部分是右侧的按钮部分,用于对该功能窗口进行分析时的一些参数进行设置。通俗一点来说,SPSS 二级功能窗口就干两件事情,一是选变量,二是设参数。

本例进行两独立样本 t 检验,效应变量为身高,分组变量为性别,因此将身高放入"Test Variable"框,将性别放入"Grouping Variable"框,点击"Define Groups"按钮,定义数据集中性别的数字赋值分别为 1 和 2,如图 20.14 所示,点击"Continue"返回,如图 20.15 所示。

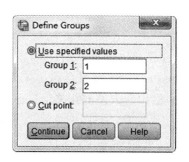

图 20.14　组别定义

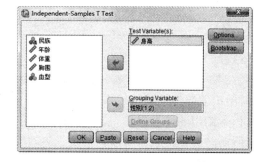

图 20.15　两独立样本 t 检验变量选择

右侧的"Options"和"Bootstrap"按钮,以及刚才设置的"Define Groups",均是两独立样本 t 检验的参数设置按钮,点击即可打开参数设置窗口(三级窗口),三级窗口设置完毕后,点击"Continue"按钮,返回二级功能窗口后,点击"OK"执行运算。

本例中,"Options"和"Bootstrap"按钮无需设置,而对于不同统计分析参数设置不同,具体请参见本书相应章节的软件讲解部分。

20.2.3　结果展示

在上面功能窗口,点击"OK"运行,即可弹出结果输出窗口,本例分析结果如图 20.16。两独立样本 t 检验结果给出 2 张表,第一张表图 20.16(A),是对 2 组进行统计描述分析,主要给出数值变量的三个核心指标:样本量、均数和标准差。第二张表图 20.16(B),是对两组进行两独立样本 t 检验结果。

A　**Group Statistics**

性别		N	Mean	Std. Deviation	Std. Error Mean
身高	男	303	170.092	5.5967	0.3215
	女	287	158.347	5.1984	0.3069

B　**Independent Samples Test**

		Levene's Test for Equality of Variances		t-test for Equality of Means						
									95% Confidence Interval of the Difference	
		F	Sig.	t	df	Sig. (2-tailed)	Mean Difference	Std. Error Difference	Lower	Upper
身高	Equal variances assumed	0.438	0.509	26.375	588	0.000	11.7457	0.4453	10.8711	12.6204
	Equal variances not assumed			26.428	587.778	0.000	11.7457	0.4444	10.8728	12.6186

图 20.16　两独立样本 t 检验的结果

SPSS 统计分析结果的展示形式,往往不符合统计结果表达的规范,进行论文撰写时,需要将统计分析结果中的数据提出,制备规范的统计表格,例如,本例可以整理为如表 20.1 的表达形式。

表 20.1　某高校不同性别大学生身高差异比较($\bar{x}\pm s$)

组别	例数	身高(cm)	t 值	P 值
男生	303	170.1±5.6	26.375	<0.001
女生	287	159.3±5.2		

　　SPSS 统计分析的结果,因分析目的不同,结果展示的信息也不同。对于描述性分析,SPSS 分析结果一般给出统计表或者统计图;对于差异性分析,SPSS 结果会给出统计描述的结果,同时给出差异性检验的结果,其中对于分类变量,还会给出缺失值的相关信息;对于关联性分析,SPSS 给出的信息更多,初学者往往面对如此多的结果信息,乱了手脚,不知道哪些是发表文章所要的重要结果。所以对于初学者,甚至对有一定 SPSS 基础的人而言,手边有一本 SPSS 统计分析的参考书是非常必要的。

◖学 习 小 结◗

本章知识结构归纳如下:

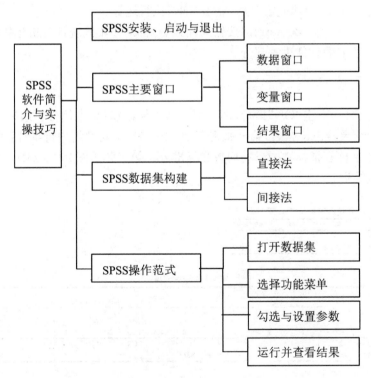

◖复习思考题◗

1. SPSS 常用操作窗口包括哪些? 它们的主要作用各是什么?
2. SPSS 数据集的构建方法有哪些? 各有何优缺点?
3. 构建 SPSS 数据集时如何选用变量的类型以及变量尺度?

附表 医学统计学附表

附表 1 随机数字表

编号	1～5	6～10	11～15	16～20	21～25
1	88 56 53 27 59	33 35 72 67 47	77 34 55 45 70	08 18 27 38 90	16 95 86 70 75
2	09 72 95 84 29	49 41 31 06 70	42 38 06 45 18	64 84 73 31 65	52 53 37 97 15
3	12 96 88 17 31	65 19 69 02 83	60 75 86 90 68	24 64 19 35 51	56 61 87 39 12
4	85 94 57 24 16	92 09 84 38 76	22 00 27 69 85	29 81 94 78 10	21 94 47 90 12
5	38 64 43 59 93	98 77 87 68 07	91 51 67 62 44	40 98 05 93 78	23 32 65 41 18
6	53 44 09 42 72	00 41 86 79 79	68 47 22 00 20	35 55 31 51 51	00 83 63 22 55
7	40 76 66 26 84	57 99 99 90 37	36 63 32 08 58	37 40 13 68 97	87 64 81 07 83
8	02 17 79 18 05	12 59 52 57 02	22 07 90 47 03	28 14 11 30 79	20 69 22 40 98
9	95 17 82 06 53	31 51 10 96 46	92 06 88 07 77	56 11 50 81 69	40 23 72 51 39
10	35 76 22 42 92	96 11 83 44 80	34 68 35 48 77	33 42 40 90 60	73 96 53 97 86
11	26 29 13 56 41	85 47 04 66 08	34 72 57 59 13	82 43 80 46 15	38 26 61 70 04
12	77 80 20 75 82	72 82 32 99 90	63 95 73 76 63	89 73 44 99 05	48 67 26 43 18
13	46 40 66 44 52	91 36 74 43 53	30 82 13 54 00	78 45 63 98 35	55 03 36 67 68
14	37 56 08 18 09	77 53 84 46 47	31 91 18 95 58	24 16 74 11 53	44 10 13 85 57
15	61 65 61 68 66	37 27 47 39 19	84 83 70 07 48	53 21 40 06 71	95 06 79 88 54
16	93 43 69 64 07	34 18 04 52 35	56 27 09 24 86	61 85 53 83 45	19 90 70 99 00
17	21 96 60 12 99	11 20 99 45 18	48 13 98 55 34	18 37 79 49 90	65 97 38 20 46
18	95 20 47 97 97	27 37 83 28 71	00 06 41 41 74	45 89 09 39 84	51 67 11 52 49
19	97 86 21 78 73	10 65 81 92 59	58 76 17 14 97	04 76 62 16 17	17 95 70 45 80
20	62 92 06 34 13	59 71 74 17 32	27 55 10 24 19	23 71 82 13 74	74 63 52 01 41
21	04 31 17 21 56	33 73 99 19 87	26 72 39 27 67	53 77 57 68 93	60 61 97 22 61
22	61 06 98 03 91	87 14 77 43 96	43 00 65 98 50	45 60 33 01 07	98 99 46 50 47
23	85 93 85 86 88	72 87 08 62 40	16 06 10 89 20	23 21 34 74 97	76 38 03 29 63
24	21 74 32 47 45	73 96 07 94 52	09 65 90 77 47	25 76 16 19 33	53 05 70 53 30

编号	1～5	6～10	11～15	16～20	21～25
25	15 69 53 82 88	79 96 23 53 10	65 39 07 16 29	45 33 02 43 70	02 87 40 41 45
26	02 89 08 04 49	20 21 14 68 86	87 63 93 95 17	11 29 01 95 80	35 14 97 35 33
27	87 18 15 89 79	85 43 01 72 73	08 61 74 51 69	89 74 39 82 15	94 51 33 41 67
28	98 83 71 94 22	59 97 50 99 52	08 52 85 08 14	87 80 61 65 31	91 51 80 32 44
29	10 08 58 21 66	72 68 49 29 31	89 85 84 46 06	59 73 19 85 23	65 09 29 75 63
30	47 90 56 10 08	88 02 84 27 83	42 29 72 23 19	66 56 45 65 79	20 71 53 20 25
31	22 85 61 68 90	49 64 92 85 44	16 40 12 89 88	50 14 49 81 06	01 82 77 45 12
32	67 80 43 79 33	12 83 11 41 16	25 58 19 68 70	77 02 54 00 52	53 43 37 15 26
33	27 62 50 96 72	79 44 61 40 15	14 53 40 65 39	27 31 58 50 28	11 39 03 34 25
34	33 78 78 87 15	38 30 06 38 21	14 47 47 07 26	54 96 87 53 32	40 36 40 69 76
35	13 13 92 66 99	47 24 49 57 74	32 25 43 62 17	10 97 11 69 84	99 63 22 32 98
36	10 27 53 96 23	71 50 54 36 23	54 31 04 82 98	04 14 12 15 09	26 78 25 47 47
37	28 41 50 61 88	64 85 27 20 18	83 36 36 05 56	39 71 65 09 62	94 76 62 11 89
38	34 21 42 57 02	59 19 18 97 48	80 30 03 30 98	05 24 67 70	07 84 97 50 87 46
39	61 81 77 23 23	82 82 11 54 08	53 28 70 58 96	44 07 39 55 43	42 34 43 39 28
40	61 15 18 13 54	16 86 20 26 88	90 74 80 55 09	14 53 90 51 17	52 01 63 01 59
41	91 76 21 64 64	44 91 13 32 97	75 31 62 66 54	84 80 32 75 77	56 08 25 70 29
42	00 97 79 08 06	37 30 28 59 85	52 56 68 53 40	01 74 39 59 73	30 19 99 85 48
43	36 46 18 34 94	75 20 80 27 77	78 91 69 16 00	08 43 18 73 68	67 69 61 34 25
44	88 98 99 60 50	65 95 79 42 94	93 62 40 89 96	43 56 47 71 66	46 76 29 67 02
45	04 37 59 87 21	05 02 03 24 17	47 97 81 56 51	92 34 86 01 82	55 51 33 12 91
46	63 62 06 34 41	94 21 78 55 09	72 76 45 16 94	29 95 81 83 83	79 88 01 97 30
47	78 47 23 53 90	34 41 92 45 71	09 23 70 70 07	12 38 92 79 43	14 85 11 47 23
48	87 68 62 15 43	53 14 36 59 25	54 47 33 70 15	59 24 48 40 35	50 03 42 99 36
49	47 60 92 10 77	88 59 53 11 52	66 25 69 07 64	48 68 64 71 06	61 65 70 22 12
50	56 88 87 59 41	65 28 04 67 53	95 79 88 37 31	50 41 06 94 76	81 83 17 16 33
51	02 57 45 86 67	73 43 07 34 48	44 26 87 93 29	77 09 61 67 84	06 69 44 77 75
52	31 54 14 13 17	48 62 11 90 60	68 12 93 62 28	46 24 79 16 76	14 60 25 51 01
53	28 50 16 43 36	28 97 85 58 99	67 22 52 76 23	24 70 36 54 54	59 28 61 71 96
54	63 29 62 66 50	02 63 45 52 38	67 63 47 54 75	83 24 78 43 20	92 63 13 47 48
55	45 65 58 26 51	76 96 59 38 72	86 57 45 71 46	44 67 76 14 55	44 88 12 62 12
56	39 65 36 63 70	77 45 85 50 51	74 13 39 35 22	30 53 36 02 95	49 34 88 73 61
57	73 71 98 16 04	29 18 94 51 23	76 51 94 84 86	79 93 96 38 63	08 58 25 58 94
58	72 20 56 20 11	72 65 71 08 86	79 57 95 13 91	97 48 72 66 48	09 71 17 24 89
59	75 17 26 99 76	89 37 20 70 01	77 31 61 95 46	26 97 05 73 51	53 33 18 72 87
60	37 48 60 82 29	81 30 15 39 14	48 38 75 93 29	06 87 37 78 48	45 56 00 84 47

附表 2 标准正态分布函数 $\Phi(-z)$ 值表

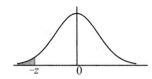

$-z$	0.00	0.01	0.02	0.03	0.04	0.05	0.06	0.07	0.08	0.09
-3.0	0.0013	0.0013	0.0013	0.0012	0.0012	0.0011	0.0011	0.0011	0.0010	0.0010
-2.9	0.0019	0.0018	0.0018	0.0017	0.0016	0.0016	0.0015	0.0015	0.0014	0.0014
-2.8	0.0026	0.0025	0.0024	0.0023	0.0023	0.0022	0.0021	0.0021	0.0020	0.0019
-2.7	0.0035	0.0034	0.0033	0.0032	0.0031	0.0030	0.0029	0.0028	0.0027	0.0026
-2.6	0.0047	0.0045	0.0044	0.0043	0.0041	0.0040	0.0039	0.0038	0.0037	0.0036
-2.5	0.0062	0.0060	0.0059	0.0057	0.0055	0.0054	0.0052	0.0051	0.0049	0.0048
-2.4	0.0082	0.0080	0.0078	0.0075	0.0073	0.0071	0.0069	0.0068	0.0066	0.0064
-2.3	0.0107	0.0104	0.0102	0.0099	0.0096	0.0094	0.0091	0.0089	0.0087	0.0084
-2.2	0.0139	0.0136	0.0132	0.0129	0.0125	0.0122	0.0119	0.0116	0.0113	0.0110
-2.1	0.0179	0.0174	0.0170	0.0166	0.0162	0.0158	0.0154	0.0150	0.0146	0.0143
-2.0	0.0228	0.0222	0.0217	0.0212	0.0207	0.0202	0.0197	0.0192	0.0188	0.0183
-1.9	0.0287	0.0281	0.0274	0.0268	0.0262	0.0256	0.0250	0.0244	0.0239	0.0233
-1.8	0.0359	0.0351	0.0344	0.0336	0.0329	0.0322	0.0314	0.0307	0.0301	0.0294
-1.7	0.0446	0.0436	0.0427	0.0418	0.0409	0.0401	0.0392	0.0384	0.0375	0.0367
-1.6	0.0548	0.0537	0.0526	0.0516	0.0505	0.0495	0.0485	0.0475	0.0465	0.0455
-1.5	0.0668	0.0655	0.0643	0.0630	0.0618	0.0606	0.0594	0.0582	0.0571	0.0559
-1.4	0.0808	0.0793	0.0778	0.0764	0.0749	0.0735	0.0721	0.0708	0.0694	0.0681
-1.3	0.0968	0.0951	0.0934	0.0918	0.0901	0.0885	0.0869	0.0853	0.0838	0.0823
-1.2	0.1151	0.1131	0.1112	0.1093	0.1075	0.1056	0.1038	0.1020	0.1003	0.0985
-1.1	0.1357	0.1335	0.1314	0.1292	0.1271	0.1251	0.1230	0.1210	0.1190	0.1170
-1.0	0.1587	0.1562	0.1539	0.1515	0.1492	0.1469	0.1446	0.1423	0.1401	0.1379
-0.9	0.1841	0.1814	0.1788	0.1762	0.1736	0.1711	0.1685	0.1660	0.1635	0.1611
-0.8	0.2119	0.2090	2.061	0.2033	0.2005	0.1977	0.1949	0.1922	0.1894	0.1867
-0.7	0.2420	0.2389	0.2358	0.2327	0.2296	0.2266	0.2236	0.2206	0.2177	0.2148
-0.6	0.2743	0.2709	0.2676	0.2643	0.2611	0.2578	0.2546	0.2514	0.2483	0.2451
-0.5	0.3085	0.3050	0.3015	0.2981	0.2946	0.2912	0.2877	0.2843	0.2810	0.2776
-0.4	0.3446	0.3409	0.3372	0.3336	0.3300	0.3264	0.3228	0.3192	0.3156	0.3121
-0.3	0.3821	0.3783	0.3745	0.3707	0.3669	0.3632	0.3594	0.3557	0.3520	0.3483
-0.2	0.4207	0.4168	0.4129	0.4090	0.4052	0.4013	0.3974	0.3936	0.3897	0.3859
-0.1	0.4602	0.4562	0.4522	0.4483	0.4443	0.4404	0.4364	0.4325	0.4286	0.4247
-0.0	0.5000	0.4960	0.4920	0.4880	0.4840	0.4801	0.4761	0.4721	0.4681	0.4641

注:$\Phi(z)=1-\Phi(-z)$。

附表3 λ值表(多组样本率检验时所需样本含量估计用)

$\alpha = 0.05$

ν	β								
	0.9	0.8	0.7	0.6	0.5	0.4	0.3	0.2	0.1
1	0.43	1.24	2.06	2.91	3.84	4.90	6.17	7.85	10.31
2	0.62	1.73	2.78	3.83	4.96	6.21	7.70	9.63	12.65
3	0.78	2.10	3.30	4.50	5.76	7.15	8.79	10.90	14.17
4	0.91	2.40	3.74	5.05	6.42	7.92	9.68	11.94	15.41
5	1.03	2.67	4.12	5.53	6.99	8.59	10.45	12.83	16.47
6	1.13	2.91	4.46	5.96	7.50	9.19	11.14	13.62	17.42
7	1.23	3.13	4.77	6.35	7.97	9.73	11.77	14.35	18.28
8	1.32	3.33	5.06	6.71	8.40	10.24	12.35	15.02	19.08
9	1.40	3.53	5.33	7.05	8.81	10.71	12.89	15.65	19.83
10	1.49	3.71	5.59	7.37	9.19	11.15	13.40	16.24	20.53
11	1.56	3.88	5.83	7.68	9.56	11.57	13.89	16.80	21.20
12	1.64	4.05	6.06	7.97	9.90	11.98	14.35	17.34	21.83
13	1.71	4.20	6.29	8.25	10.23	12.36	14.80	17.85	22.44
14	1.77	4.36	6.50	8.52	10.55	12.73	15.22	18.34	23.02
15	1.84	4.50	6.71	8.78	10.86	13.09	15.63	18.81	23.58
16	1.90	4.65	6.91	9.03	11.16	13.43	16.03	19.27	24.13
17	1.97	4.78	7.10	9.27	11.45	13.77	16.41	19.71	24.65
18	2.03	4.92	7.29	9.50	11.73	14.09	16.78	20.14	25.16
19	2.08	5.05	7.47	9.73	12.00	14.41	17.14	20.56	25.65
20	2.14	5.18	7.65	9.96	12.26	14.71	17.50	20.96	26.13
21	2.20	5.30	7.83	10.17	12.52	15.01	17.84	21.36	26.60
22	2.25	5.42	8.00	10.38	12.77	15.30	18.17	21.74	27.06
23	2.30	5.54	8.16	10.59	13.02	15.59	18.50	22.12	27.50
24	2.36	5.66	8.33	10.79	13.26	15.87	18.82	22.49	27.94
25	2.41	5.77	8.48	10.99	13.49	16.14	19.13	22.85	28.37
26	2.46	5.88	8.64	11.19	13.72	16.41	19.44	23.20	28.78
27	2.51	5.99	8.79	11.38	13.95	16.67	19.74	23.55	29.19
28	2.56	6.10	8.94	11.57	14.17	16.93	20.04	23.89	29.60
29	2.60	6.20	9.09	11.75	14.39	17.18	20.33	24.22	29.99
30	2.65	6.31	9.24	11.93	14.60	17.43	20.61	24.55	30.38
31	2.69	6.41	9.38	12.11	14.82	17.67	20.89	24.87	30.76
32	2.74	6.51	9.52	12.28	15.02	17.91	21.17	25.19	31.13
33	2.78	6.61	9.66	12.45	15.23	18.15	21.44	25.50	31.50
34	2.83	6.70	9.79	12.62	15.43	18.38	21.70	25.80	31.87

续表

ν	β								
	0.9	0.8	0.7	0.6	0.5	0.4	0.3	0.2	0.1
35	2.87	6.80	9.93	12.79	15.63	18.61	21.97	26.11	32.23
36	2.91	6.89	10.06	12.96	15.82	18.84	22.23	26.41	32.58
37	2.96	6.99	10.19	13.12	16.01	19.06	22.48	26.70	32.93
38	3.00	7.08	10.32	13.28	16.20	19.28	22.73	26.99	33.27
39	3.04	7.17	10.45	13.44	16.39	19.50	22.98	27.27	33.61
40	3.08	7.26	10.57	13.59	16.58	19.71	23.23	27.56	33.94
50	3.46	8.10	11.75	15.06	18.31	21.72	25.53	30.20	37.07
60	3.80	8.86	12.81	16.38	19.88	23.53	27.61	32.59	39.89
70	4.12	9.56	13.79	17.60	21.32	25.20	29.52	34.79	42.48
80	4.41	10.21	14.70	18.74	22.67	26.75	31.29	36.83	44.89
90	4.69	10.83	15.56	19.80	23.93	28.21	32.96	38.74	47.16
100	4.95	11.41	16.37	20.81	25.12	29.59	34.54	40.56	49.29
110	5.20	11.96	17.14	21.77	26.25	30.90	36.04	42.28	51.33
120	5.44	12.49	17.88	22.68	27.34	32.15	37.47	43.92	53.27

附表 4　Ψ 值表（多个样本均数比较时所需样本例数的估计用，$\alpha=0.05, \beta=0.10$）

ν_2	ν_1 1	2	3	4	5	6	7	8	9	10	15	20	30	40	60	120	∞
2	6.80	6.71	6.68	6.67	6.66	6.65	6.65	6.65	6.64	6.64	6.64	6.63	6.63	6.63	6.63	6.63	6.62
3	5.01	4.63	4.47	4.39	4.34	4.30	4.27	4.25	4.23	4.22	4.18	4.16	4.14	4.13	4.12	4.11	4.09
4	4.40	3.90	3.69	3.58	3.50	3.45	3.41	3.38	3.36	3.34	3.28	3.26	3.22	3.20	3.19	3.17	3.15
5	4.09	3.54	3.30	3.17	3.08	3.02	2.97	2.94	2.91	2.89	2.81	2.78	2.74	2.72	2.70	2.68	2.66
6	3.91	3.32	3.07	2.92	2.83	2.76	2.71	2.67	2.64	2.61	2.53	2.49	2.44	2.42	2.40	2.37	2.35
7	3.80	3.18	2.91	2.76	2.66	2.58	2.53	2.49	2.45	2.42	2.33	2.29	2.24	2.21	2.19	2.16	2.13a
8	3.71	3.08	2.81	2.64	2.54	2.46	2.40	2.35	2.32	2.29	2.19	2.14	2.09	2.06	2.03	2.00	1.97
9	3.65	3.01	2.72	2.56	2.44	2.36	2.30	2.26	2.22	2.19	2.09	2.03	1.97	1.94	1.91	1.88	1.85
10	3.60	2.95	2.66	2.49	2.37	2.29	2.23	2.18	2.14	2.11	2.00	1.94	1.88	1.85	1.82	1.78	1.75
11	3.57	2.91	2.61	2.44	2.32	2.23	2.17	2.12	2.08	2.04	1.93	1.87	1.81	1.78	1.74	1.70	1.67
12	3.54	2.87	2.57	2.39	2.27	2.19	2.12	2.07	2.02	1.99	1.88	1.81	1.75	1.71	1.68	1.64	1.60
13	3.51	2.84	2.54	2.36	2.23	2.15	2.08	2.02	1.98	1.95	1.83	1.76	1.69	1.66	1.62	1.58	1.54
14	3.49	2.81	2.51	2.33	2.20	2.11	2.04	1.99	1.94	1.91	1.79	1.72	1.65	1.61	1.57	1.53	1.49
15	3.47	2.79	2.48	2.30	2.17	2.08	2.01	1.96	1.91	1.87	1.75	1.68	1.61	1.57	1.53	1.49	1.44
16	3.46	3.77	2.46	2.28	2.15	2.06	1.99	1.93	1.88	1.85	1.72	1.65	1.58	1.54	1.49	1.45	1.40
17	3.44	3.76	2.44	2.26	2.13	2.04	1.96	1.91	1.86	1.82	1.69	1.62	1.55	1.50	1.46	1.41	1.36
18	3.43	2.74	2.43	2.24	2.11	2.02	1.94	1.89	1.84	1.80	1.67	1.60	1.52	1.48	1.43	1.38	1.33
19	3.42	3.73	2.41	2.22	2.09	2.00	1.93	1.87	1.82	1.78	1.65	1.58	1.49	1.45	1.40	1.35	1.30
20	3.41	3.72	2.40	2.21	2.08	1.98	1.91	1.85	1.80	1.76	1.63	1.55	1.47	1.43	1.38	1.33	1.27

续表

ν_2	ν_1																
---	1	2	3	4	5	6	7	8	9	10	15	20	30	40	60	120	∞
21	3.40	3.71	2.39	2.20	2.07	1.97	1.90	1.84	1.79	1.75	1.61	1.54	1.45	1.41	1.36	1.30	1.25
22	3.39	3.70	2.38	2.19	2.05	1.96	1.88	1.82	1.77	1.73	1.60	1.52	1.43	1.39	1.34	1.28	1.22
23	3.39	2.69	2.37	2.18	2.04	1.95	1.87	1.81	1.76	1.72	1.58	1.50	1.42	1.37	1.32	1.26	1.20
24	3.38	2.68	2.36	2.17	2.03	1.94	1.86	1.80	1.75	1.71	1.57	1.49	1.40	1.35	1.30	1.24	1.18
25	3.37	2.68	2.35	2.16	2.02	1.93	1.85	1.79	1.74	1.70	1.56	1.48	1.39	1.34	1.28	1.23	1.16
26	3.37	2.67	2.35	2.15	2.02	1.92	1.84	1.78	1.73	1.69	1.54	1.46	1.37	1.32	1.27	1.21	1.15
27	3.36	2.66	2.34	2.14	2.01	1.91	1.83	1.77	1.72	1.68	1.53	1.45	1.36	1.31	1.26	1.20	1.13
28	3.36	2.66	2.33	2.14	2.00	1.90	1.82	1.76	1.71	1.67	1.52	1.44	1.35	1.30	1.24	1.18	1.11
29	3.36	2.65	2.33	2.13	1.99	1.89	1.82	1.75	1.70	1.66	1.51	1.43	1.34	1.29	1.23	1.17	1.10
30	3.35	2.65	2.32	2.12	1.99	1.89	1.81	1.75	1.70	1.65	1.51	1.42	1.33	1.28	1.22	1.16	1.08
31	3.35	2.64	2.32	2.12	1.98	1.88	1.80	1.74	1.69	1.64	1.50	1.41	1.32	1.27	1.21	1.14	1.07
32	3.34	2.64	2.31	2.11	1.98	1.88	1.80	1.73	1.68	1.64	1.49	1.41	1.31	1.26	1.20	1.13	1.06
33	3.34	2.63	2.31	2.11	1.97	1.87	1.79	1.73	1.68	1.63	1.48	1.40	1.30	1.25	1.19	1.12	1.05
34	3.34	2.63	2.30	2.10	1.97	1.87	1.79	1.72	1.67	1.63	1.48	1.39	1.29	1.24	1.18	1.11	1.04
35	3.34	2.63	2.30	2.10	1.96	1.86	1.78	1.72	1.66	1.62	1.47	1.38	1.29	1.23	1.17	1.10	1.02
36	3.33	2.62	2.30	2.10	1.96	1.86	1.78	1.71	1.66	1.62	1.47	1.38	1.28	1.22	1.16	1.09	1.01
37	3.33	2.62	2.29	2.09	1.95	1.85	1.77	1.71	1.65	1.61	1.46	1.37	1.27	1.22	1.15	1.08	1.00
38	3.33	2.62	2.29	2.09	1.95	1.85	1.77	1.70	1.65	1.61	1.45	1.37	1.27	1.21	1.15	1.08	0.99
39	3.33	2.62	2.29	2.09	1.95	1.84	1.76	1.70	1.65	1.60	1.45	1.36	1.26	1.20	1.14	1.07	0.99
40	3.32	2.61	2.28	2.08	1.94	1.84	1.76	1.70	1.64	1.60	1.44	1.36	1.25	1.20	1.13	1.06	0.98
41	3.32	2.61	2.28	2.08	1.94	1.84	1.76	1.69	1.64	1.59	1.44	1.35	1.25	1.19	1.13	1.05	0.97

ν_2	1	2	3	4	5	6	7	8	9	10	15	20	30	40	60	120	∞
42	3.32	2.61	2.28	2.08	1.94	1.83	1.75	1.69	1.63	1.59	1.44	1.35	1.24	1.18	1.12	1.05	0.96
43	3.32	2.61	2.28	2.07	1.93	1.83	1.75	1.69	1.63	1.59	1.43	1.34	1.24	1.18	1.11	1.04	0.95
44	3.32	2.60	2.27	2.07	1.93	1.83	1.75	1.68	1.63	1.58	1.43	1.34	1.23	1.17	1.11	1.03	0.94
45	3.31	2.60	2.27	2.07	1.93	1.83	1.74	1.68	1.62	1.58	1.42	1.33	1.23	1.17	1.10	1.03	0.94
46	3.32	2.60	2.27	2.07	1.93	1.82	1.74	1.68	1.62	1.58	1.42	1.33	1.22	1.16	1.10	1.02	0.93
47	3.32	2.60	2.27	2.06	1.92	1.82	1.74	1.67	1.62	1.57	1.42	1.33	1.22	1.16	1.09	1.02	0.92
48	3.31	2.60	2.26	2.06	1.92	1.82	1.74	1.67	1.62	1.57	1.41	1.32	1.22	1.15	1.09	1.01	0.92
49	3.32	2.59	2.26	2.06	1.92	1.82	1.73	1.67	1.61	1.57	1.41	1.32	1.21	1.15	1.08	1.00	0.91
50	3.31	2.59	2.26	2.06	1.92	1.81	1.73	1.67	1.61	1.56	1.41	1.31	1.21	1.15	1.08	1.00	0.90
60	3.30	2.58	2.25	2.04	1.90	1.79	1.71	1.64	1.59	1.54	1.38	1.29	1.18	1.11	1.04	0.95	0.85
80	3.28	2.56	2.23	2.02	1.88	1.77	1.69	1.62	1.56	1.51	1.35	1.25	1.14	1.07	0.99	0.90	0.77
120	3.27	2.55	2.21	2.00	1.86	1.75	1.66	1.59	1.54	1.49	1.32	1.22	1.09	1.02	0.94	0.83	0.68
240	3.26	2.53	2.19	1.98	1.84	1.73	1.64	1.57	1.51	1.46	1.29	1.18	1.05	0.97	0.88	0.76	0.56
∞	3.24	2.52	2.17	1.96	1.81	1.70	1.62	1.54	1.48	1.43	1.25	1.14	1.01	0.92	0.82	0.65	0.00

ν_1

附表 5　二项分布函数 $P(x \geqslant k)$ 值表

k	π									
	0.01	0.02	0.04	0.06	0.08	0.1	0.2	0.3	0.4	0.5
5				0.0000	0.0000	0.0000	0.0003	0.0024	0.0102	0.0313
4		0.0000	0.0000	0.0001	0.0002	0.0005	0.0067	0.0308	0.0870	0.1875
3	0.0000	0.0001	0.0006	0.0020	0.0045	0.0086	0.0579	0.1631	0.3174	0.5000
2	0.0010	0.0038	0.0148	0.0319	0.0544	0.0815	0.2627	0.4718	0.6630	0.8125
1	0.0490	0.0961	0.1846	0.2661	0.3409	0.4095	0.6723	0.8319	0.9222	0.9688
10								0.0000	0.0001	0.0010
9							0.0000	0.0001	0.0017	0.0107
8							0.0001	0.0016	0.0123	0.0547
7						0.0000	0.0009	0.0106	0.0548	0.1719
6				0.0000	0.0000	0.0001	0.0064	0.0473	0.1662	0.3770
5			0.0000	0.0002	0.0006	0.0016	0.0328	0.1503	0.3669	0.6230
4	0.0000	0.0000	0.0004	0.0020	0.0058	0.0128	0.1209	0.3504	0.6177	0.8281
3	0.0001	0.0009	0.0062	0.0188	0.0401	0.0702	0.3222	0.6172	0.8327	0.9453
2	0.0043	0.0162	0.0582	0.1176	0.1879	0.2639	0.6242	0.8507	0.9536	0.9893
1	0.0956	0.1829	0.3352	0.4614	0.5656	0.6513	0.8926	0.9718	0.9940	0.9990
15										0.0000
14									0.0000	0.0005
13								0.0000	0.0003	0.0037
12								0.0001	0.0019	0.0176
11							0.0000	0.0007	0.0093	0.0592
10							0.0001	0.0037	0.0338	0.1509
9							0.0008	0.0152	0.0950	0.3036
8					0.0000	0.0000	0.0042	0.0500	0.2131	0.5000
7				0.0000	0.0001	0.0003	0.0181	0.1311	0.3902	0.6964
6			0.0000	0.0001	0.0007	0.0022	0.0611	0.2784	0.5968	0.8491
5		0.0000	0.0002	0.0014	0.0050	0.0127	0.1642	0.4845	0.7827	0.9408
4	0.0000	0.0002	0.0024	0.0104	0.0273	0.0556	0.3518	0.7031	0.9095	0.9824
3	0.0004	0.0030	0.0203	0.0571	0.1130	0.1841	0.6020	0.8732	0.9729	0.9963
2	0.0096	0.0353	0.1191	0.2262	0.3403	0.4510	0.8329	0.9647	0.9948	0.9995
1	0.1399	0.2614	0.4579	0.6047	0.7137	0.7941	0.9648	0.9953	0.9995	1.0000
20										
19										0.0000
18										0.0002
17									0.0000	0.0013
16									0.0003	0.0059
15								0.0000	0.0016	0.0207
14								0.0003	0.0065	0.0577

k	0.01	0.02	0.04	0.06	0.08	0.1	0.2	0.3	0.4	0.5
13							0.0000	0.0013	0.0210	0.1316
12							0.0001	0.0051	0.0565	0.2517
11							0.0006	0.0171	0.1275	0.4119
10						0.0000	0.0026	0.0480	0.2447	0.5881
9					0.0000	0.0001	0.0100	0.1133	0.4044	0.7483
8				0.0000	0.0001	0.0004	0.0321	0.2277	0.5841	0.8684
7			0.0000	0.0001	0.0006	0.0024	0.0867	0.3920	0.7500	0.9423
6			0.0001	0.0009	0.0038	0.0113	0.1958	0.5836	0.8744	0.9793
5		0.0000	0.0010	0.0056	0.0183	0.0432	0.3704	0.7625	0.9490	0.9941
4	0.0000	0.0006	0.0074	0.0290	0.0706	0.1330	0.5886	0.8929	0.9840	0.9987
3	0.0010	0.0071	0.0439	0.1150	0.2121	0.3231	0.7939	0.9645	0.9964	0.9998
2	0.0169	0.0599	0.1897	0.3395	0.4831	0.6083	0.9308	0.9924	0.9995	1.0000
1	0.1821	0.3324	0.5580	0.7099	0.8113	0.8784	0.9885	0.9992	1.0000	1.0000
25										
24										
23										0.0000
22										0.0001
21									0.0000	0.0005
20									0.0001	0.0020
19									0.0003	0.0073
18								0.0000	0.0012	0.0216
17								0.0001	0.0043	0.0539
16								0.0005	0.0132	0.1148
15							0.0000	0.0018	0.0344	0.2122
14							0.0001	0.0060	0.0778	0.3450
13							0.0004	0.0175	0.1538	0.5000
12							0.0015	0.0442	0.2677	0.6550
11						0.0000	0.0056	0.0978	0.4142	0.7878
10					0.0000	0.0001	0.0173	0.1894	0.5754	0.8852
9				0.0000	0.0001	0.0005	0.0468	0.3231	0.7265	0.9461
8				0.0001	0.0005	0.0023	0.1091	0.4882	0.8464	0.9784
7			0.0000	0.0005	0.0028	0.0095	0.2200	0.6593	0.9264	0.9927
6		0.0000	0.0004	0.0031	0.0123	0.0334	0.3833	0.8065	0.9706	0.9980
5	0.0000	0.0001	0.0028	0.0150	0.0451	0.0980	0.5793	0.9095	0.9905	0.9995
4	0.0001	0.0014	0.0165	0.0598	0.1351	0.2364	0.7660	0.9668	0.9976	0.9999
3	0.0020	0.0132	0.0765	0.1871	0.3232	0.4629	0.9018	0.9910	0.9996	1.0000
2	0.0258	0.0886	0.2642	0.4473	0.6053	0.7288	0.9726	0.9984	0.9999	1.0000
1	0.2222	0.3965	0.6396	0.7871	0.8756	0.9282	0.9962	0.9999	1.0000	1.0000

附表6　泊松分布函数 $P(x \geqslant k)$ 值表

k	λ								
	0.1	0.2	0.3	0.4	0.5	0.6	0.7	0.8	0.9
1	0.0952	0.1813	0.2592	0.3297	0.3935	0.4512	0.5034	0.5507	0.5934
2	0.0047	0.0175	0.0369	0.0616	0.0902	0.1219	0.1558	0.1912	0.2275
3	0.0002	0.0011	0.0036	0.0079	0.0144	0.0231	0.0341	0.0474	0.0628
4	0.0000	0.0001	0.0003	0.0008	0.0018	0.0034	0.0057	0.0091	0.0134
5		0.0000	0.0000	0.0001	0.0002	0.0004	0.0008	0.0014	0.0023

k	λ								
	1	1.5	2	2.5	3	3.5	4	4.5	5
1	0.6321	0.7769	0.8647	0.9179	0.9502	0.9698	0.9817	0.9889	0.9932
2	0.2642	0.4422	0.5940	0.7127	0.8009	0.8641	0.9084	0.9389	0.9596
3	0.0803	0.1912	0.3233	0.4562	0.5768	0.6792	0.7619	0.8264	0.8753
4	0.0190	0.0656	0.1429	0.2424	0.3528	0.4634	0.5665	0.6577	0.7350
5	0.0037	0.0186	0.0527	0.1088	0.1847	0.2746	0.3712	0.4679	0.5595
6	0.0006	0.0045	0.0166	0.0420	0.0839	0.1424	0.2149	0.2971	0.3840
7	0.0001	0.0009	0.0045	0.0142	0.0335	0.0653	0.1107	0.1689	0.2378
8	0.0000	0.0002	0.0011	0.0042	0.0119	0.0267	0.0511	0.0866	0.1334
9		0.0000	0.0002	0.0011	0.0038	0.0099	0.0214	0.0403	0.0681
10			0.0000	0.0003	0.0011	0.0033	0.0081	0.0171	0.0318
11				0.0001	0.0003	0.0010	0.0028	0.0067	0.0137
12				0.0000	0.0001	0.0003	0.0009	0.0024	0.0054
13					0.0000	0.0001	0.0003	0.0008	0.0020
14						0.0000	0.0001	0.0002	0.0007
15							0.0000	0.0001	0.0002
16								0.0000	0.0000

k	λ								
	5.5	6	6.5	7	7.5	8	8.5	9	9.5
1	0.9959	0.9975	0.9985	0.9991	0.9994	0.9997	0.9998	0.9999	0.9999
2	0.9734	0.9826	0.9887	0.9927	0.9953	0.9970	0.9981	0.9988	0.9992
3	0.9116	0.9380	0.9570	0.9704	0.9797	0.9862	0.9907	0.9938	0.9958
4	0.7983	0.8488	0.8882	0.9182	0.9409	0.9576	0.9699	0.9788	0.9851
5	0.6425	0.7149	0.7763	0.8270	0.8679	0.9004	0.9256	0.9450	0.9597
6	0.4711	0.5543	0.6310	0.6993	0.7586	0.8088	0.8504	0.8843	0.9115

k	λ								
	5.5	6	6.5	7	7.5	8	8.5	9	9.5
7	0.3140	0.3937	0.4735	0.5503	0.6218	0.6866	0.7438	0.7932	0.8351
8	0.1905	0.2560	0.3272	0.4013	0.4754	0.5470	0.6144	0.6761	0.7313
9	0.1056	0.1528	0.2084	0.2709	0.3380	0.4075	0.4769	0.5443	0.6082
10	0.0538	0.0839	0.1226	0.1695	0.2236	0.2834	0.3470	0.4126	0.4782
11	0.0253	0.0426	0.0668	0.0985	0.1378	0.1841	0.2366	0.2940	0.3547
12	0.0110	0.0201	0.0339	0.0533	0.0792	0.1119	0.1513	0.1970	0.2480
13	0.0045	0.0088	0.0160	0.0270	0.0427	0.0638	0.0909	0.1242	0.1636
14	0.0017	0.0036	0.0071	0.0128	0.0216	0.0342	0.0514	0.0739	0.1019
15	0.0006	0.0014	0.0030	0.0057	0.0103	0.0173	0.0274	0.0415	0.0600
16	0.0002	0.0005	0.0012	0.0024	0.0046	0.0082	0.0138	0.0220	0.0335
17	0.0001	0.0002	0.0004	0.0010	0.0020	0.0037	0.0066	0.0111	0.0177
18	0.0000	0.0001	0.0002	0.0004	0.0008	0.0016	0.0030	0.0053	0.0089
19		0.0000	0.0001	0.0001	0.0003	0.0007	0.0013	0.0024	0.0043
20			0.0000	0.0000	0.0001	0.0003	0.0005	0.0011	0.0020
21					0.0000	0.0001	0.0002	0.0004	0.0009
22						0.0000	0.0001	0.0002	0.0004
23							0.0000	0.0001	0.0001
24								0.0000	0.0001
25									0.0000

附表 7　t 界值表

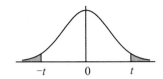

自由度		概　率　（P）									
	单侧	0.25	0.20	0.10	0.05	0.025	0.01	0.005	0.0025	0.001	0.0005
ν	双侧	0.50	0.40	0.20	0.10	0.05	0.02	0.01	0.005	0.002	0.001
1		1.000	1.376	3.078	6.314	12.706	31.821	63.657	127.321	318.309	636.619
2		0.816	1.061	1.886	2.920	4.303	6.965	9.925	14.089	22.327	31.599
3		0.765	0.978	1.638	2.353	3.182	4.541	5.841	7.453	10.215	12.924
4		0.741	0.941	1.533	2.132	2.776	3.747	4.604	5.598	7.173	8.610
5		0.727	0.920	1.476	2.015	2.571	3.365	4.032	4.773	5.893	6.869
6		0.718	0.906	1.440	1.943	2.447	3.143	3.707	4.317	5.208	5.959
7		0.711	0.896	1.415	1.895	2.365	2.998	3.499	4.029	4.785	5.408
8		0.706	0.889	1.397	1.860	2.306	2.896	3.355	3.833	4.501	5.041
9		0.703	0.883	1.383	1.833	2.262	2.821	3.250	3.690	4.297	4.781
10		0.700	0.879	1.372	1.812	2.228	2.764	3.169	3.581	4.144	4.587
11		0.697	0.876	1.363	1.796	2.201	2.718	3.106	3.497	4.025	4.437
12		0.695	0.873	1.356	1.782	2.179	2.681	3.055	3.428	3.930	4.318
13		0.694	0.870	1.350	1.771	2.160	2.650	3.012	3.372	3.852	4.221
14		0.692	0.868	1.345	1.761	2.145	2.624	2.977	3.326	3.787	4.140
15		0.691	0.866	1.341	1.753	2.131	2.602	2.947	3.286	3.733	4.073
16		0.690	0.865	1.337	1.746	2.120	2.583	2.921	3.252	3.686	4.015
17		0.689	0.863	1.333	1.740	2.110	2.567	2.898	3.222	3.646	3.965
18		0.688	0.862	1.330	1.734	2.101	2.552	2.878	3.197	3.610	3.922
19		0.688	0.861	1.328	1.729	2.093	2.539	2.861	3.174	3.579	3.883
20		0.687	0.860	1.325	1.725	2.086	2.528	2.845	3.153	3.552	3.850
21		0.686	0.859	1.323	1.721	2.080	2.518	2.831	3.135	3.527	3.819
22		0.686	0.858	1.321	1.717	2.074	2.508	2.819	3.119	3.505	3.792
23		0.685	0.858	1.319	1.714	2.069	2.500	2.807	3.104	3.485	3.768
24		0.685	0.857	1.318	1.711	2.064	2.492	2.797	3.091	3.467	3.745
25		0.684	0.856	1.316	1.708	2.060	2.485	2.787	3.078	3.450	3.725
26		0.684	0.856	1.315	1.706	2.056	2.479	2.779	3.067	3.435	3.707
27		0.684	0.855	1.314	1.703	2.052	2.473	2.771	3.057	3.421	3.690
28		0.683	0.855	1.313	1.701	2.048	2.467	2.763	3.047	3.408	3.674
29		0.683	0.854	1.311	1.699	2.045	2.462	2.756	3.038	3.396	3.659
30		0.683	0.854	1.310	1.697	2.042	2.457	2.750	3.030	3.385	3.646

自由度		概　率　（P）									
	单侧	0.25	0.20	0.10	0.05	0.025	0.01	0.005	0.0025	0.001	0.0005
ν	双侧	0.50	0.40	0.20	0.10	0.05	0.02	0.01	0.005	0.002	0.001
31		0.682	0.853	1.309	1.696	2.040	2.453	2.744	3.022	3.375	3.633
32		0.682	0.853	1.309	1.694	2.037	2.449	2.738	3.015	3.365	3.622
33		0.682	0.853	1.308	1.692	2.035	2.445	2.733	3.008	3.356	3.611
34		0.682	0.852	1.307	1.691	2.032	2.441	2.728	3.002	3.348	3.601
35		0.682	0.852	1.306	1.690	2.030	2.438	2.724	2.996	3.340	3.591
36		0.681	0.852	1.306	1.688	2.028	2.434	2.719	2.990	3.333	3.582
37		0.681	0.851	1.305	1.687	2.026	2.431	2.715	2.985	3.326	3.574
38		0.681	0.851	1.304	1.686	2.024	2.429	2.712	2.980	3.319	3.566
39		0.681	0.851	1.304	1.685	2.023	2.426	2.708	2.976	3.313	3.558
40		0.681	0.851	1.303	1.684	2.021	2.423	2.704	2.971	3.307	3.551
50		0.679	0.849	1.299	1.676	2.009	2.403	2.678	2.937	3.261	3.496
60		0.679	0.848	1.296	1.671	2.000	2.390	2.660	2.915	3.232	3.460
70		0.678	0.847	1.294	1.667	1.994	2.381	2.648	2.899	3.211	3.435
80		0.678	0.846	1.292	1.664	1.990	2.374	2.639	2.887	3.195	3.416
90		0.677	0.846	1.291	1.662	1.987	2.368	2.632	2.878	3.183	3.402
100		0.677	0.845	1.290	1.660	1.984	2.364	2.626	2.871	3.174	3.390
200		0.676	0.843	1.286	1.653	1.972	2.345	2.601	2.839	3.131	3.340
500		0.675	0.842	1.283	1.648	1.965	2.334	2.586	2.820	3.107	3.310
1000		0.675	0.842	1.282	1.646	1.962	2.330	2.581	2.813	3.098	3.300
∞		0.6745	0.8416	1.2816	1.6449	1.9600	2.3264	2.5758	2.8070	3.0902	3.2905

附表 8　F 界值表（方差分析用）

上行:$P=0.05$　下行:$P=0.01$

分母的自由度 ν_2	分子的自由度 ν_1											
	1	2	3	4	5	6	7	8	9	10	11	12
1	161.45	199.50	215.71	224.58	230.16	233.99	236.77	238.88	240.54	241.88	242.98	243.91
	4052.18	4999.50	5403.35	5624.58	5763.65	5858.99	5928.36	5981.07	6022.47	6055.85	6083.32	6106.32
2	18.51	19.00	19.16	19.25	19.30	19.33	19.35	19.37	19.38	19.40	19.40	19.41
	98.50	99.00	99.17	99.25	99.30	99.33	99.36	99.37	99.39	99.40	99.41	99.42
3	10.13	9.55	9.28	9.12	9.01	8.94	8.89	8.85	8.81	8.79	8.76	8.74
	34.12	30.82	29.46	28.71	28.24	27.91	27.67	27.49	27.35	27.23	27.13	27.05
4	7.71	6.94	6.59	6.39	6.26	6.16	6.09	6.04	6.00	5.96	5.94	5.91
	21.20	18.00	16.69	15.98	15.52	15.21	14.98	14.80	14.66	14.55	14.45	14.37
5	6.61	5.79	5.41	5.19	5.05	4.95	4.88	4.82	4.77	4.74	4.70	4.68
	16.26	13.27	12.06	11.39	10.97	10.67	10.46	10.29	10.16	10.05	9.96	9.89
6	5.99	5.14	4.76	4.53	4.39	4.28	4.21	4.15	4.10	4.06	4.03	4.00
	13.75	10.92	9.78	9.15	8.75	8.47	8.26	8.10	7.98	7.87	7.79	7.72
7	5.59	4.74	4.35	4.12	3.97	3.87	3.79	3.73	3.68	3.64	3.60	3.57
	12.25	9.55	8.45	7.85	7.46	7.19	6.99	6.84	6.72	6.62	6.54	6.47
8	5.32	4.46	4.07	3.84	3.69	3.58	3.50	3.44	3.39	3.35	3.31	3.28
	11.26	8.65	7.59	7.01	6.63	6.37	6.18	6.03	5.91	5.81	5.73	5.67
9	5.12	4.26	3.86	3.63	3.48	3.37	3.29	3.23	3.18	3.14	3.10	3.07
	10.56	8.02	6.99	6.42	6.06	5.80	5.61	5.47	5.35	5.26	5.18	5.11
10	4.96	4.10	3.71	3.48	3.33	3.22	3.14	3.07	3.02	2.98	2.94	2.91
	10.04	7.56	6.55	5.99	5.64	5.39	5.20	5.06	4.94	4.85	4.77	4.71
11	4.84	3.98	3.59	3.36	3.20	3.09	3.01	2.95	2.90	2.85	2.82	2.79
	9.65	7.21	6.22	5.67	5.32	5.07	4.89	4.74	4.63	4.54	4.46	4.40
12	4.75	3.89	3.49	3.26	3.11	3.00	2.91	2.85	2.80	2.75	2.72	2.69
	9.33	6.93	5.95	5.41	5.06	4.82	4.64	4.50	4.39	4.30	4.22	4.16
13	4.67	3.81	3.41	3.18	3.03	2.92	2.83	2.77	2.71	2.67	2.63	2.60
	9.07	6.70	5.74	5.21	4.86	4.62	4.44	4.30	4.19	4.10	4.02	3.96
14	4.60	3.74	3.34	3.11	2.96	2.85	2.76	2.70	2.65	2.60	2.57	2.53
	8.86	6.51	5.56	5.04	4.69	4.46	4.28	4.14	4.03	3.94	3.86	3.80
15	4.54	3.68	3.29	3.06	2.90	2.79	2.71	2.64	2.59	2.54	2.51	2.48
	8.68	6.36	5.42	4.89	4.56	4.32	4.14	4.00	3.89	3.80	3.73	3.67

续表

分母的自由度 ν_2	分子的自由度 ν_1											
	1	2	3	4	5	6	7	8	9	10	11	12
16	4.49	3.63	3.24	3.01	2.85	2.74	2.66	2.59	2.54	2.49	2.46	2.42
	8.53	6.23	5.29	4.77	4.44	4.20	4.03	3.89	3.78	3.69	3.62	3.55
17	4.45	3.59	3.20	2.96	2.81	2.70	2.61	2.55	2.49	2.45	2.41	2.38
	8.40	6.11	5.18	4.67	4.34	4.10	3.93	3.79	3.68	3.59	3.52	3.46
18	4.41	3.55	3.16	2.93	2.77	2.66	2.58	2.51	2.46	2.41	2.37	2.34
	8.29	6.01	5.09	4.58	4.25	4.01	3.84	3.71	3.60	3.51	3.43	3.37
19	4.38	3.52	3.13	2.90	2.74	2.63	2.54	2.48	2.42	2.38	2.34	2.31
	8.18	5.93	5.01	4.50	4.17	3.94	3.77	3.63	3.52	3.43	3.36	3.30
20	4.35	3.49	3.10	2.87	2.71	2.60	2.51	2.45	2.39	2.35	2.31	2.28
	8.10	5.85	4.94	4.43	4.10	3.87	3.70	3.56	3.46	3.37	3.29	3.23
21	4.32	3.47	3.07	2.84	2.68	2.57	2.49	2.42	2.37	2.32	2.28	2.25
	8.02	5.78	4.87	4.37	4.04	3.81	3.64	3.51	3.40	3.31	3.24	3.17
22	4.30	3.44	3.05	2.82	2.66	2.55	2.46	2.40	2.34	2.30	2.26	2.23
	7.95	5.72	4.82	4.31	3.99	3.76	3.59	3.45	3.35	3.26	3.18	3.12
23	4.28	3.42	3.03	2.80	2.64	2.53	2.44	2.37	2.32	2.27	2.24	2.20
	7.88	5.66	4.76	4.26	3.94	3.71	3.54	3.41	3.30	3.21	3.14	3.07
24	4.26	3.40	3.01	2.78	2.62	2.51	2.42	2.36	2.30	2.25	2.22	2.18
	7.82	5.61	4.72	4.22	3.90	3.67	3.50	3.36	3.26	3.17	3.09	3.03
25	4.24	3.39	2.99	2.76	2.60	2.49	2.40	2.34	2.28	2.24	2.20	2.16
	7.77	5.57	4.68	4.18	3.85	3.63	3.46	3.32	3.22	3.13	3.06	2.99
26	4.23	3.37	2.98	2.74	2.59	2.47	2.39	2.32	2.27	2.22	2.18	2.15
	7.72	5.53	4.64	4.14	3.82	3.59	3.42	3.29	3.18	3.09	3.02	2.96
27	4.21	3.35	2.96	2.73	2.57	2.46	2.37	2.31	2.25	2.20	2.17	2.13
	7.68	5.49	4.60	4.11	3.78	3.56	3.39	3.26	3.15	3.06	2.99	2.93
28	4.20	3.34	2.95	2.71	2.56	2.45	2.36	2.29	2.24	2.19	2.15	2.12
	7.64	5.45	4.57	4.07	3.75	3.53	3.36	3.23	3.12	3.03	2.96	2.90
29	4.18	3.33	2.93	2.70	2.55	2.43	2.35	2.28	2.22	2.18	2.14	2.10
	7.60	5.42	4.54	4.04	3.73	3.50	3.33	3.20	3.09	3.00	2.93	2.87
30	4.17	3.32	2.92	2.69	2.53	2.42	2.33	2.27	2.21	2.16	2.13	2.09
	7.56	5.39	4.51	4.02	3.70	3.47	3.30	3.17	3.07	2.98	2.91	2.84
32	4.15	3.29	2.90	2.67	2.51	2.40	2.31	2.24	2.19	2.14	2.10	2.07
	7.50	5.34	4.46	3.97	3.65	3.43	3.26	3.13	3.02	2.93	2.86	2.80
34	4.13	3.28	2.88	2.65	2.49	2.38	2.29	2.23	2.17	2.12	2.08	2.05
	7.44	5.29	4.42	3.93	3.61	3.39	3.22	3.09	2.98	2.89	2.82	2.76

续表

分母的自由度 ν_2	分子的自由度 ν_1											
	1	2	3	4	5	6	7	8	9	10	11	12
36	4.11	3.26	2.87	2.63	2.48	2.36	2.28	2.21	2.15	2.11	2.07	2.03
	7.40	5.25	4.38	3.89	3.57	3.35	3.18	3.05	2.95	2.86	2.79	2.72
38	4.10	3.24	2.85	2.62	2.46	2.35	2.26	2.19	2.14	2.09	2.05	2.02
	7.35	5.21	4.34	3.86	3.54	3.32	3.15	3.02	2.92	2.83	2.75	2.69
40	4.08	3.23	2.84	2.61	2.45	2.34	2.25	2.18	2.12	2.08	2.04	2.00
	7.31	5.18	4.31	3.83	3.51	3.29	3.12	2.99	2.89	2.80	2.73	2.66
42	4.07	3.22	2.83	2.59	2.44	2.32	2.24	2.17	2.11	2.06	2.03	1.99
	7.28	5.15	4.29	3.80	3.49	3.27	3.10	2.97	2.86	2.78	2.70	2.64
44	4.06	3.21	2.82	2.58	2.43	2.31	2.23	2.16	2.10	2.05	2.01	1.98
	7.25	5.12	4.26	3.78	3.47	3.24	3.08	2.95	2.84	2.75	2.68	2.62
46	4.05	3.20	2.81	2.57	2.42	2.30	2.22	2.15	2.09	2.04	2.00	1.97
	7.22	5.10	4.24	3.76	3.44	3.22	3.06	2.93	2.82	2.73	2.66	2.60
48	4.04	3.19	2.80	2.57	2.41	2.29	2.21	2.14	2.08	2.03	1.99	1.96
	7.19	5.08	4.22	3.74	3.43	3.20	3.04	2.91	2.80	2.71	2.64	2.58
50	4.03	3.18	2.79	2.56	2.40	2.29	2.20	2.13	2.07	2.03	1.99	1.95
	7.17	5.06	4.20	3.72	3.41	3.19	3.02	2.89	2.78	2.70	2.63	2.56
60	4.00	3.15	2.76	2.53	2.37	2.25	2.17	2.10	2.04	1.99	1.95	1.92
	7.08	4.98	4.13	3.65	3.34	3.12	2.95	2.82	2.72	2.63	2.56	2.50
70	3.98	3.13	2.74	2.50	2.35	2.23	2.14	2.07	2.02	1.97	1.93	1.89
	7.01	4.92	4.07	3.60	3.29	3.07	2.91	2.78	2.67	2.59	2.51	2.45
80	3.96	3.11	2.72	2.49	2.33	2.21	2.13	2.06	2.00	1.95	1.91	1.88
	6.96	4.88	4.04	3.56	3.26	3.04	2.87	2.74	2.64	2.55	2.48	2.42
100	3.94	3.09	2.70	2.46	2.31	2.19	2.10	2.03	1.97	1.93	1.89	1.85
	6.90	4.82	3.98	3.51	3.21	2.99	2.82	2.69	2.59	2.50	2.43	2.37
125	3.92	3.07	2.68	2.44	2.29	2.17	2.08	2.01	1.96	1.91	1.87	1.83
	6.84	4.78	3.94	3.47	3.17	2.95	2.79	2.66	2.55	2.47	2.39	2.33
150	3.90	3.06	2.66	2.43	2.27	2.16	2.07	2.00	1.94	1.89	1.85	1.82
	6.81	4.75	3.91	3.45	3.14	2.92	2.76	2.63	2.53	2.44	2.37	2.31
200	3.89	3.04	2.65	2.42	2.26	2.14	2.06	1.98	1.93	1.88	1.84	1.80
	6.76	4.71	3.88	3.41	3.11	2.89	2.73	2.60	2.50	2.41	2.34	2.27
400	3.86	3.02	2.63	2.39	2.24	2.12	2.03	1.96	1.90	1.85	1.81	1.78
	6.70	4.66	3.83	3.37	3.06	2.85	2.68	2.56	2.45	2.37	2.29	2.23
1000	3.85	3.00	2.61	2.38	2.22	2.11	2.02	1.95	1.89	1.84	1.80	1.76
	6.66	4.63	3.80	3.34	3.04	2.82	2.66	2.53	2.43	2.34	2.27	2.20
∞	3.84	3.00	2.60	2.37	2.21	2.10	2.01	1.94	1.88	1.83	1.79	1.75
	6.64	4.60	3.78	3.32	3.02	2.80	2.64	2.51	2.41	2.32	2.24	2.18

续表

分子的自由度 ν_1

分母的自由度 ν_2	∞	500	200	100	75	50	40	30	24	20	16	14
1	254.31	254.06	253.68	253.04	252.62	251.77	251.14	250.10	249.05	248.01	246.46	245.36
	6365.86	6359.50	6349.97	6334.11	6323.56	6302.52	6286.78	6260.65	6234.63	6208.73	6170.10	6142.67
2	19.50	19.49	19.49	19.49	19.48	19.48	19.47	19.46	19.45	19.45	19.43	19.42
	99.50	99.50	99.49	99.49	99.49	99.48	99.47	99.47	99.46	99.45	99.44	99.43
3	8.53	8.53	8.54	8.55	8.56	8.58	8.59	8.62	8.64	8.66	8.69	8.71
	26.13	26.15	26.18	26.24	26.28	26.35	26.41	26.50	26.60	26.69	26.83	26.92
4	5.63	5.64	5.65	5.66	5.68	5.70	5.72	5.75	5.77	5.80	5.84	5.87
	13.46	13.49	13.52	13.58	13.61	13.69	13.75	13.84	13.93	14.02	14.15	14.25
5	4.37	4.37	4.39	4.41	4.42	4.44	4.46	4.50	4.53	4.56	4.60	4.64
	9.02	9.04	9.08	9.13	9.17	9.24	9.29	9.38	9.47	9.55	9.68	9.77
6	3.67	3.68	3.69	3.71	3.73	3.75	3.77	3.81	3.84	3.87	3.92	3.96
	6.88	6.90	6.93	6.99	7.02	7.09	7.14	7.23	7.31	7.40	7.52	7.60
7	3.23	3.24	3.25	3.27	3.29	3.32	3.34	3.38	3.41	3.44	3.49	3.53
	5.65	5.67	5.70	5.75	5.79	5.86	5.91	5.99	6.07	6.16	6.28	6.36
8	2.93	2.94	2.95	2.97	2.99	3.02	3.04	3.08	3.12	3.15	3.20	3.24
	4.86	4.88	4.91	4.96	5.00	5.07	5.12	5.20	5.28	5.36	5.48	5.56
9	2.71	2.72	2.73	2.76	2.77	2.80	2.83	2.86	2.90	2.94	2.99	3.03
	4.31	4.33	4.36	4.41	4.45	4.52	4.57	4.65	4.73	4.81	4.92	5.01
10	2.54	2.55	2.56	2.59	2.60	2.64	2.66	2.70	2.74	2.77	2.83	2.86
	3.91	3.93	3.96	4.01	4.05	4.12	4.17	4.25	4.33	4.41	4.52	4.60
11	2.40	2.42	2.43	2.46	2.47	2.51	2.53	2.57	2.61	2.65	2.70	2.74
	3.60	3.62	3.66	3.71	3.74	3.81	3.86	3.94	4.02	4.10	4.21	4.29
12	2.30	2.31	2.32	2.35	2.37	2.40	2.43	2.47	2.51	2.54	2.60	2.64
	3.36	3.38	3.41	3.47	3.50	3.57	3.62	3.70	3.78	3.86	3.97	4.05
13	2.21	2.22	2.23	2.26	2.28	2.31	2.34	2.38	2.42	2.46	2.51	2.55
	3.17	3.19	3.22	3.27	3.31	3.38	3.43	3.51	3.59	3.66	3.78	3.86
14	2.13	2.14	2.16	2.19	2.21	2.24	2.27	2.31	2.35	2.39	2.44	2.48
	3.00	3.03	3.06	3.11	3.15	3.22	3.27	3.35	3.43	3.51	3.62	3.70
15	2.07	2.08	2.10	2.12	2.14	2.18	2.20	2.25	2.29	2.33	2.38	2.42
	2.87	2.89	2.92	2.98	3.01	3.08	3.13	3.21	3.29	3.37	3.49	3.56
16	2.01	2.02	2.04	2.07	2.09	2.12	2.15	2.19	2.24	2.28	2.33	2.37
	2.75	2.78	2.81	2.86	2.90	2.97	3.02	3.10	3.18	3.26	3.37	3.45

续表

分子的自由度 ν_1

分母的自由度 ν_2	14	16	20	24	30	40	50	75	100	200	500	∞
17	2.33 3.35	2.29 3.27	2.23 3.16	2.19 3.08	2.15 3.00	2.10 2.92	2.08 2.87	2.04 2.80	2.02 2.76	1.99 2.71	1.97 2.68	1.96 2.65
18	2.29 3.27	2.25 3.19	2.19 3.08	2.15 3.00	2.11 2.92	2.06 2.84	2.04 2.78	2.00 2.71	1.98 2.68	1.95 2.62	1.93 2.59	1.92 2.57
19	2.26 3.19	2.21 3.12	2.16 3.00	2.11 2.92	2.07 2.84	2.03 2.76	2.00 2.71	1.96 2.64	1.94 2.60	1.91 2.55	1.89 2.51	1.88 2.49
20	2.22 3.13	2.18 3.05	2.12 2.94	2.08 2.86	2.04 2.78	1.99 2.69	1.97 2.64	1.93 2.57	1.91 2.54	1.88 2.48	1.86 2.44	1.84 2.42
21	2.20 3.07	2.16 2.99	2.10 2.88	2.05 2.80	2.01 2.72	1.96 2.64	1.94 2.58	1.90 2.51	1.88 2.48	1.84 2.42	1.83 2.38	1.81 2.36
22	2.17 3.02	2.13 2.94	2.07 2.83	2.03 2.75	1.98 2.67	1.94 2.58	1.91 2.53	1.87 2.46	1.85 2.42	1.82 2.36	1.80 2.33	1.78 2.31
23	2.15 2.97	2.11 2.89	2.05 2.78	2.01 2.70	1.96 2.62	1.91 2.54	1.88 2.48	1.84 2.41	1.82 2.37	1.79 2.32	1.77 2.28	1.76 2.26
24	2.13 2.93	2.09 2.85	2.03 2.74	1.98 2.66	1.94 2.58	1.89 2.49	1.86 2.44	1.82 2.37	1.80 2.33	1.77 2.27	1.75 2.24	1.73 2.21
25	2.11 2.89	2.07 2.81	2.01 2.70	1.96 2.62	1.92 2.54	1.87 2.45	1.84 2.40	1.80 2.33	1.78 2.29	1.75 2.23	1.73 2.19	1.71 2.17
26	2.09 2.86	2.05 2.78	1.99 2.66	1.95 2.58	1.90 2.50	1.85 2.42	1.82 2.36	1.78 2.29	1.76 2.25	1.73 2.19	1.71 2.16	1.69 2.13
27	2.08 2.82	2.04 2.75	1.97 2.63	1.93 2.55	1.88 2.47	1.84 2.38	1.81 2.33	1.76 2.26	1.74 2.22	1.71 2.16	1.69 2.12	1.67 2.10
28	2.06 2.79	2.02 2.72	1.96 2.60	1.91 2.52	1.87 2.44	1.82 2.35	1.79 2.30	1.75 2.23	1.73 2.19	1.69 2.13	1.67 2.09	1.65 2.06
29	2.05 2.77	2.01 2.69	1.94 2.57	1.90 2.49	1.85 2.41	1.81 2.33	1.77 2.27	1.73 2.20	1.71 2.16	1.67 2.10	1.65 2.06	1.64 2.03
30	2.04 2.74	1.99 2.66	1.93 2.55	1.89 2.47	1.84 2.39	1.79 2.30	1.76 2.25	1.72 2.17	1.70 2.13	1.66 2.07	1.64 2.03	1.62 2.01
32	2.01 2.70	1.97 2.62	1.91 2.50	1.86 2.42	1.82 2.34	1.77 2.25	1.74 2.20	1.69 2.12	1.67 2.08	1.63 2.02	1.61 1.98	1.59 1.96
34	1.99 2.66	1.95 2.58	1.89 2.46	1.84 2.38	1.80 2.30	1.75 2.21	1.71 2.16	1.67 2.08	1.65 2.04	1.61 1.98	1.59 1.94	1.57 1.91
36	1.98 2.62	1.93 2.54	1.87 2.43	1.82 2.35	1.78 2.26	1.73 2.18	1.69 2.12	1.65 2.04	1.62 2.00	1.59 1.94	1.56 1.90	1.55 1.87

续表

分母的自由度 ν_2	分子的自由度 ν_1											
	14	16	20	24	30	40	50	75	100	200	500	∞
38	1.96	1.92	1.85	1.81	1.76	1.71	1.68	1.63	1.61	1.57	1.54	1.53
	2.59	2.51	2.40	2.32	2.23	2.14	2.09	2.01	1.97	1.90	1.86	1.84
40	1.95	1.90	1.84	1.79	1.74	1.69	1.66	1.61	1.59	1.55	1.53	1.51
	2.56	2.48	2.37	2.29	2.20	2.11	2.06	1.98	1.94	1.87	1.83	1.80
42	1.94	1.89	1.83	1.78	1.73	1.68	1.65	1.60	1.57	1.53	1.51	1.49
	2.54	2.46	2.34	2.26	2.18	2.09	2.03	1.95	1.91	1.85	1.80	1.78
44	1.92	1.88	1.81	1.77	1.72	1.67	1.63	1.59	1.56	1.52	1.49	1.48
	2.52	2.44	2.32	2.24	2.15	2.07	2.01	1.93	1.89	1.82	1.78	1.75
46	1.91	1.87	1.80	1.76	1.71	1.65	1.62	1.57	1.55	1.51	1.48	1.46
	2.50	2.42	2.30	2.22	2.13	2.04	1.99	1.91	1.86	1.80	1.76	1.73
48	1.90	1.86	1.79	1.75	1.70	1.64	1.61	1.56	1.54	1.49	1.47	1.45
	2.48	2.40	2.28	2.20	2.12	2.02	1.97	1.89	1.84	1.78	1.73	1.70
50	1.89	1.85	1.78	1.74	1.69	1.63	1.60	1.55	1.52	1.48	1.46	1.44
	2.46	2.38	2.27	2.18	2.10	2.01	1.95	1.87	1.82	1.76	1.71	1.68
60	1.86	1.82	1.75	1.70	1.65	1.59	1.56	1.51	1.48	1.44	1.41	1.39
	2.39	2.31	2.20	2.12	2.03	1.94	1.88	1.79	1.75	1.68	1.63	1.60
70	1.84	1.79	1.72	1.67	1.62	1.57	1.53	1.48	1.45	1.40	1.37	1.35
	2.35	2.27	2.15	2.07	1.98	1.89	1.83	1.74	1.70	1.62	1.57	1.54
80	1.82	1.77	1.70	1.65	1.60	1.54	1.51	1.45	1.43	1.38	1.35	1.32
	2.31	2.23	2.12	2.03	1.94	1.85	1.79	1.70	1.65	1.58	1.53	1.49
100	1.79	1.75	1.68	1.63	1.57	1.52	1.48	1.42	1.39	1.34	1.31	1.28
	2.27	2.19	2.07	1.98	1.89	1.80	1.74	1.65	1.60	1.52	1.47	1.43
125	1.77	1.73	1.66	1.60	1.55	1.49	1.45	1.40	1.36	1.31	1.27	1.25
	2.23	2.15	2.03	1.94	1.85	1.76	1.69	1.60	1.55	1.47	1.41	1.37
150	1.76	1.71	1.64	1.59	1.54	1.48	1.44	1.38	1.34	1.29	1.25	1.22
	2.20	2.12	2.00	1.92	1.83	1.73	1.66	1.57	1.52	1.43	1.38	1.33
200	1.74	1.69	1.62	1.57	1.52	1.46	1.41	1.35	1.32	1.26	1.22	1.19
	2.17	2.09	1.97	1.89	1.79	1.69	1.63	1.53	1.48	1.39	1.33	1.28
400	1.72	1.67	1.60	1.54	1.49	1.42	1.38	1.32	1.28	1.22	1.17	1.13
	2.13	2.05	1.92	1.84	1.75	1.64	1.58	1.48	1.42	1.32	1.25	1.19
1000	1.70	1.65	1.58	1.53	1.47	1.41	1.36	1.30	1.26	1.19	1.13	1.08
	2.10	2.02	1.90	1.81	1.72	1.61	1.54	1.44	1.38	1.28	1.19	1.11
∞	1.69	1.64	1.57	1.52	1.46	1.39	1.35	1.28	1.24	1.17	1.11	1.00
	2.08	2.00	1.88	1.79	1.70	1.59	1.52	1.42	1.36	1.25	1.15	1.00

附表9 χ^2 界值表

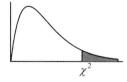

χ^2

自由度	概　率　（P）												
ν	0.995	0.990	0.975	0.950	0.900	0.750	0.500	0.250	0.100	0.050	0.025	0.010	0.005
1					0.02	0.10	0.45	1.32	2.71	3.84	5.02	6.63	7.88
2	0.01	0.02	0.05	0.10	0.21	0.58	1.39	2.77	4.61	5.99	7.38	9.21	10.60
3	0.07	0.11	0.22	0.35	0.58	1.21	2.37	4.11	6.25	7.81	9.35	11.34	12.84
4	0.21	0.30	0.48	0.71	1.06	1.92	3.36	5.39	7.78	9.49	11.14	13.28	14.86
5	0.41	0.55	0.83	1.15	1.61	2.67	4.35	6.63	9.24	11.07	12.83	15.09	16.75
6	0.68	0.87	1.24	1.64	2.2	3.45	5.35	7.84	10.64	12.59	14.45	16.81	18.55
7	0.99	1.24	1.69	2.17	2.83	4.25	6.35	9.04	12.02	14.07	16.01	18.48	20.28
8	1.34	1.65	2.18	2.73	3.49	5.07	7.34	10.22	13.36	15.51	17.53	20.09	21.95
9	1.73	2.09	2.7	3.33	4.17	5.90	8.34	11.39	14.68	16.92	19.02	21.67	23.59
10	2.16	2.56	3.25	3.94	4.87	6.74	9.34	12.55	15.99	18.31	20.48	23.21	25.19
11	2.60	3.05	3.82	4.57	5.58	7.58	10.34	13.70	17.28	19.68	21.92	24.72	26.76
12	3.07	3.57	4.4	5.23	6.30	8.44	11.34	14.85	18.55	21.03	23.34	26.22	28.30
13	3.57	4.11	5.01	5.89	7.04	9.30	12.34	15.98	19.81	22.36	24.74	27.69	29.82
14	4.07	4.66	5.63	6.57	7.79	10.17	13.34	17.12	21.06	23.68	26.12	29.14	31.32
15	4.60	5.23	6.26	7.26	8.55	11.04	14.34	18.25	22.31	25.00	27.49	30.58	32.8
16	5.14	5.81	6.91	7.96	9.31	11.91	15.34	19.37	23.54	26.30	28.85	32.00	34.27
17	5.70	6.41	7.56	8.67	10.09	12.79	16.34	20.49	24.77	27.59	30.19	33.41	35.72
18	6.26	7.01	8.23	9.39	10.86	13.68	17.34	21.60	25.99	28.87	31.53	34.81	37.16
19	6.84	7.63	8.91	10.12	11.65	14.56	18.34	22.72	27.20	30.14	32.85	36.19	38.58
20	7.43	8.26	9.59	10.85	12.44	15.45	19.34	23.83	28.41	31.41	34.17	37.57	40.00
21	8.03	8.90	10.28	11.59	13.24	16.34	20.34	24.93	29.62	32.67	35.48	38.93	41.40
22	8.64	9.54	10.98	12.34	14.04	17.24	21.34	26.04	30.81	33.92	36.78	40.29	42.80
23	9.26	10.2	11.69	13.09	14.85	18.14	22.34	27.14	32.01	35.17	38.08	41.64	44.18
24	9.89	10.86	12.40	13.85	15.66	19.04	23.34	28.24	33.20	36.42	39.36	42.98	45.56
25	10.52	11.52	13.12	14.61	16.47	19.94	24.34	29.34	34.38	37.65	40.65	44.31	46.93
26	11.16	12.20	13.84	15.38	17.29	20.84	25.34	30.43	35.56	38.89	41.92	45.64	48.29
27	11.81	12.88	14.57	16.15	18.11	21.75	26.34	31.53	36.74	40.11	43.19	46.96	49.64
28	12.46	13.56	15.31	16.93	18.94	22.66	27.34	32.62	37.92	41.34	44.46	48.28	50.99
29	13.12	14.26	16.05	17.71	19.77	23.57	28.34	33.71	39.09	42.56	45.72	49.59	52.34
30	13.79	14.95	16.79	18.49	20.6	24.48	29.34	34.8	40.26	43.77	46.98	50.89	53.67
40	20.71	22.16	24.43	26.51	29.05	33.66	39.34	45.62	51.81	55.76	59.34	63.69	66.77
50	27.99	29.71	32.36	34.76	37.69	42.94	49.33	56.33	63.17	67.50	71.42	76.15	79.49
60	35.53	37.48	40.48	43.19	46.46	52.29	59.33	66.98	74.40	79.08	83.30	88.38	91.95
70	43.28	45.44	48.76	51.74	55.33	61.70	69.33	77.58	85.53	90.53	95.02	100.43	104.21
80	51.17	53.54	57.15	60.39	64.28	71.14	79.33	88.13	96.58	101.88	106.63	112.33	116.32
90	59.20	61.75	65.65	69.13	73.29	80.62	89.33	98.65	107.57	113.15	118.14	124.12	128.30
100	67.33	70.06	74.22	77.93	82.36	90.13	99.33	109.14	118.50	124.34	129.56	135.81	140.17

附表 10 百分率的可信区间

二项分布概率的置信区间:95%置信区间

$1-\alpha=95\%$

x

n	0*	1	2	3	4	5	6	7	8	9	10	11	12	13
1	0~97.5													
2	0~84.2	1.3~98.7												
3	0~70.8	0.8~90.6	9.4~99.2											
4	0~60.2	0.6~80.6	6.8~93.2											
5	0~52.2	0.5~71.6	5.3~85.3	14.7~94.7										
6	0~45.9	0.4~64.1	4.3~77.7	11.8~88.2										
7	0~41.0	0.4~57.9	3.7~71.0	9.9~81.6	18.4~90.1									
8	0~36.9	0.3~52.7	3.2~65.1	8.5~75.5	15.7~84.3									
9	0~33.6	0.3~48.2	2.8~60.0	7.5~70.1	13.7~78.8	21.2~86.3								
10	0~30.8	0.3~44.5	2.5~55.6	6.7~65.2	12.2~73.8	18.7~81.3								
11	0~28.5	0.2~41.3	2.3~51.8	6.0~61.0	10.9~69.2	16.7~76.6	23.4~83.3							
12	0~26.5	0.2~38.5	2.1~48.4	5.5~57.2	9.9~65.1	15.2~72.3	21.1~78.9							
13	0~24.7	0.2~36.0	1.9~45.4	5.0~53.8	9.1~61.4	13.9~68.4	19.2~74.9	25.1~80.8						
14	0~23.2	0.2~33.9	1.8~42.8	4.7~50.8	8.4~58.1	12.8~64.9	17.7~71.1	23.0~77.0						
15	0~21.8	0.2~31.9	1.7~40.5	4.3~48.1	7.8~55.1	11.8~61.6	16.3~67.7	21.3~73.4	26.6~78.7					
16	0~20.6	0.2~30.2	1.6~38.3	4.0~45.6	7.3~52.4	11.0~58.7	15.2~64.6	19.8~70.1	24.7~75.3					
17	0~19.5	0.1~28.7	1.5~36.4	3.8~43.4	6.8~49.9	10.3~56.0	14.2~61.7	18.4~67.1	23.0~72.2	27.8~77.0				
18	0~18.5	0.1~27.3	1.4~34.7	3.6~41.4	6.4~47.6	9.7~53.5	13.3~59.0	17.3~64.3	21.5~69.2	26.0~74.0				
19	0~17.6	0.1~26.0	1.3~33.1	3.4~39.6	6.1~45.6	9.1~51.2	12.6~56.6	16.3~61.6	20.3~66.6	24.4~71.1	28.9~75.6			
20	0~16.8	0.1~24.9	1.2~31.7	3.2~37.9	5.7~43.7	8.7~49.1	11.9~54.3	15.4~59.2	19.1~63.9	23.1~68.5	27.2~72.8			
21	0~16.1	0.1~23.8	1.2~30.4	3.0~36.3	5.4~41.9	8.2~47.2	11.3~52.2	14.6~57.0	18.1~61.6	21.8~66.0	25.7~70.2	29.8~74.3		
22	0~15.4	0.1~22.8	1.1~29.2	2.9~34.9	5.2~40.3	7.8~45.4	10.7~50.2	13.9~54.9	17.2~59.3	20.7~63.6	24.4~67.8	28.2~71.8		
23	0~14.8	0.1~21.9	1.1~28.0	2.8~33.6	5.0~38.8	7.5~43.7	10.2~48.4	13.2~52.9	16.4~57.3	19.7~61.5	23.2~65.5	26.8~69.4	30.6~73.2	
24	0~14.2	0.1~21.1	1.0~27.0	2.7~32.4	4.7~37.4	7.1~42.2	9.8~46.7	12.6~51.1	15.6~55.3	18.8~59.4	22.1~63.4	25.6~67.2	29.1~70.9	
25	0~13.7	0.1~20.4	1.0~26.0	2.5~31.2	4.5~36.1	6.8~40.7	9.4~45.1	12.1~49.4	14.9~53.5	18.0~57.5	21.1~61.3	24.4~65.1	27.8~68.7	31.3~72.2

* 单侧97.5%可信区间

续表

n	0*	1	2	3	4	5	6	7	8	9	10	11	12	13
26	0~13.2	0.1~19.6	0.9~25.1	2.4~30.2	4.4~34.9	6.6~39.4	9.0~43.6	11.6~47.8	14.3~51.8	17.2~55.7	20.2~59.4	23.4~63.1	26.6~66.6	29.9~70.1
27	0~12.8	0.1~19.0	0.9~24.3	2.4~29.2	4.2~33.7	6.3~38.1	8.6~42.3	11.1~46.3	13.8~50.2	16.5~54.0	19.4~57.6	22.4~61.2	25.5~64.7	28.7~68.1
28	0~12.3	0.1~18.3	0.9~23.5	2.3~28.2	4.0~32.7	6.1~36.9	8.3~41.0	10.7~44.9	13.2~48.7	15.9~52.4	18.6~55.9	21.5~59.4	24.5~62.8	27.5~66.1
29	0~11.9	0.1~17.8	0.8~22.8	2.2~27.4	3.9~31.7	5.8~35.8	8.0~39.7	10.3~43.5	12.7~47.2	15.3~50.8	17.9~54.3	20.7~57.7	23.5~61.1	26.4~64.3
30	0~11.6	0.1~17.2	0.8~22.1	2.1~26.5	3.8~30.7	5.6~34.7	7.7~38.6	9.9~42.3	12.3~45.4	14.7~49.4	17.3~52.8	19.9~56.1	22.7~59.4	25.5~62.6
31	0~11.2	0.1~16.7	0.8~21.4	2.0~25.8	3.6~29.8	5.5~33.7	7.5~37.5	9.6~41.1	11.9~44.6	14.2~48.0	16.7~51.4	19.2~54.6	21.8~57.8	24.5~60.9
32	0~10.9	0.1~16.2	0.8~20.8	2.0~25.0	3.5~29.0	5.3~32.8	7.2~36.4	9.3~40.0	11.5~43.4	13.7~46.7	16.1~50.0	18.6~53.2	21.1~56.3	23.7~59.4
33	0~10.6	0.1~15.8	0.7~20.2	1.9~24.3	3.4~28.2	5.1~31.9	7.0~35.5	9.0~38.9	11.1~42.3	13.3~45.5	15.6~48.7	18.0~51.8	20.4~54.9	22.9~57.9
34	0~10.3	0.1~15.3	0.7~19.7	1.9~23.7	3.3~27.5	5.0~31.1	6.8~34.5	8.7~37.9	10.7~41.2	12.9~44.4	15.1~47.5	17.4~50.5	19.7~53.5	22.2~56.4
35	0~10.0	0.1~14.9	0.7~19.2	1.8~23.1	3.2~26.7	4.8~30.3	6.6~33.6	8.4~36.9	10.4~40.1	12.5~43.3	14.6~46.3	16.9~49.3	19.1~52.2	21.5~55.1
36	0~9.7	0.1~14.5	0.7~18.7	1.8~22.5	3.1~26.1	4.7~29.5	6.4~32.8	8.2~36.0	10.1~39.2	12.1~42.2	14.2~45.2	16.3~48.1	18.6~51.0	20.8~53.8
37	0~9.5	0.1~14.2	0.7~18.2	1.7~21.9	3.0~25.4	4.5~28.8	6.2~32.0	8.0~35.2	9.8~38.2	11.8~41.2	13.8~44.1	15.9~47.0	18.0~49.8	20.2~52.5
38	0~9.3	0.1~13.8	0.6~17.7	1.7~21.4	2.9~24.8	4.4~28.1	6.0~31.3	7.7~34.3	9.6~37.3	11.4~40.2	13.4~43.1	15.4~45.9	17.5~48.7	19.6~51.4
39	0~9.0	0.1~13.5	0.6~17.3	1.6~20.9	2.9~24.2	4.3~27.4	5.9~30.5	7.5~33.5	9.3~36.5	11.1~39.3	13.0~42.1	15.0~44.9	17.0~47.6	19.1~50.2
40	0~8.8	0.1~13.2	0.6~16.9	1.6~20.4	2.8~23.7	4.2~26.8	5.7~29.8	7.3~32.8	9.1~35.6	10.8~38.5	12.7~41.2	14.6~43.9	16.6~46.5	18.6~49.1
41	0~8.6	0.1~12.9	0.6~16.5	1.5~19.9	2.7~23.1	4.1~26.2	5.6~29.2	7.2~32.1	8.8~34.9	10.6~37.6	12.4~40.3	14.2~42.9	16.1~45.5	18.1~48.1
42	0~8.4	0.1~12.6	0.6~16.2	1.5~19.5	2.7~22.6	4.0~25.6	5.4~28.5	7.0~31.4	8.6~34.1	10.3~36.8	12.1~39.5	13.9~42.0	15.7~44.6	17.6~47.1
43	0~8.2	0.1~12.3	0.6~15.8	1.5~19.1	2.6~22.1	3.9~25.1	5.3~27.9	6.8~30.7	8.4~33.4	10.0~36.0	11.8~38.6	13.5~41.2	15.3~43.7	17.2~46.1
44	0~8.0	0.1~12.0	0.6~15.5	1.4~18.7	2.5~21.7	3.8~24.6	5.2~27.4	6.6~30.1	8.2~32.7	9.8~35.3	11.5~37.8	13.2~40.3	15.0~42.8	16.8~45.2
45	0~7.9	0.1~11.8	0.5~15.1	1.4~18.3	2.5~21.2	3.7~24.1	5.1~26.8	6.5~29.5	8.0~32.1	9.6~34.6	11.2~37.1	12.9~39.5	14.6~41.9	16.4~44.3
46	0~7.7	0.1~11.5	0.5~14.8	1.4~17.9	2.4~20.8	3.6~23.6	4.9~26.3	6.3~28.8	7.8~31.4	9.4~33.9	10.9~36.4	12.6~38.8	14.3~41.1	16.0~43.5
47	0~7.5	0.1~11.3	0.5~14.5	1.3~17.5	2.4~20.4	3.5~23.1	4.8~25.7	6.2~28.3	7.6~30.8	9.1~33.3	10.7~35.7	12.3~38.0	13.9~40.3	15.6~42.6
48	0~7.4	0.1~11.1	0.5~14.3	1.3~17.2	2.3~20.0	3.5~22.7	4.7~25.2	6.1~27.8	7.5~30.2	8.9~32.6	10.5~35.0	12.0~37.3	13.6~39.6	15.3~41.8
49	0~7.3	0.1~10.9	0.5~14.0	1.3~16.9	2.3~19.6	3.4~22.2	4.6~24.8	5.9~27.2	7.3~29.7	8.8~32.0	10.2~34.3	11.8~36.6	13.3~38.9	14.9~41.1
50	0~7.1	0.1~10.6	0.5~13.7	1.3~16.5	2.2~19.2	3.3~21.8	4.5~24.3	5.8~26.7	7.2~29.1	8.6~31.4	10.0~33.7	11.5~36.0	13.1~38.2	14.6~40.3

x

*单侧97.5%可信区间

续表

n	14	15	16	17	18	19	x 20	21	22	23	24	25
26												
27	31.9~71.3											
28	30.6~69.4											
29	29.4~67.5	32.5~70.6										
30	28.3~65.7	31.3~68.7										
31	27.3~64.0	30.2~66.9	33.1~69.8									
32	26.4~62.3	29.1~65.3	31.9~68.1									
33	25.5~60.8	28.1~63.6	30.8~66.5	33.5~69.2								
34	24.6~59.3	27.2~62.1	29.8~64.9	32.4~67.6								
35	23.9~57.9	26.3~60.6	28.8~63.4	31.4~66.0	34.0~68.6							
36	23.1~56.5	25.5~59.2	27.9~61.9	30.4~64.5	32.9~67.1							
37	22.5~55.2	24.8~57.9	27.1~60.5	29.5~63.1	31.9~65.6	34.4~68.1						
38	21.8~54.0	24.0~56.6	26.3~59.2	28.6~61.7	31.0~64.2	33.4~66.6						
39	21.2~52.8	23.4~55.4	25.6~57.9	27.8~60.4	30.1~62.8	32.4~65.2	34.8~67.6					
40	20.6~51.7	22.7~54.2	24.9~56.7	27.0~59.1	29.3~61.5	31.5~63.9	33.8~66.2					
41	20.1~50.6	22.1~53.1	24.2~55.5	26.3~57.9	28.5~60.3	30.7~62.6	32.9~64.9	35.1~67.1				
42	19.6~49.5	21.6~52.0	23.6~54.4	25.6~56.7	27.7~59.0	29.8~61.3	32.0~63.6	34.2~65.8				
43	19.1~48.5	21.0~50.9	23.0~53.3	25.0~55.6	27.0~57.9	29.1~60.1	31.2~62.3	33.3~64.5	35.5~66.7			
44	18.6~47.6	20.5~49.9	22.4~52.2	24.4~54.5	26.3~56.8	28.3~59.0	30.4~61.2	32.5~63.3	34.6~65.4			
45	18.2~46.6	20.0~49.0	21.9~51.2	23.8~53.5	25.7~55.7	27.7~57.8	29.6~60.0	31.7~62.1	33.7~64.2	35.8~66.3		
46	17.7~45.8	19.5~48.0	21.4~50.2	23.2~52.5	25.1~54.6	27.0~56.8	28.9~58.9	30.9~61.0	32.9~63.1	34.9~65.1		
47	17.3~44.9	19.1~47.1	20.9~49.3	22.7~51.5	24.5~53.6	26.4~55.7	28.3~57.8	30.2~59.9	32.1~61.9	34.1~63.9	36.1~65.9	
48	17.0~44.1	18.7~46.3	20.4~48.4	22.2~50.5	24.0~52.6	25.8~54.7	27.6~56.8	29.5~58.8	31.4~60.8	33.3~62.8	35.2~64.8	
49	16.6~43.3	18.3~45.4	19.9~47.5	21.7~49.6	23.4~51.7	25.2~53.8	27.0~55.8	28.8~57.8	30.7~59.8	32.5~61.7	34.4~63.7	36.3~65.6
50	16.2~42.5	17.9~44.6	19.5~46.7	21.2~48.7	22.9~50.8	24.7~52.8	26.4~54.8	28.2~56.8	30.0~58.7	31.8~60.7	33.7~62.6	35.5~64.5

附表 11　F 界值表(方差齐性检验用)

P=0.05(双侧)

分子的自由度 ν_1

分母的自由度 ν_2	1	2	3	4	5	6	7	8	9	10	12	15	20	30	60	∞
1	647.79	799.50	864.16	899.58	921.85	937.11	948.22	956.66	963.28	968.63	976.71	984.87	993.10	1001.41	1009.80	1018.26
2	38.51	39.00	39.17	39.25	39.30	39.33	39.36	39.37	39.39	39.40	39.41	39.43	39.45	39.46	39.48	39.50
3	17.44	16.04	15.44	15.10	14.88	14.73	14.62	14.54	14.47	14.42	14.34	14.25	14.17	14.08	13.99	13.90
4	12.22	10.65	9.98	9.60	9.36	9.20	9.07	8.98	8.90	8.84	8.75	8.66	8.56	8.46	8.36	8.26
5	10.01	8.43	7.76	7.39	7.15	6.98	6.85	6.76	6.68	6.62	6.52	6.43	6.33	6.23	6.12	6.02
6	8.81	7.26	6.60	6.23	5.99	5.82	5.70	5.60	5.52	5.46	5.37	5.27	5.17	5.07	4.96	4.85
7	8.07	6.54	5.89	5.52	5.29	5.12	4.99	4.90	4.82	4.76	4.67	4.57	4.47	4.36	4.25	4.14
8	7.57	6.06	5.42	5.05	4.82	4.65	4.53	4.43	4.36	4.30	4.20	4.10	4.00	3.89	3.78	3.67
9	7.21	5.71	5.08	4.72	4.48	4.32	4.20	4.10	4.03	3.96	3.87	3.77	3.67	3.56	3.45	3.33
10	6.94	5.46	4.83	4.47	4.24	4.07	3.95	3.85	3.78	3.72	3.62	3.52	3.42	3.31	3.20	3.08
11	6.72	5.26	4.63	4.28	4.04	3.88	3.76	3.66	3.59	3.53	3.43	3.33	3.23	3.12	3.00	2.88
12	6.55	5.10	4.47	4.12	3.89	3.73	3.61	3.51	3.44	3.37	3.28	3.18	3.07	2.96	2.85	2.72
13	6.41	4.97	4.35	4.00	3.77	3.60	3.48	3.39	3.31	3.25	3.15	3.05	2.95	2.84	2.72	2.60
14	6.30	4.86	4.24	3.89	3.66	3.50	3.38	3.29	3.21	3.15	3.05	2.95	2.84	2.73	2.61	2.49
15	6.20	4.77	4.15	3.80	3.58	3.41	3.29	3.20	3.12	3.06	2.96	2.86	2.76	2.64	2.52	2.40
16	6.12	4.69	4.08	3.73	3.50	3.34	3.22	3.12	3.05	2.99	2.89	2.79	2.68	2.57	2.45	2.32
17	6.04	4.62	4.01	3.66	3.44	3.28	3.16	3.06	2.98	2.92	2.82	2.72	2.62	2.50	2.38	2.25
18	5.98	4.56	3.95	3.61	3.38	3.22	3.10	3.01	2.93	2.87	2.77	2.67	2.56	2.44	2.32	2.19
19	5.92	4.51	3.90	3.56	3.33	3.17	3.05	2.96	2.88	2.82	2.72	2.62	2.51	2.39	2.27	2.13
20	5.87	4.46	3.86	3.51	3.29	3.13	3.01	2.91	2.84	2.77	2.68	2.57	2.46	2.35	2.22	2.09
21	5.83	4.42	3.82	3.48	3.25	3.09	2.97	2.87	2.80	2.73	2.64	2.53	2.42	2.31	2.18	2.04
22	5.79	4.38	3.78	3.44	3.22	3.05	2.93	2.84	2.76	2.70	2.60	2.50	2.39	2.27	2.14	2.00
23	5.75	4.35	3.75	3.41	3.18	3.02	2.90	2.81	2.73	2.67	2.57	2.47	2.36	2.24	2.11	1.97
24	5.72	4.32	3.72	3.38	3.15	2.99	2.87	2.78	2.70	2.64	2.54	2.44	2.33	2.21	2.08	1.94
25	5.69	4.29	3.69	3.35	3.13	2.97	2.85	2.75	2.68	2.61	2.51	2.41	2.30	2.18	2.05	1.91
26	5.66	4.27	3.67	3.33	3.10	2.94	2.82	2.73	2.65	2.59	2.49	2.39	2.28	2.16	2.03	1.88
27	5.63	4.24	3.65	3.31	3.08	2.92	2.80	2.71	2.63	2.57	2.47	2.36	2.25	2.13	2.00	1.85
28	5.61	4.22	3.63	3.29	3.06	2.90	2.78	2.69	2.61	2.55	2.45	2.34	2.23	2.11	1.98	1.83
29	5.59	4.20	3.61	3.27	3.04	2.88	2.76	2.67	2.59	2.53	2.43	2.32	2.21	2.09	1.96	1.81
30	5.57	4.18	3.59	3.25	3.03	2.87	2.75	2.65	2.57	2.51	2.41	2.31	2.20	2.07	1.94	1.79
40	5.42	4.05	3.46	3.13	2.90	2.74	2.62	2.53	2.45	2.39	2.29	2.18	2.07	1.94	1.80	1.64
60	5.29	3.93	3.34	3.01	2.79	2.63	2.51	2.41	2.33	2.27	2.17	2.06	1.94	1.82	1.67	1.48
120	5.15	3.80	3.23	2.89	2.67	2.52	2.39	2.30	2.22	2.16	2.05	1.94	1.82	1.69	1.53	1.31
∞	5.02	3.69	3.12	2.79	2.57	2.41	2.29	2.19	2.11	2.05	1.94	1.83	1.71	1.57	1.39	1.00

附表 12 *T* 界值表 (符号秩和检验用)

n	单侧: 0.05 双侧: 0.10	0.025 0.050	0.01 0.02	0.005 0.010
5	1~15			
6	2~19	0~21		
7	3~25	2~26	0~28	
8	5~31	3~33	1~35	0~36
9	8~37	5~40	3~42	1~44
10	10~45	8~47	5~50	3~52
11	13~53	10~56	7~59	5~61
12	17~61	13~65	9~69	7~71
13	21~70	17~74	12~79	9~82
14	25~80	21~84	15~90	12~93
15	30~90	25~95	19~101	15~105
16	35~101	29~107	23~113	19~117
17	41~112	34~119	27~126	23~130
18	47~124	40~131	32~139	27~144
19	53~137	46~144	37~153	32~158
20	60~150	52~158	43~167	37~173
21	67~164	58~173	49~182	42~189
22	75~178	65~188	55~198	48~205
23	83~193	73~203	62~214	54~222
24	91~209	81~219	69~231	61~239
25	100~225	89~236	76~249	68~257
26	110~241	98~253	84~267	75~276
27	119~259	107~271	92~286	83~295
28	130~276	116~290	101~305	91~315
29	140~295	126~309	110~325	100~335
30	151~314	137~328	120~345	109~356
31	163~333	147~349	130~366	118~378
32	175~353	159~369	140~388	128~400
33	187~374	170~391	151~410	138~423
34	200~395	182~413	162~433	148~447
35	213~417	195~435	173~457	159~471
36	227~439	208~458	185~481	171~495
37	241~462	221~482	198~505	182~521
38	256~485	235~506	211~530	194~547
39	271~509	249~531	224~556	207~573

附表 13　*T* 界值表（Wilcoxon 秩和检验用）

单侧	双侧		
1 行 P=0.050	P=0.10	3 行 P=0.010	P=0.02
2 行 P=0.025	P=0.05	4 行 P=0.005	P=0.01

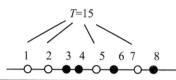

n_1（较小）	n_2-n_1										
	0	1	2	3	4	5	6	7	8	9	10
2				3~13	3~15	3~17	4~18	4~20	4~22	4~24	5~25
							3~19	3~21	3~23	3~25	4~26
3	6~15	6~18	7~20	8~22	8~25	9~27	10~29	10~32	11~34	11~37	12~39
			6~21	7~23	7~26	8~28	8~31	9~33	9~36	10~38	10~41
					6~27	6~30	7~32	7~35	7~38	8~40	8~43
							6~33	6~36	6~39	7~41	7~44
4	11~25	12~28	13~31	14~34	15~37	16~40	17~43	18~46	19~49	20~52	21~55
	10~26	11~29	12~32	13~35	14~38	14~42	15~45	16~48	17~51	18~54	19~57
		10~30	11~33	11~37	12~40	13~43	13~47	14~50	15~53	15~57	16~60
			10~34	10~38	11~41	11~45	12~48	12~52	13~55	13~59	14~62
5	19~36	20~40	21~44	23~47	24~51	26~54	27~58	28~62	30~65	31~69	33~72
	17~38	18~42	20~45	21~49	22~53	23~57	24~61	26~64	27~68	28~72	29~76
	16~39	17~43	18~47	19~51	20~55	21~59	22~63	23~67	24~71	25~75	26~79
	15~40	16~44	16~49	17~53	18~57	19~61	20~65	21~69	22~73	22~78	23~82
6	28~50	29~55	31~59	33~63	35~67	37~71	38~76	40~80	42~84	44~88	46~92
	26~52	27~57	29~61	31~65	32~70	34~74	35~79	37~83	38~88	40~92	42~96
	24~54	25~59	27~63	28~68	29~73	30~78	32~82	33~87	34~92	36~96	37~101
	23~55	24~60	25~65	26~70	27~75	28~80	30~84	31~89	32~94	33~99	34~104
7	39~66	41~71	43~76	45~81	47~86	49~91	52~95	54~100	56~105	58~110	61~114
	36~69	38~74	40~79	42~84	44~89	46~94	48~99	50~104	52~109	54~114	56~119
	34~71	35~77	37~82	39~87	40~93	42~98	44~103	45~109	47~114	49~119	51~124
	32~73	34~78	35~84	37~89	38~95	40~100	41~106	43~111	44~117	46~122	47~128
8	51~85	54~90	56~96	59~101	62~106	64~112	67~117	69~123	72~128	75~133	77~139
	49~87	51~93	53~99	55~105	58~110	60~116	62~122	65~127	67~133	70~138	72~144
	45~91	47~97	49~103	51~109	53~115	56~120	58~126	60~132	62~138	64~144	66~150
	43~93	45~99	47~105	49~111	51~117	53~123	54~130	56~136	58~142	60~148	62~154
9	66~105	69~111	72~117	75~123	78~129	81~135	84~141	87~147	90~153	93~159	96~165
	62~109	65~115	68~121	71~127	73~134	76~140	79~146	82~152	84~159	87~165	90~171
	59~112	61~119	63~126	66~132	68~139	71~145	73~152	76~158	78~165	81~171	83~178
	56~115	58~122	61~128	63~135	65~142	67~149	69~156	72~162	74~169	76~176	78~183
10	82~128	86~134	89~141	92~148	96~154	99~161	103~167	106~174	110~180	113~187	117~193
	78~132	81~139	84~146	88~152	91~159	94~166	97~173	100~180	103~187	107~193	110~200
	74~136	77~143	79~151	82~158	85~165	88~172	91~179	93~187	96~194	99~201	102~208
	71~139	73~147	76~154	79~161	81~169	84~176	86~184	89~191	92~198	94~206	97~213

附表 14 q 界值表

上行：$P=0.05$ 下行：$P=0.01$

自由度 ν	组数 α								
	2	3	4	5	6	7	8	9	10
5	3.64	4.60	5.22	5.67	6.03	6.33	6.58	6.80	6.99
	5.70	6.98	7.80	8.42	8.91	9.32	9.67	9.97	10.24
6	3.46	4.34	4.90	5.30	5.63	5.90	6.12	6.32	6.49
	5.24	6.33	7.03	7.56	7.97	8.32	8.61	8.87	9.10
7	3.34	4.16	4.68	5.06	5.36	5.61	5.82	6.00	6.16
	4.95	5.92	6.54	7.01	7.37	7.68	7.94	8.17	8.37
8	3.26	4.04	4.53	4.89	5.17	5.40	5.60	5.77	5.92
	4.75	5.64	6.20	6.62	6.96	7.24	7.77	7.68	7.86
9	3.20	3.95	4.41	4.76	5.02	5.24	5.43	5.59	5.74
	4.60	5.43	5.96	6.35	6.66	6.91	7.13	7.33	7.49
10	3.15	3.88	4.33	4.15	4.91	5.12	5.30	5.46	5.60
	4.48	5.27	5.77	6.14	6.43	6.67	6.87	7.05	7.21
12	3.08	3.77	4.20	4.51	4.75	4.95	5.12	5.27	5.39
	4.32	5.05	5.50	5.84	6.10	6.32	6.51	6.67	6.81
14	3.03	3.70	4.11	4.41	4.64	4.83	4.99	5.13	5.25
	4.21	4.89	5.32	5.63	5.88	6.08	6.26	6.41	6.54
16	3.00	3.65	4.05	4.33	4.56	4.74	4.90	5.03	5.15
	4.13	4.79	5.19	5.49	5.72	5.92	6.08	6.22	6.35
18	2.97	3.61	4.00	4.28	4.49	4.67	4.82	4.96	5.07
	4.07	4.70	5.09	5.38	5.60	5.79	5.94	6.08	6.20
20	2.95	3.58	3.96	4.23	4.45	4.62	4.77	4.90	5.01
	4.02	4.64	5.02	5.29	5.51	5.69	5.84	5.97	6.09
30	2.89	3.49	3.85	4.10	4.30	4.46	4.60	4.72	4.82
	3.89	4.45	4.80	5.05	5.24	5.40	5.54	5.65	5.76
40	2.86	3.44	3.79	4.04	4.23	4.39	4.52	4.63	4.73
	3.82	4.37	4.70	4.93	5.11	5.26	5.39	5.50	5.60
60	2.83	3.40	3.74	3.98	4.16	4.31	4.44	4.55	4.65
	3.76	4.28	4.59	4.82	4.99	5.13	5.25	5.36	5.45
120	2.80	3.36	3.68	3.92	4.10	4.24	4.36	4.47	4.56
	3.70	4.20	4.50	4.71	4.87	5.01	5.12	5.21	5.30
∞	2.77	3.31	3.63	3.86	4.03	4.17	4.29	4.39	4.47
	3.64	4.12	4.40	4.60	4.76	4.88	4.99	5.08	5.16

附表 15　Dunnett-t 界值表（双侧）

上行：$P=0.05$，下行：$P=0.01$

误差的 自由度 ν	处理数（不包括对照组）T								
	1	2	3	4	5	6	7	8	9
5	2.57	3.03	3.29	3.48	3.62	3.73	3.82	3.90	3.97
	4.03	4.63	4.98	5.22	5.41	5.56	5.69	5.80	5.89
6	2.45	2.86.	3.10	3.26	3.39	3.49	3.57	3.64	3.71
	3.71	4.21	4.51	4.7	14.87	5.00	5.10	5.20	5.28
7	2.36	2.75	2.97	3.12	3.24	3.33	3.41	3.47	3.53
	3.50	3.95	4.21	4.39	4.53	4.64	4.74	4.82	4.89
8	2.31	2.67	2.88	3.02	3.13	3.22	3.29	3.35	3.41
	3.36	3.77	4.00	4.17	4.29	4.40	4.48	4.56	4.62
9	2.26	2.61	2.81	2.95	3.05	3.14	3.20	3.26	3.32
	3.25	3.63	3.85	4.01	4.12	4.22	4.30	4.37	4.43
10	2.23	2.57	2.76	2.89	2.99	3.07	3.14	3.19	3.24
	3.17	3.53	3.74	3.88	3.99	4.08	4.16	4.22	4.28
11	2.20	2.53	2.72	2.84	2.94	3.02	3.08	3.14	3.19
	3.11	3.45	3.65	3.79	3.88	3.98	4.05	4.11	4.16
12	2.18	2.50	2.68	2.81	2.90	2.98	3.04	3.09	3.14
	3.05	3.39	3.58	3.71	3.81	3.89	3.96	4.02	4.07
13	2.16	2.48	2.65	2.78	2.87	2.94	3.00	3.06	3.10
	3.01	3.33	3.52	3.65	3.74	3.82	3.89	3.94	3.99
14	2.14	2.46	2.63	2.75	2.84	2.91	2.97	3.02	3.07
	2.98	3.29	3.47	3.59	3.69	3.76	3.83	3.88	3.93
15	2.13	2.44	2.61	2.73	2.82	2.89	2.95	3.00	3.04
	2.95	3.25	3.43	3.55	3.64	3.71	3.78	3.83	3.88
16	2.12	2.42	2.59	2.71	2.80	2.87	2.92	2.97	3.02
	2.92	3.22	3.39	3.51	3.60	3.67	3.73	3.78	3.83
17	2.11	2.41	2.58	2.69	2.78	2.85	2.90	2.95	3.00
	2.90	3.19	3.36	3.47	3.56	3.63	3.69	3.74	3.79
18	2.10	2.40	2.56	2.68	2.76	2.83	2.89	2.94	2.98
	2.88	3.17	3.33	3.44	3.53	3.60	3.66	3.71	3.75
19	2.09	2.39	2.55	2.66	2.75	2.81	2.87	2.92	2.96
	2.86	3.15	3.31	3.42	3.50	3.57	3.63	3.68	3.72
20	2.09	2.38	2.54	2.65	2.73	2.80	2.86	2.90	2.95
	2.85	3.13	3.29	3.40	3.48	3.55	3.60	3.65	3.69
24	2.06	2.35	2.51	2.61	2.70	2.76	2.81	2.86	2.90
	2.80	3.07	3.22	3.32	3.40	3.47	3.52	3.57	3.61
30	2.04	2.32	2.47	2.58	2.66	2.72	2.77	2.82	2.86
	2.75	3.01	3.15	3.25	3.33	3.39	3.44	3.49	3.52
40	2.02	2.29	2.44	2.54	2.62	2.68	2.73	2.77	2.81
	2.70	2.95	3.09	3.19	3.26	3.32	3.37	3.41	3.44
60	2.00	2.27	2.41	2.51	2.58	2.64	2.69	2.73	2.77
	2.66	2.90	3.03	3.12	3.19	3.25	3.29	3.33	3.37
120	1.98	2.24	2.38	2.47	2.55	2.60	2.65	2.69	2.73
	2.62	2.85	2.97	3.06	3.12	3.18	3.22	3.26	3.29
∞	1.96	2.21	2.35	2.44	2.51	2.57	2.61	2.65	2.69
	2.58	2.79	2.92	3.00	3.06	3.11	3.15	3.19	3.22

附表 16　H 界值表（Kruskal-Wallis 秩和检验用）

n	n_1	n_2	n_3	0.10	0.05	0.025	0.01	0.001	n	n_1	n_2	n_3	0.10	0.05	0.025	0.01	0.001
8	5	2	1	4.200	5.000				13	8	3	2	4.451	5.316	6.195	7.022	8.791
	4	2	2	4.458	5.333	5.500				8	4	1	4.038	5.044	5.885	6.973	8.901
	4	3	1	4.056	5.208	5.833				7	3	3	4.603	5.620	6.449	7.228	9.262
	3	3	2	4.556	5.361	5.556				7	4	2	4.549	5.376	6.184	7.321	9.198
9	7	1	1	4.267						7	5	1	4.035	5.064	5.953	7.061	9.178
	6	2	1	4.200	4.822	5.600				6	4	3	4.604	5.610	6.538	7.500	9.170
	5	2	2	4.373	5.160	6.000	6.533			6	5	2	4.596	5.338	6.196	7.376	9.189
	5	3	1	4.018	4.960	6.044				6	6	1	4.000	4.945	5.923	7.121	9.692
	4	2	2	4.511	5.444	6.000	6.444			5	4	4	4.668	5.657	6.673	7.760	9.168
	4	4	1	4.167	4.967	6.167	6.667			5	5	3	4.545	5.705	6.549	7.578	9.284
	3	3	3	4.622	5.600	5.956	7.200		14	8	3	3	4.543	5.617	6.588	7.350	9.426
10	8	1	1	4.418						8	4	2	4.500	5.393	6.193	7.350	9.293
	7	2	1	4.200	4.706	5.727				8	5	1	3.967	4.869	5.864	7.110	9.579
	6	2	2	4.545	5.345	5.745	6.655			7	4	3	4.527	5.623	6.578	7.550	9.670
	6	3	1	3.909	4.855	5.945	6.873			7	5	2	4.485	5.393	6.221	7.450	9.640
	5	3	2	4.651	5.251	6.004	6.909			7	6	1	4.033	5.067	6.067	7.254	9.747
	5	4	1	3.987	4.985	5.858	6.955			6	4	4	4.595	5.681	6.667	7.795	9.681
	4	3	3	4.709	5.791	6.155	6.745			6	5	3	4.535	5.602	6.667	7.590	9.669
	4	4	2	4.555	5.455	6.327	7.036			6	6	2	4.438	5.410	6.210	7.467	9.752
11	8	2	1	4.011	4.909	5.420				5	5	4	4.523	5.666	6.760	7.823	9.606
	7	2	2	4.526	5.143	5.818	7.000		15	8	4	3	4.529	5.623	6.562	7.585	9.742
	7	3	1	4.173	4.952	5.758	7.030			8	5	2	4.466	5.415	6.260	7.440	9.781
	6	3	2	4.682	5.348	6.136	6.970			8	6	1	4.015	5.015	5.933	7.256	9.840
	6	4	1	4.038	4.947	5.856	7.106			7	4	4	4.562	5.650	6.707	7.814	9.841
	5	3	3	4.533	5.648	6.315	7.079	8.727		7	5	3	4.535	5.607	6.627	7.697	9.874
	5	4	2	4.541	5.273	6.068	7.205	8.591		7	6	2	4.500	5.357	6.223	7.490	10.060
	5	5	1	4.109	5.127	6.000	7.309			7	7	1	3.986	4.986	6.057	7.157	9.871
	4	4	3	4.545	5.598	6.394	7.144	8.909		6	5	4	4.522	5.661	6.750	7.936	9.961
12	8	2	2	4.587	5.356	5.817	6.663			6	6	3	4.558	5.625	6.725	7.725	10.150
	8	3	1	4.010	4.881	6.064	6.804			5	5	5	4.560	5.780	6.740	8.000	9.920
	7	3	2	4.582	5.357	6.201	6.839	8.654	20	8	6	6	4.599	5.770	6.932	8.313	11.100
	7	4	1	4.121	4.986	5.791	6.986			8	7	5	4.551	5.782	6.884	8.242	11.030
	6	3	3	4.590	5.615	6.436	7.410	8.692		8	8	4	4.579	5.743	6.886	8.168	10.970
	6	4	2	4.494	5.340	6.186	7.340	8.827		7	7	6	4.568	5.793	6.927	8.345	11.130
	6	5	1	4.128	4.990	5.951	7.182										
	5	4	3	4.549	5.656	6.410	7.445	8.795		∞	∞	∞	4.605	5.991	7.378	9.210	13.820
	5	5	2	4.623	5.338	6.346	7.338	8.938									
	4	4	4	4.654	5.692	6.615	7.654	9.269									

附表 17　*M* 界值表(Friedman *M* 秩和检验用)

区组数(*b*)	处理数(*K*)													
	2	3	4	5	6	7	8	9	10	11	12	13	14	15
2	—	—	20	38	64	96	138	192	258	336	429	538	664	808
3	—	18	37	64	104	158	225	311	416	542	691	865	1 063	1 292
4	—	26	52	89	144	217	311	429	574	747	950	1 189	1 460	1 770
5	—	32	65	113	183	277	396	547	731	950	1 210	1 512	1 859	2 254
6	18	42	76	137	222	336	482	664	887	1 155	1 469	1 831	2 253	2 738
7	24.5	50	92	167	272	412	591	815	1 086	1 410	1 791	2 233	2 740	3 316
8	32	50	105	190	310	471	676	931	1 241	1 612	2 047	2 552	3 131	3 790
9	24.5	56	118	214	349	529	760	1 047	1 396	1 813	2 302	2 871	3 523	4 264
10	32	62	131	238	388	588	845	1 164	1 551	2 014	2 558	3 189	3 914	4 737
11	40.5	66	144	261	427	647	929	1 280	1 706	2 216	2 814	3 508	4 305	5 211
12	32	72	157	285	465	706	1 013	1 396	1 862	2 417	3 070	3 827	4 697	5 685
13	40.5	78	170	309	504	764	1 098	1 512	2 017	2 618	3 326	4 146	5 088	6 159
14	50	84	183	333	543	823	1 181	1 629	2 172	2 820	3 581	4 465	5 479	6 632
15	40.5	90	196	356	582	882	1 267	1 745	2 327	3 021	3 837	4 784	5 871	7 106

附表 18　r 界值表

自由度	$P(2)$：	0.50	0.20	0.10	0.05	0.02	0.01	0.005	0.002	0.001
ν	$P(1)$：	0.25	0.10	0.05	0.025	0.01	0.005	0.0025	0.001	0.0005
1		0.707	0.951	0.988	0.997	1.000	1.000	1.000	1.000	1.000
2		0.500	0.800	0.900	0.950	0.980	0.990	0.995	0.998	0.999
3		0.404	0.687	0.805	0.878	0.934	0.959	0.974	0.986	0.991
4		0.347	0.603	0.729	0.811	0.882	0.917	0.942	0.963	0.974
5		0.309	0.551	0.669	0.755	0.833	0.875	0.906	0.935	0.951
6		0.281	0.507	0.621	0.707	0.789	0.834	0.870	0.905	0.925
7		0.260	0.472	0.582	0.666	0.750	0.798	0.836	0.875	0.898
8		0.242	0.443	0.549	0.632	0.715	0.765	0.805	0.847	0.872
9		0.228	0.419	0.521	0.602	0.685	0.735	0.776	0.820	0.847
10		0.216	0.398	0.497	0.576	0.658	0.708	0.750	0.795	0.823
11		0.206	0.380	0.476	0.553	0.634	0.684	0.726	0.772	0.801
12		0.197	0.365	0.457	0.532	0.612	0.661	0.703	0.750	0.780
13		0.189	0.351	0.441	0.514	0.592	0.641	0.683	0.730	0.760
14		0.182	0.338	0.426	0.497	0.574	0.623	0.664	0.711	0.742
15		0.176	0.327	0.412	0.482	0.558	0.606	0.647	0.694	0.725
16		0.170	0.317	0.400	0.468	0.542	0.590	0.631	0.678	0.708
17		0.165	0.308	0.389	0.456	0.529	0.575	0.616	0.622	0.693
18		0.160	0.299	0.378	0.444	0.515	0.561	0.602	0.648	0.679
19		0.156	0.291	0.369	0.433	0.503	0.549	0.589	0.635	0.665
20		0.152	0.284	0.360	0.423	0.492	0.537	0.576	0.622	0.652
21		0.148	0.277	0.352	0.413	0.482	0.526	0.565	0.610	0.640
22		0.145	0.271	0.344	0.404	0.472	0.515	0.554	0.599	0.629
23		0.141	0.265	0.337	0.396	0.462	0.505	0.543	0.588	0.618
24		0.138	0.260	0.330	0.388	0.453	0.496	0.534	0.578	0.607
25		0.136	0.255	0.323	0.381	0.445	0.487	0.524	0.568	0.597
26		0.133	0.250	0.317	0.374	0.437	0.479	0.515	0.559	0.588
27		0.131	0.245	0.311	0.367	0.430	0.471	0.507	0.550	0.579
28		0.128	0.241	0.306	0.361	0.423	0.463	0.499	0.541	0.570
29		0.126	0.237	0.301	0.355	0.416	0.456	0.491	0.533	0.562
30		0.124	0.233	0.296	0.349	0.409	0.449	0.484	0.526	0.554
31		0.122	0.229	0.291	0.344	0.403	0.442	0.477	0.518	0.546
32		0.120	0.226	0.287	0.339	0.397	0.436	0.470	0.511	0.539
33		0.118	0.222	0.283	0.334	0.392	0.430	0.464	0.504	0.532
34		0.116	0.219	0.279	0.329	0.386	0.424	0.458	0.498	0.525
35		0.115	0.216	0.275	0.325	0.381	0.418	0.452	0.492	0.519
36		0.113	0.213	0.271	0.320	0.376	0.413	0.446	0.486	0.513

续表

自由度 $P(2)$:	0.50	0.20	0.10	0.05	0.02	0.01	0.005	0.002	0.001
ν $P(1)$:	0.25	0.10	0.05	0.025	0.01	0.005	0.0025	0.001	0.0005
37	0.111	0.210	0.267	0.316	0.371	0.408	0.441	0.480	0.507
38	0.110	0.207	0.264	0.312	0.367	0.403	0.435	0.474	0.501
39	0.108	0.204	0.261	0.308	0.362	0.398	0.430	0.469	0.495
40	0.107	0.202	0.257	0.304	0.358	0.393	0.425	0.463	0.490
41	0.106	0.199	0.254	0.301	0.354	0.389	0.420	0.458	0.484
42	0.104	0.197	0.251	0.297	0.350	0.384	0.416	0.453	0.479
43	0.103	0.195	0.248	0.294	0.346	0.380	0.411	0.449	0.474
44	0.102	0.192	0.246	0.291	0.342	0.376	0.407	0.444	0.469
45	0.101	0.190	0.243	0.288	0.338	0.372	0.403	0.439	0.465
46	0.100	0.188	0.240	0.285	0.335	0.368	0.399	0.435	0.460
47	0.099	0.186	0.238	0.282	0.331	0.365	0.395	0.431	0.456
48	0.098	0.184	0.235	0.270	0.328	0.361	0.391	0.427	0.451
49	0.097	0.182	0.233	0.276	0.325	0.358	0.387	0.423	0.447
50	0.096	0.181	0.231	0.273	0.322	0.354	0.384	0.419	0.443
52	0.094	0.177	0.226	0.268	0.316	0.348	0.377	0.411	0.435
54	0.092	0.174	0.222	0.263	0.310	0.341	0.370	0.404	0.428
56	0.090	0.171	0.218	0.259	0.305	0.336	0.364	0.398	0.421
58	0.089	0.168	0.214	0.254	0.300	0.330	0.358	0.391	0.414
60	0.087	0.165	0.211	0.250	0.295	0.325	0.352	0.385	0.408
62	0.086	0.162	0.207	0.246	0.290	0.320	0.347	0.379	0.402
64	0.081	0.160	0.204	0.242	0.286	0.315	0.342	0.374	0.396
66	0.083	0.157	0.201	0.239	0.282	0.310	0.337	0.368	0.390
68	0.082	0.155	0.198	0.235	0.278	0.306	0.332	0.363	0.385
70	0.081	0.153	0.195	0.232	0.274	0.302	0.327	0.358	0.380
72	0.080	0.151	0.193	0.229	0.270	0.298	0.323	0.354	0.375
74	0.079	0.149	0.190	0.226	0.266	0.294	0.319	0.349	0.370
76	0.078	0.147	0.188	0.223	0.263	0.290	0.315	0.345	0.365
78	0.077	0.145	0.185	0.220	0.260	0.286	0.311	0.340	0.361
80	0.076	0.143	0.183	0.217	0.257	0.283	0.307	0.336	0.357
82	0.075	0.141	0.181	0.215	0.253	0.280	0.304	0.333	0.328
84	0.074	0.140	0.179	0.212	0.251	0.276	0.300	0.329	0.349
86	0.073	0.138	0.177	0.210	0.248	0.273	0.297	0.325	0.345
88	0.072	0.136	0.174	0.207	0.245	0.270	0.293	0.321	0.341
90	0.071	0.135	0.173	0.205	0.242	0.267	0.290	0.318	0.338
92	0.070	0.133	0.171	0.203	0.240	0.264	0.287	0.315	0.334
94	0.070	0.132	0.169	0.201	0.237	0.262	0.284	0.312	0.331
96	0.069	0.131	0.167	0.199	0.235	0.259	0.281	0.308	0.327
98	0.068	0.129	0.165	0.197	0.232	0.256	0.279	0.305	0.324
100	0.068	0.128	0.164	0.195	0.230	0.254	0.276	0.303	0.321

附表 19 r_s 界值表

		概 率 (P)								
n	单侧:	0.25	0.10	0.05	0.025	0.01	0.005	0.0025	0.001	0.0005
	双侧:	0.50	0.20	0.10	0.05	0.02	0.01	0.005	0.002	0.001
4		0.600	1.000	1.000						
5		0.500	0.800	0.900	1.000	1.000				
6		0.371	0.657	0.829	0.886	0.943	1.000	1.000		
7		0.321	0.571	0.714	0.786	0.893	0.929	0.964	1.000	1.000
8		0.310	0.524	0.643	0.738	0.833	0.881	0.905	0.952	0.976
9		0.267	0.483	0.600	0.700	0.783	0.833	0.867	0.917	0.933
10		0.248	0.455	0.564	0.648	0.745	0.794	0.830	0.879	0.903
11		0.236	0.427	0.536	0.618	0.709	0.755	0.800	0.845	0.873
12		0.217	0.406	0.503	0.587	0.678	0.727	0.769	0.818	0.846
13		0.209	0.385	0.484	0.560	0.648	0.703	0.747	0.791	0.824
14		0.200	0.367	0.464	0.538	0.626	0.679	0.723	0.771	0.802
15		0.189	0.354	0.446	0.521	0.604	0.654	0.700	0.750	0.779
16		0.182	0.341	0.429	0.503	0.582	0.635	0.679	0.729	0.762
17		0.176	0.328	0.414	0.485	0.566	0.615	0.662	0.713	0.748
18		0.170	0.317	0.401	0.472	0.550	0.600	0.643	0.695	0.728
19		0.165	0.309	0.391	0.460	0.535	0.584	0.628	0.677	0.712
20		0.161	0.299	0.380	0.447	0.520	0.570	0.612	0.662	0.696
21		0.156	0.292	0.370	0.435	0.508	0.556	0.599	0.648	0.681
22		0.152	0.284	0.361	0.425	0.496	0.544	0.586	0.634	0.667
23		0.148	0.278	0.353	0.415	0.486	0.532	0.573	0.622	0.654
24		0.144	0.271	0.344	0.406	0.476	0.521	0.562	0.610	0.642
25		0.142	0.265	0.337	0.398	0.466	0.511	0.551	0.598	0.630
26		0.138	0.259	0.331	0.390	0.457	0.501	0.541	0.587	0.619
27		0.136	0.255	0.324	0.382	0.448	0.491	0.531	0.577	0.608
28		0.133	0.250	0.317	0.375	0.440	0.483	0.522	0.567	0.598
29		0.130	0.245	0.312	0.368	0.433	0.475	0.513	0.558	0.589
30		0.128	0.240	0.306	0.362	0.425	0.467	0.504	0.549	0.580
31		0.126	0.236	0.301	0.356	0.418	0.459	0.496	0.541	0.571
32		0.124	0.232	0.296	0.350	0.412	0.452	0.489	0.533	0.563
33		0.121	0.229	0.291	0.345	0.405	0.446	0.482	0.525	0.554
34		0.120	0.225	0.287	0.340	0.399	0.439	0.475	0.517	0.547
35		0.118	0.222	0.283	0.335	0.394	0.433	0.468	0.510	0.539
36		0.116	0.219	0.279	0.330	0.388	0.427	0.462	0.504	0.533
37		0.114	0.216	0.275	0.325	0.383	0.421	0.456	0.497	0.526
38		0.113	0.212	0.271	0.321	0.378	0.415	0.450	0.491	0.519
39		0.111	0.210	0.267	0.317	0.373	0.410	0.444	0.485	0.513
40		0.110	0.207	0.264	0.313	0.368	0.405	0.439	0.479	0.507
41		0.108	0.204	0.261	0.309	0.364	0.400	0.433	0.473	0.501
42		0.107	0.202	0.257	0.305	0.359	0.395	0.428	0.468	0.495
43		0.105	0.199	0.254	0.301	0.355	0.391	0.423	0.463	0.490
44		0.104	0.197	0.251	0.298	0.351	0.386	0.419	0.458	0.484
45		0.103	0.194	0.248	0.294	0.347	0.382	0.414	0.453	0.479
46		0.102	0.192	0.246	0.291	0.343	0.378	0.410	0.448	0.474
47		0.101	0.190	0.243	0.288	0.340	0.374	0.405	0.443	0.469
48		0.100	0.188	0.240	0.285	0.336	0.370	0.401	0.439	0.465
49		0.098	0.186	0.238	0.282	0.333	0.366	0.397	0.434	0.460
50		0.097	0.184	0.235	0.279	0.329	0.363	0.393	0.430	0.456

附表 20　平均角可信区域的 δ 值表（n 所对应的左列为 $\delta_{0.05}$，右列为 $\delta_{0.01}$）

r	$n=8$ $\delta_{0.05}$	$\delta_{0.01}$	$n=10$ $\delta_{0.05}$	$\delta_{0.01}$	$n=12$ $\delta_{0.05}$	$\delta_{0.01}$	$n=14$ $\delta_{0.05}$	$\delta_{0.01}$	$n=16$ $\delta_{0.05}$	$\delta_{0.01}$	$n=18$ $\delta_{0.05}$	$\delta_{0.01}$	$n=20$ $\delta_{0.05}$	$\delta_{0.01}$	$n=30$ $\delta_{0.05}$	$\delta_{0.01}$	$n=50$ $\delta_{0.05}$	$\delta_{0.01}$	$n=100$ $\delta_{0.05}$	$\delta_{0.01}$	$n=200$ $\delta_{0.05}$	$\delta_{0.01}$
0.10																					90	
0.15																			65		41	60
0.20																	75		42	67	29	40
0.25															58		49	90	32	46	21	30
0.30															43	67	38	58	27	38	18	24
0.35									90		67		60		37	56	31	44	22	31	15	21
0.40							69		59	90	54	72	49	63	32	47	28	39	19	27	13	18
0.45			78		61		54	74	48	64	44	59	41	53	28	40	24	34	17	22	12	16
0.50	86		60	72	52	70	47	60	42	53	39	49	37	46	26	35	22	30	14	21	11	14
0.55	63		51	53	45	58	40	52	37	47	34	43	33	40	23	31	20	27	13	19	10	13
0.60	52	62	44	51	40	50	36	44	33	40	31	38	29	36	20	28	17	24	11	17	9	12
0.65	46	59	39	44	35	44	31	39	28	36	27	33	26	31	18	24	16	22	10	14	8	11
0.70	41	54	36	39	31	39	28	34	26	32	24	29	23	28	16	22	14	19	9	13	7	9
0.75	36	48	31	34	27	34	24	30	22	28	21	26	20	24	14	19	12	17	8	12	6	8
0.80	32	41	28	29	24	29	22	26	20	24	19	22	18	20	12	16	11	14	7	10	6	7
0.85	29	36	24	24	21	24	18	21	17	20	16	18	14	17	9	13	9	12	5	9	4	6
0.90	24	28	20	20	17	17	14	15	14	13	12	12	12	12	7	8	7	10	4	8	3	5
0.95	16	16	13	13	11	11	9	9	8	8	8	8	7	7			4	6	2	4	2	3

附表 21　圆形分布校正因子 K 值表

r	K	r	K	r	K	r	K	r	K	r	K
0.00	∞	0.17	2.0869	0.34	1.5183	0.51	1.3148	0.68	1.1977	0.85	1.1019
0.01	19.7500	0.18	2.0246	0.35	1.5015	0.52	1.3065	0.69	1.1920	0.86	1.0959
0.02	10.3727	0.19	1.9688	0.36	1.4855	0.53	1.2984	0.70	1.1862	0.87	1.0898
0.03	7.2469	0.20	1.9185	0.37	1.4703	0.54	1.2905	0.71	1.1806	0.88	1.0835
0.04	5.6840	0.21	1.8729	0.38	1.4559	0.55	1.2829	0.72	1.1749	0.89	1.0772
0.05	4.7451	0.22	1.8313	0.39	1.4422	0.56	1.2754	0.73	1.1694	0.9	1.0707
0.06	4.1193	0.23	1.7933	0.40	1.4260	0.57	1.2682	0.74	1.1638	0.91	1.0641
0.07	3.6721	0.24	1.7583	0.41	1.4165	0.58	1.2611	0.75	1.1583	0.92	1.0573
0.08	3.3363	0.25	1.7261	0.42	1.4044	0.59	1.2542	0.76	1.1528	0.93	1.0505
0.09	3.0749	0.26	1.6962	0.43	1.3929	0.60	1.2474	0.77	1.1472	0.94	1.0436
0.10	2.8656	0.27	1.6685	0.44	1.3819	0.61	1.2408	0.78	1.1417	0.95	1.0365
0.11	2.6942	0.28	1.6427	0.45	1.3722	0.62	1.2343	0.79	1.1362	0.96	1.0294
0.12	2.5512	0.29	1.6186	0.46	1.3610	0.63	1.2280	0.80	1.1306	0.97	1.0222
0.13	2.4300	0.30	1.5960	0.47	1.3511	0.64	1.2217	0.81	1.1250	0.98	1.0149
0.14	2.3261	0.31	1.5742	0.48	1.3416	0.65	1.2156	0.82	1.1193	0.99	1.0075
0.15	2.2358	0.32	1.5542	0.49	1.3324	0.66	1.2096	0.83	1.1136	1.00	1.0000
0.16	2.1567	0.33	1.5360	0.50	1.3235	0.67	1.2036	0.84	1.1078		

附表 22　Watson' U^2 界值表

n_1	n_2	0.05	0.01	n_1	n_2	0.05	0.01	n_1	n_2	0.05	0.01	n_1	n_2	0.05	0.01
4	6	0.2167		5	10	0.1956	0.2889	6	14	0.1839	0.2506	8	8	0.1836	0.2500
4	8	0.2361		5	12	0.1836	0.2608	6	16	0.1823	0.2500	8	9	0.1863	0.2582
4	10	0.2018	0.2604	5	14	0.1820	0.2571	6	17	0.1833	0.2472	8	11	0.1842	0.2524
4	12	0.2301	0.2647	5	16	0.1825	0.2552	7	7	0.1986	0.3036	8	13	0.1853	0.2531
4	13	0.1855	0.2719	5	17	0.1820	0.2472	7	9	0.1818	0.2552	8	15	0.1855	0.2507
4	15	0.1807	0.2778	6	6	0.2060		7	11	0.1839	0.2532	9	9	0.1867	0.2663
4	17	0.1839	0.2778	6	7	0.1941	0.2821	7	13	0.1842	0.2523	9	11	0.1845	0.2552
5	6	0.2424		6	8	0.1964	0.2976	7	15	0.1845	0.2503	9	12	0.1852	0.2540
5	8	0.2154		6	10	0.1896	0.2479	7	17	0.1827	0.2500	9	14	0.1843	0.2526
5	9	0.1909	0.2798	6	12	0.1829	0.2593	7	18	0.1841	0.2502	9	15	0.1850	0.2541

参 考 文 献

［1］ 史周华. 医学统计学[M]. 2 版. 北京:人民卫生出版社,2016.

［2］ 魏高文. 卫生统计学[M]. 2 版. 北京:中国中医药出版社,2018.

［3］ 孙振球. 医学统计学[M]. 2 版. 北京:人民卫生出版社,2007.

［4］ 方积乾. 卫生统计学[M]. 7 版. 北京:人民卫生出版社,2014.

［5］ 朱继民. 医学统计分析方法[M]. 合肥:中国科学技术大学出版社,2016.

［6］ 申杰. 中医统计学[M]. 2 版. 北京:科学出版社,2013.

［7］ 颜虹. 医学统计学[M]. 2 版. 北京:人民卫生出版社,2010.

［8］ 马斌荣. 医学统计学[M]. 6 版. 北京:人民卫生出版社,2013.

［9］ 王燕,安琳. 卫生统计学[M]. 2 版. 北京:北京大学医学出版社,2010.

［10］ 马志庆. 医药数理统计[M]. 4 版. 北京:科学出版社,2012.

［11］ Iversen C R. 统计学基本概念和方法[M]. 吴喜之,译. 北京:高等教育出版社,2000.

［12］ 陆守曾,陈峰. 医学统计学[M]. 2 版. 北京:中国统计出版社,2007.

［13］ 周仁郁. 中医药统计学[M]. 北京:中国中医药出版社,2006.

［14］ 史周华,何雁. 中医药统计学与软件应用[M]. 北京:中国中医药出版社,2015.

［15］ 李晓松. 卫生统计学[M]. 8 版. 北京:人民卫生出版社,2017.

［16］ 武松. SPSS 实战与统计学思维[M]. 北京:清华大学出版社,2019.

［17］ 李国春,黄品贤. 中医统计学[M]. 3 版. 北京:科学出版社,2018.

［18］ Balding D J. Biostatistics:A Methodology for the Health Sciences[M]. 2nd ed. John Wiley & Sons, Inc. , 2004.

［19］ 李康,贺佳. 医学统计学 [M]. 北京:人民卫生出版社,2018.

［20］ 吴学森. 医学统计学[M]. 北京:中国医药科技出版社,2016.

［21］ 潘发明. 医用统计方法及其 SPSS 软件实现[M]. 3 版. 合肥:中国科技大学出版社,2018.

［22］ 张文彤. SPSS 统计分析基础教程[M]. 北京:高等教育出版社,2013.

［23］ 朱继民,齐宝宁. 预防医学[M]. 北京:中国协和医科大学出版社,2019.

［24］ 武松,潘发明. SPSS 统计分析大全 [M]. 北京:清华大学出版社,2014.

［25］ 金丕焕,陈峰. 医用统计方法[M]. 3 版. 上海:复旦大学出版社,2009.

［26］ 张文彤. SPSS 统计分析基础教程[M]. 北京:高等教育出版社,2013.

［27］ Campbell M J, Swinscow T D V. Statistics at Square One[M]. John Wiley & Sons, Inc. , 2009.

［28］ Paulson D S. Handbook of Regression and Modeling[M]. Chapman & Hall/CRC, 2006.

［29］ 方积乾. 生物医学研究的统计方法[M]. 北京:高等教育出版社,2007.